Zorgdomotica

Zorgdomotica

Redactie

Joost van Hoof
Eveline J.M. Wouters

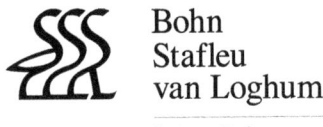
Bohn
Stafleu
van Loghum

Springer Media

Houten 2012

© 2012 Bohn Stafleu van Loghum, onderdeel van Springer Media

Alle rechten voorbehouden. Niets uit deze uitgave mag worden verveelvoudigd, opgeslagen in een geautomatiseerd gegevensbestand, of openbaar gemaakt, in enige vorm of op enige wijze, hetzij elektronisch, mechanisch, door fotokopieen of opnamen, hetzij op enige andere manier, zonder voorafgaande schriftelijke toestemming van de uitgever.

Voor zover het maken van kopieën uit deze uitgave is toegestaan op grond van artikel 16b Auteurswet j° het Besluit van 20 juni 1974, Stb. 351, zoals gewijzigd bij het Besluit van 23 augustus 1985, Stb. 471 en artikel 17 Auteurswet, dient men de daarvoor wettelijk verschuldigde vergoedingen te voldoen aan de Stichting Reprorecht (Postbus 3060, 2130 KB Hoofddorp). Voor het overnemen van (een) gedeelte(n) uit deze uitgave in bloemlezingen, readers en andere compilatiewerken (artikel 16 Auteurswet) dient men zich tot de uitgever te wenden.

Samensteller(s) en uitgever zijn zich volledig bewust van hun taak een betrouwbare uitgave te verzorgen. Niettemin kunnen zij geen aansprakelijkheid aanvaarden voor drukfouten en andere onjuistheden die eventueel in deze uitgave voorkomen.

ISBN 978 90 313 9232 2
NUR 897

Ontwerp omslag: Hollands Lof, Haarlem
Ontwerp binnenwerk: Studio Bassa, Culemborg
Automatische opmaak: Crest Premedia Solutions (P) Ltd, Pune, India

Bohn Stafleu van Loghum
Het Spoor 2
Postbus 246
3990 GA Houten

www.bsl.nl

Inhoud

	Voorwoord	8
	Inleiding	11
	Over de auteurs	16
	DEEL 1 ZORG	27
1	Demografische trends in de gezondheidszorg	29
2	Specifieke behoeften ten aanzien van domotica voor zorg en welzijn	37
3	Jong en zorgbehoevend; biedt domotica ondersteuning?	43
4	Technologie en het ontwerp van een goed leven	50
5	Inbedding van domotica in de zorg	58
6	De professionele veranderingen	64
	DEEL 2 TECHNOLOGIE	71
7	Domotica en slim wonen	73
8	Sensoren als extra ogen en oren – op weg naar slimme domotica?	80
9	Intelligente sensor	88

10	Healing environments en domotica	94
11	Domotica en ouderenzorg	99
12	Domotica bij ouderen met dementie	105
13	Ambient assisted living	110
14	Patroonherkenning en gezondheidsmonitoring	114
15	De toekomst van wonen	120

DEEL 3 HUIDIGE PROJECTEN — 137

16	Zorg op Afstand	139
17	PAL4	143
18	Zorg op afstand voor jongeren	147
19	ROSETTA – ondersteunende technologie voor mensen met dementie en hun verzorgers	151
20	Netcarity: welzijn, onafhankelijkheid, veiligheid en gezondheid thuis	158
21	Monitoring van activiteiten: leefstijlmonitoring	166
22	Oplossingen voor sleutelproblematiek	175
23	Domotica in kleinschalig wonen	179
24	Leo Polakhuis: domotica bij ouderen met dementie	184
25	Zorgdomotica in ziekenhuizen	187
26	Met de domoticatoets de vraag in beeld	196
27	Personenalarmering	200
28	Verlichting in de ouderenzorg	204

DEEL 4 RANDVOORWAARDEN 215

29	Ontwerp van zorgdomotica: het gebruik centraal	217
30	Implementatie van technologie in de zorg	223
31	Acceptatie van domotica	230
32	Bouwkundige en installatietechnische randvoorwaarden bij zorgdomotica	235
33	Standaarden en innovaties	240
34	Communicatieprotocollen bij zorgdomotica	249
35	Juridische aspecten van domotica	252
36	Wet- en regelgeving: staan tussen droom en daad wetten in de weg?	257
37	Businesscase van zorgdomotica	262
38	Cocreatie van de technische installatiebranche en de zorgkolom	268
39	Domotica en levensloopbestendig installeren	274
40	Visie UNETO-VNI: 'Het begint bij een juiste infrastructuur'	279
41	Zorgdomotica en communicatie: onbekend maakt onbemind	283
42	Technologie in de zorg: hoe maken we een goede verbinding via de zorgopleidingen?	289
	Register	299

Voorwoord

Voor u ligt een niet eerder verschenen en zo compleet naslagwerk over domotica! Werkelijk nagenoeg alle denkbare facetten van domotica in de zorg komen aan de orde. Hulde aan de samenstellers Joost van Hoof en Eveline Wouters, maar natuurlijk ook aan de auteurs, die gezamenlijk maar weer eens weergeven hoe rijk Nederland is aan activiteiten op dit gebied.

Het is, anno 2012, zo ongeveer twintig jaar geleden dat ik zelf actief werd op het gebied van domotica. Het is dan altijd leuk om terug te kijken op twee decennia van ontwikkelingen. Net als zo'n vijftien jaar geleden hoor ik nu nog vaak de vraag: wanneer breekt domotica nu eens door? Het antwoord is niet zo eenvoudig. Als je willekeurig een bouwproject voorbij fietst, zie je regelmatig een busje van een kleine lokale elektra-installateur met het woord 'domotica' op zijn expertiselijstje. En als je bij de koffie of op een borrel onder gewone mensen praat over waarmee je bezig bent, hoor je steeds vaker: 'Oh, je bedoelt domotica!' Vaak wordt er dan meteen aan toegevoegd: 'Dat is toch die techniek voor bejaardenhuizen.' Kortom, met de bekendheid van het begrip lijkt niet veel mis. Wat het precies is, daar hebben zelfs de verschillende auteurs in dit boek, de echte deskundigen, nog verschillende meningen over. Maar dat is alleen maar mooi: het tekent hoe omvangrijk dit gebied is en dus in feite ook hoe belangrijk het is voor heel veel facetten van ons leven. En dan in een maatschappij, waarin in elk geval één belangrijke trend maatschappelijk en economisch van heel groot belang is: vergrijzing en de sterk toenemende vraag naar zorg.

In 1992 hadden wij ook al een definitie van domotica, die we eigenlijk nog steeds gebruiken: domotica is de integratie van techniek en diensten in de woonomgeving ten behoeve van een betere kwaliteit van leven. We realiseerden in 1993 de zogenaamde Modelwoning voor Alle Leeftijden, waarin we onder andere passieve alarmering realiseerden via allerlei bewegingsmelders, die bedraad naar de meterkast permanent aangaven of er nog wel bewogen werd in de woning. Mobiele telefonie (het gsm-netwerk werd pas in 1994 in Nederland ingevoerd) en internet bestonden nauwelijks. Als je dan twintig jaar later kijkt, maken we ons nu zorgen over de enorme dataflows die al die sensoren in de woning kunnen genereren en die zorg- en hulpverleners de juiste informatie moeten verschaffen over de conditie van de bewoner. Als je vele duizenden jaren terugkijkt, is het wonderlijk dat we tot zo'n 150 jaar geleden heel lang ongeveer hetzelfde gehad hebben: muren om ons heen, een dak boven ons hoofd, waarbinnen we ons veilig en beschut voelden. Die behoefte hebben we nog steeds, alleen nu hebben diezelfde muren, plafond en vloer elektronische ogen en oren gekregen en zal het niet lang meer duren dat die omgeving ook voor ons gaat 'meedenken' en zich zelfs automatisch aan ons gaat aanpassen. Dit boek behandelt dus verreweg het belangrijkste toepassingsgebied van domotica tot nu toe: de zorg. Nederland behoort zeker tot de koplopers in de wereld en ik durf zelfs te stellen: is de nummer 1 in de wereld op het gebied van domotica in de zorg. De enorme verscheidenheid aan ontwikkelingen en projecten in dit boek is een toonbeeld hiervan. Die positie hebben we natuurlijk niet vanzelf bereikt. Vanaf ongeveer 1998 zijn de eerste domoticaprojecten in Nederland gerealiseerd. En nadien zijn vele tientallen, jawel honderden domoticaprojecten met tientallen woningen voor langer zelfstandig wonen gerealiseerd. En als we de bewegingsmelders en bedmatjes bij verpleeghuisbedden en de uitluistersystemen in woningen van verstandelijk gehandicapten ook domotica noemen, dan praten we over vele tienduizenden gerealiseerde domoticasystemen! Gelukkig staat de bewoner in alle moderne projecten centraal. En dankzij die flexibele en aanpasbare nieuwe generatie op ICT gebaseerde domoticasystemen kan dat ook eindelijk. Laten we daarbij overigens een belangrijke groep betrokkenen niet te veel vergeten: zorg- en hulpverleners in de ouderenzorg zijn in het afgelopen decennium nog lang niet voldoende betrokken geweest bij het ontwerp en de invoering van domotica! Van het verleden kun je dus veel leren. Maar nog belangrijker is wat we ermee gaan doen in de komende zeven tot acht jaar: zal deze tijd dezelfde technologische ontwikkelingen doormaken als de afgelopen twintig jaar? Diverse auteurs in dit boek geven al een doorkijk: ons huis zal op termijn veel meer 'intelligentie' gaan bevatten dan wat nu al in de slimste auto's zit. Of om in medische termen te spreken: ons huis zal in de toekomst een elektronisch of ICT-systeem bevatten dat steeds meer lijkt op het autonome zenuwstelsel in ons lichaam; een groot deel van de functies in de woning zal 'onbewust' plaatsvinden. Die ontwikkeling zal weer heel veel repercussies met zich meebrengen: technisch, economisch, maar ook ethisch, waarvan diverse facetten terug te vinden zijn in dit boek.

Kortom, dit boek lijkt al weer verouderd zodra het gedrukt is. Dat betekent niet dat dit boek geen enorm grote betekenis heeft voor iedereen die zich in de komende tijd met domotica gaat bezighouden. De lezer krijgt een uitstekend overzicht, met veel visies, knelpunten, valkuilen, maar ook kansen. Laat ik eindigen met de hoop en tegelijk ook de verwachting uit te spreken dat zorgdomotica uiteindelijk zal samenvloeien met energiedomotica. We staan namelijk ook aan de vooravond van die andere grote trend van enorme maatschappelijke en economische betekenis: energieschaarste en winning en verdeling van duurzame energie. Ik ben ervan overtuigd dat we tegen 2020 woningen zullen hebben die slim zijn in het monitoren van de bewoner en de apparaten in die woning. En dat wordt pas echt interessant.
Ik wens u veel leesplezier!

Ad van Berlo
Manager R&D
Smart Homes

Inleiding

Joost van Hoof, Eveline J.M. Wouters

Domotica: technologische ontwikkelingen voor de woning

Innovaties op het vlak van de geneeskunde gaan snel, mede dankzij de mogelijkheden van de technologie. Innovaties op het gebied van de technologie gaan op zichzelf nog veel sneller, en vooral in de zorg kunnen de ontwikkelingen nauwelijks worden gevolgd. Sinds de komst van internet eind vorige eeuw zijn er veel toepassingen ontwikkeld voor de zorg. Voorbeelden van termen die duiden op inzet van technologie in de zorg zijn zorgdomotica, e-health, telecare, m-health (mobiele zorg, met inzet van bijvoorbeeld smartphones), monitoring, zorg op afstand, telemedicine, ambient intelligence, slimme woningen, sensor-based networks, elektronische zorg. Maar wat houden deze termen in, waarin verschillen ze onderling? Een van de meest ruime begrippen is e-health, dat volgens de Raad voor de Volksgezondheid en Zorg (RVZ) wordt gedefinieerd als 'het gebruik van nieuwe informatie- en communicatietechnologieën, en met name internettechnologie, om gezondheid en gezondheidszorg te ondersteunen en verbeteren'.

Dit boek gaat vooral over zorgdomotica, als belangrijk onderdeel van de technologie in de zorg. In deze inleiding worden pogingen van verschillende auteurs om tot een indeling en afbakening te komen in het kort behandeld. Het begrip domotica is niet eenduidig, zoals zal blijken. Niet alleen is de definitie van zorgdomotica niet eenduidig, ook zijn, anders dan bij technologietoepassingen in de cure-sector, de gebruikers geen eenduidige groep. Bij het toepassen van domotica komen verschillende doelgroepen in beeld, die gezamenlijk het succes van de implementatie van domotica bepalen. Ook de professionals zijn geen homogene groep: zowel de zorgverlenende als de technologieleverende professionals komen bij de eindgebruiker 'over de vloer' en zijn gezamenlijk verantwoordelijk voor het gebruik ervan. Dit boek is dan ook gericht op beide beroepsgroepen: zowel de installateur, installatieadviseur en technoloog als het brede spectrum aan zorgverleners krijgt hiermee meer inzicht in dit beroepsoverstijgende onderwerp én in elkaars beroepsperspectieven.

Het is goed even stil te staan bij de begrippen domotica en intelligente thuisomgeving. Volgens een definitie van het Domoticaplatform uit 1995 omvat domotica alle apparaten en infrastructuren in en rond woningen die elektronische informatie benutten voor het meten, programmeren en sturen van functies ten behoeve van bewoners en verleners van diensten. Domotica zou in die zin dus een vrij brede toepassing zijn en bijvoorbeeld ook op welzijn en comfort gericht zijn. Historisch gezien is dit ook wel te begrijpen: de eerste ideeën over een intelligente woonomgeving ('smart home') werden in de jaren zeventig van de twintigste eeuw ontwikkeld (naar analogie van de auto) om het comfort in huis te verhogen.

Een ander woord voor domotica is woningautomatisering. Woningautomatisering 2.0 laat zich omschrijven als 'ambient assisted living' of de intelligente thuisomgeving. Dit is een woonomgeving die zich aanpast aan de bewoner. Zo'n omgeving vormt een onzichtbaar, intelligent, zelflerend deel van ons dagelijks leven, waarin vele functies verenigd zijn ter verbetering van kwaliteit van leven.

Pas veel later (jaren negentig) werden toepassingen voor de zorg op grote schaal ontdekt (in eerste instantie vooral voor mensen met motorische of visuele beperkingen). Met de toenemende vergrijzing werden ook ouderen steeds meer gezien als belangrijke doelgroep. Zorgdomotica zou dan een inzet van zulke technologie betreffen op het vlak van zorg, langer thuis wonen, kwaliteit van leven en welzijn. Volgens Van Nispen is domotica een voor zorgdoelen inzetbare woontechnologie, waardoor ouderen en mensen met functiebeperkingen langer, veiliger en comfortabeler in de eigen woning kunnen blijven wonen. Dit uiteraard in combinatie met voldoende ondersteuning van naasten en zorgprofessionals. Zorgdomotica wordt onder andere ingezet ter verhoging van de kwaliteit van de zorg en om kostenbesparing te bewerkstellingen. Zo kan zorgdomotica bijdragen aan langer thuis wonen en om sneller terug te keren naar het eigen huis na behandeling in het ziekenhuis. Voor een goede omschrijving haalt Van Nispen een Franse studie van Rialle et al. aan. Door hen worden twee hoofddoelen van zorgdomotica benoemd: die vanuit het perspectief van de zorgontvanger en die vanuit de zorgverlener. Zorgdomotica dient ten eerste de kwaliteit van leven te verbeteren en mensen langer (zelfstandig) te laten functioneren. Voor de zorgverlener dient zorgdomotica de efficiency van de zorgdiensten te verbeteren.

GENERATIES DOMOTICA

Bij domotica is een duidelijke historische ontwikkeling te zien. We spreken daarom van verschillende 'generaties' domotica. Bij de zogenaamde eerste generatie domotica was en is het belangrijkste doel veiligheid; het systeem bestaat, naast enkele andere toepassingen, vooral uit het personenalarm. Hiermee kan via de telefoonlijn hulp worden gevraagd en contact worden gemaakt met de alarmcentrale. Bij de tweede generatie domotica ligt het accent op beeldcommunicatie, waarmee ook niet-acute zorg (bijvoorbeeld hulp bij het innemen van geneesmiddelen) kan worden geleverd. Momenteel is de derde generatie domotica volop in ontwikkeling: met behulp van sensoren en een slimme computer is het mogelijk informatie te verzamelen over de toestand van de bewoner (bijvoorbeeld: of iemand gevallen is, maar ook, hoe iemand zijn of haar leefpatroon verandert in de loop van de tijd). In dit boek worden in diverse hoofdstukken vooral de tweede en derde generatie domotica uitgebreid besproken.

DOMOTICA: VERSCHILLENDE PERSPECTIEVEN EN MODELLEN

Domotica kwam vanuit de oorspronkelijke context (vooral comfort) al snel in de zorgsector terecht. Maar vervolgens was er ook weer een ontwikkeling in de andere richting en werden er, bijvoorbeeld via de tweede generatie domotica, veel welzijnsdiensten aangeboden. Dientengevolge is ook de modelvorming rondom domotica, vanuit de verschillende perspectieven, nogal verschillend. Zorgdomotica is als het ware een paraplubegrip waaronder vele soorten technologie vallen en waarbij vele functionaliteiten mogelijk zijn.

Het model van de intelligente zorgwoning (Stefanov et al., 2004) laat zien welke functionaliteiten in een dergelijke woning aanwezig kunnen zijn. De systemen geven data door aan een zorgcentrale, waar voor diverse manieren van opvolging wordt gezorgd. In het model worden vijf soorten slimme technologische systemen onderscheiden: gebouwbeheersystemen, netwerkgebonden hulpmiddelen, technologie voor ontspanning en vermaak, informatie- en communicatietechnologie en technologie voor diagnostiek en gezondheidsmonitoring. In het model wordt ook melding gemaakt van overige technologische hulpmiddelen die echter niet verbonden zijn met een netwerk en dus geen data doorsturen naar een zorgcentrale. Het model van Stefanov is dus veelomvattend (voor zorg én welzijn) en gedefinieerd vanuit de functionaliteiten van de technologie.

Van Nispen (2004) geeft een andere en minder ruime positionering van zorgdomotica weer dan Stefanov, met functionaliteiten als comfort, alarmering (passief en actief, brand en inbraak, alarmopvolging, thuiszorg en mantelzorg), een tweewegverbinding met de zorgcentrale, zorgdiensten en telemedicine, veiligheid en hulpmiddelen in het huishouden. Al deze functionaliteiten zijn meer of minder zorggebonden, gericht op mensen met een duidelijke zorgbehoefte en voornamelijk gedefinieerd op grond van de cliëntbehoeften. Volgens Van Nispen wordt er vaak over domotica gesproken terwijl het eigenlijk over bijvoorbeeld personenalarmering of een elektrische voordeur gaat. Dit zijn volgens hem specifieke domoticafuncties die duidelijk te omschrijven zijn.

Timmer ten slotte schaart de inzet van domotica onder e-health-interventies. Zij beschrijft domotica in de zorg op iets beperktere wijze dan Van Nispen, namelijk als alle vormen van toezichthoudende technologie die de zorgbehoevende of zorgverlener ondersteunen. Een groot deel van de applicaties is gericht op signalering naar de omgeving van een zorgbehoevende, zoals bewegingsdetectie. Indien er sprake is van een combinatie met communicatiefuncties is er volgens Timmer sprake van zorg op afstand. Timmer geeft tevens een definitie van 'ambient technology': het gebruik van slimme geïntegreerde technologie in de woonsituatie. Dit lijkt de opvolger van de huidige toezichthoudende technologie, met dat verschil dat deze applicaties intelligenter zijn. Zij kunnen worden gebruikt voor het waarnemen van contextuele informatie en deze informatie betrekken bij de ondersteuning of de coaching van de zorgbehoevende op maat. Onzes inziens ontstaat er door de voortschrijding van de technologie een natuurlijk verloop van zorgdomotica richting de intelligente thuisomgeving, waardoor het onderscheid tussen beide begrippen eerder vervaagt dan gehandhaafd blijft.

SAMENGEVAT
Gesteld kan worden dat zorgdomotica een niet eenvoudig te definiëren of af te bakenen begrip is. Van een oorspronkelijk pure welzijnsfunctie (zonder zorgbehoefte), is het werkterrein domotica richting de zorg geëvalueerd, om op dit moment weer meer oog te krijgen voor de

welzijnsfuncties. In dit boek wordt onder zorgdomotica verstaan de technologie in de woning of het gebouw, waardoor in de eerste plaats de zorg ondersteund wordt, maar die tegelijkertijd ook een welzijnsfunctie kan hebben.

Het boek Zorgdomotica is geschreven voor twee typen beroepsbeoefenaars: professionals uit de zorg en uit de technische (installatie)branche, maar daarnaast ook voor studenten die hierin een opleiding volgen en zich bewegen op het snijvlak van de twee gebieden, namelijk technologie in de zorg. Dit werk geeft inzicht in een beroepenveld waarvoor men primair niet is of wordt opgeleid, en levert daardoor een grote bijdrage aan de onderlinge samenwerking. Uiteindelijk zal dit de cliënt met een chronisch zorgprobleem ten goede komen.

Over de auteurs

Redacteuren

Dr. ir. Joost van Hoof Eur Ing (1980) is als projectleider verbonden aan Fontys EGT (Fontys Expertisecentrum Gezondheidszorg & Technologie), een interfacultaire samenwerking tussen vijf instituten van Fontys Hogescholen in Eindhoven en Venlo. Hij is tevens werkzaam als projectcoördinator zorg en installaties bij ISSO, het kennisinstituut voor de installatiesector in Rotterdam. Van Hoof promoveerde aan de Technische Universiteit Eindhoven op een proefschrift over langer thuis wonen voor ouderen met dementie. Hij studeerde af bij dezelfde universiteit aan de Faculteit Bouwkunde, richting Fysische Aspecten van de Gebouwde Omgeving, op het gebied van thermisch comfort. Van 2004 tot eind 2011 was Van Hoof als onderzoeker werkzaam binnen het Lectoraat Vraaggestuurde Zorg van Hogeschool Utrecht. In 2010 won hij de BJ Max-prijs voor zijn onderzoek, lessen en (inter)nationale lezingen over installatietechniek in de ouderenzorg. In 2011 won hij de REHVA Young Scientist Award 2011 van de Federation of European Heating and Air-Conditioning Associations. Ook was hij genomineerd voor de TU/e Doctoral Project Award 2011, was zijn proefschrift verkozen tot beste proefschrift namens de Faculteit Bouwkunde van TU/e en won hij samen met lector Helianthe Kort de derde prijs Praktijkgericht onderzoek van het jaar 2011, namens het Forum voor Praktijkgericht Onderzoek, voor zijn proefschrift. Van Hoof is bestuurslid bij de Nederlandse Technische Vereniging voor Installaties in Gebouwen TVVL en portefeuillehouder Impuls. Tevens is hij penningmeester van het Herman Bouma Fonds voor Gerontechnologie Stichting. Van Hoof heeft vele nationale en internationale publicaties op zijn naam. Hij is vaste columnist bij het vakblad InstallateursZaken inzake sanitaire technologie en zorg en redactielid van het Journal of Communication Technology and Human Behaviors.

Dr. Eveline J.M. Wouters (1958) is associate lector en hoofd van het Expertisecentrum Bridging Innovations to Sustainable Care, een van de drie expertisecentra van het Lectoraat Health Innovations and Technology van de Fontys Paramedische Hogeschool. Daarnaast is zij onderzoeksbegeleider van het masteronderzoek van de opleiding tot Physician Assistant en Physician Assistant in de Klinische Verloskunde, Hogeschool Rotterdam. Wouters is arts (Universiteit Utrecht) en epidemioloog (Universiteit Maastricht) en promoveerde op psychosociale en epidemiologische aspecten van diagnostiek, oorzaak en behandeling van obesitas in relatie tot kwaliteit van leven aan de Universiteit van Tilburg. Zij heeft klinische en onderzoekservaring in een breed veld van (chronische) gezondheidszorg (verloskunde, obesitas, reumatologie, dementie). Het huidige onderzoek richt zich op het ontwikkelen en implementeren van technologische oplossingen en ondersteuning ten behoeve van het langer thuis wonen voor mensen met chronische gezondheidsproblematiek, waarbij het accent ligt op het perspectief van de eindgebruiker(s). Wouters heeft vele nationale en internationale publicaties op haar naam staan.

Auteurs

Ir. Jerry Aertssen (1984) heeft zijn diploma Master of Science (ingenieur) behaald aan de TU Delft. Tijdens het onderzoek aan TU Delft hield hij zich bezig met de ontwikkeling van een intelligente sensor voor de zorg, met als doel om acties van bejaarden thuis die gevaarlijk kunnen zijn te herkennen. Inmiddels is hij werkzaam bij het bedrijf Daza Opticare BV te Roosendaal waarbij hij elektronische producten ontwikkelt en produceert voor de gezondheidszorg.

Ir. Willem L. Bastein (1966) studeerde elektrotechniek in Delft en is sinds 2005 projectleider bij OTIB, het Opleidings- en Ontwikkelingsfonds voor de Technische Installatiebranche. Hij is werkzaam geweest voor verschillende fabrikanten binnen de installatietechniek.

Frenk van den Berg (1962) is hoofd van de communicatiecentrale en de nachtzorg binnen Lunetzorg. Lunetzorg is een instelling die diensten verleent aan mensen met een (verstandelijke) beperking. Een van zijn taken is te onderzoeken waar techniek en zorg elkaar kunnen vinden en dit te implementeren. Uitgangspunt hierbij is dat de techniek ondersteunend is aan de (afspraken tussen) cliënt en medewerkers.

Ir. Rob van Bergen (1967) is directeur van ISSO, het kennisinstituut van de installatiesector. Na zijn studie technische natuurkunde heeft hij twintig jaar in adviesfuncties gewerkt met als thema's gebouwinstallaties, energiebesparing en duurzaamheid.

Ir. Ilse Bierhoff (1975) is projectleider bij Smart Homes en afgestudeerd aan de Technische Universiteit Eindhoven aan de opleiding Techniek en Maatschappij, met specialisatie mens-techniek-interactie. Haar huidige werkzaamheden zijn het uitvoeren van user-centred design in ambient assisted living-projecten, projectbegeleiding bij domoticaprojecten en het ontwikkelen van onderwijsmateriaal voor multidisciplinaire opleidingen.

Mirjam van Blanken (1968) is sinds 1997 werkzaam bij Zorgpalet Baarn-Soest, zorgorganisatie voor ouderenzorg (kleinschalige verpleeghuiszorg, woon- & zorgcentra en thuiszorg). Zij is staffunctionaris Kwaliteit en geeft leiding aan diverse domoticaprojecten, waaronder ambulante nachtzorg, UAS en ROSETTA.

Drs. Marco M. Blom (1961) is directeur Onderzoek en Beleid bij Alzheimer Nederland. Hij is psychogerontoloog en is eerder werkzaam geweest bij RIAGG Westhage en het Nederlands Instituut voor Zorg en Welzijn (nu Vilans). Sinds 1997 is hij werkzaam bij Alzheimer Nederland. Ook is hij verbonden aan de redactie van Denkbeeld, het tijdschrift voor psychogeriatrie.

Marike de Boer (1975) is afgestudeerd bewegingswetenschapper en sinds 2005 als onderzoeker verbonden aan de afdeling Verpleeghuisgeneeskunde van het VU medisch centrum, waar zij onder meer werkzaam is in het ROSETTA-project.

Niek van den Boomen (1981) is verantwoordelijk voor de softwareontwikkeling van Vicasa. Zijn expertise op het vlak van 'user interaction' en ergonomie vormt de basis voor de gebruiksvriendelijkheid van Vicasa.

Maarten van der Boon (1973) is manager Communicatie & Marketing bij Leertouwer b.v. in Barneveld. Vanuit deze functie levert hij een actieve bijdrage binnen UNETO-VNI als lid van het algemeen bestuur en als voorzitter van de vakgroep Do-IT. Maarten van der Boon geeft regelmatig presentaties, workshops en gastcolleges over of rond de thema's domotica en installatiewereld. Ook heeft hij diverse (vak)publicaties op zijn naam staan. Daarnaast inspireert hij toehoorders over kansen en mogelijkheden die domotica in woon-, werk- of zorgomgeving kunnen bieden.

Ir. Anneloes Cordia (1956) studeerde Industrieel Ontwerpen aan de Technische Universiteit Delft. Na eerst tien jaar werkzaam te zijn geweest in het bedrijfsleven in product-, marketing- en general management, heeft zij haar eigen bedrijf Cordia Product Realisatie BV te Gouda opgericht. Daarnaast geeft zij technologische en marketingtechnische adviezen aan de maakindustrie om het strategisch beleid richting te geven. Daar zij ook als (interim-)projectleider ruim vijfentwintig jaar actief is, hebben haar planning- en definitiemethodieken zich uitvoerig in de praktijk kunnen bewijzen. Zij is sinds januari 2004 tevens in deeltijd werkzaam bij de Hogeschool Rotterdam als lector Innovatie en Ondernemerschap bij het Kenniscentrum Sustainable Solutions RDM.

Drs. Marit van de Dijk (1972) werkt bij Saxion als onderzoeker/onderwijsontwikkelaar. Zij combineert achtergronden in onderwijskunde en (multi)media op het onderzoeksgebied communicatie, vanuit het lectoraat Technologie in Zorg en Welzijn, en als onderwijsontwikkelaar van de studieroute Gezondheid & Technologie.

Prof. dr. Rose-Marie Dröes (1956) (klinisch bewegingswetenschapper) is als hoogleraar psychosociale hulpverlening bij dementie verbonden aan de afdeling Verpleeghuisgeneeskunde en als universitair hoofddocent aan de afdeling Psychiatrie/EMGO-instituut voor onderzoek naar Gezondheid en Zorg van het VU medisch centrum en GGZ-inGeest in Amsterdam.

Peter Ebben (1979) is sinds 2001 als research engineer werkzaam bij Novay in Enschede. Hij houdt zich vooral bezig met het ontwikkelen van context-aware en mobiele toepassingen. Peter is cum laude afgestudeerd in de technisch gerichte informatica aan de Radboud Universiteit van Nijmegen.

Dr. Gwenn Englebienne is postdoc aan de Universiteit van Amsterdam. Zijn onderzoek richt zich hoofdzakelijk op het ontwikkelen en gebruiken van machine learning-methoden voor de analyse van menselijk gedrag zoals die door machines kan worden waargenomen, aan de hand van camera's of simpele sensoren. Hij leidt in deze context een onderzoeksproject op het gebied van automatische camerakalibratie en begeleidt postdocs, promovendi en master studenten.

Mr. dr. Brenda J.M. Frederiks (1972) is gezondheidsjuriste en gezondheidswetenschapper. Zij is verbonden aan het VU medisch centrum als universitair docent en senior onderzoeker gezondheidsrecht bij de afdeling Sociale Geneeskunde. Ze is in 2004 gepromoveerd op: 'De rechtspositie van mensen met een verstandelijke handicap; van beperking naar ontplooiing', waarvoor ze in 2005 de Ds. Visscherprijs ontving. Haar onderzoek richt zich op de rechtspositie van kwetsbare doelgroepen, waaronder mensen met een verstandelijke beperking en ouderen. Een belangrijk thema in haar onderzoek is vrijheidsbeperking. Naast haar werkzaamheden aan het VU medisch centrum is ze voorzitter dan wel lid van diverse (klachten)commissies in de gezondheidszorg.

Dr. Julia E.W.C. van Gemert-Pijnen (1953) is universitair hoofddocent aan de Faculteit Gedragswetenschappen van Universiteit Twente en adjunct professor aan de University of Waterloo (Canada). Zij coördineert het onderzoek en onderwijs in ontwerp en implementatie van e-health-technologieën. Lisette is oprichter en coördinator van het aan de faculteit verbonden centrum voor eHealth Research & Diseasemanagement.

Prof. dr. Cees M.P.M. Hertogh (1957) studeerde geneeskunde en filosofie aan de Vrije Universiteit te Amsterdam. Hij promoveerde in de medische filosofie en was van 1983 tot 1991 als universitair docent verbonden aan de afdeling Filosofie en Medische ethiek van de Faculteit Geneeskunde VU. Sinds 1991 werkt hij als docent en onderzoeker bij de afdeling Verpleeghuisgeneeskunde. Daarnaast is hij als specialist ouderengeneeskunde verbonden aan de Vivium-zorggroep (locatie Naarderheem in Naarden). In 2009 werd hij benoemd tot hoogleraar aan het VU medisch centrum. Hij is tevens bestuurslid van het Dementia Ethics Committee van de organisatie Alzheimer Europe.

Dorien van den Heuvel (1967) studeerde verpleegkunde (Eindhoven) en heeft ruime ervaring als wijkverpleegkundige in verschillende regio's van het land (Rotterdam, Valkenswaard, Cuijk, Waalre) en als leidinggevende in een verzorgingshuis te Eindhoven. Van 2008 tot 2011 was zij intensief betrokken bij de implementatie van Viedome (Zorg op Afstand) in de regio Eindhoven.

B.A. (Dinie) Holkers-Veltkamp MSc (1952) is projectleider gezondheid en technologie bij de Academie Gezondheidszorg van Saxion. Ze is verpleegkundige en docent en heeft werkervaring op zowel het terrein van de algemene als de geestelijke gezondheidszorg. Zij is actief in het ontwikkelen van onderwijs en het verbinden van onderwijs en onderzoek.

Drs. Annemarie van Hout (1971) is verpleegkundige, sociologe en promovenda aan de Universiteit van Amsterdam. Haar onderzoek richt zich op de effecten van telezorg op verpleegkundige thuiszorg en hoe zich dit verhoudt tot de beleidsmatige verwachtingen die er zijn ten aanzien van telezorg. Ze is oud-programmamanager Zorg op Afstand bij Aveant te Utrecht.

Ir. Emelieke R.C.M. Huisman (1982) studeerde in 2008 af aan de Faculteit Bouwkunde van Technische Universiteit Delft in de richting Real Estate and Housing. Tijdens haar afstudeeronderzoek heeft zij zich verdiept in het strategisch huisvestingsmanagement bij algemene ziekenhuizen. Zij werkt nu als onderzoeker en promovenda binnen het lectoraat Vraaggestuurde Zorg van Hogeschool Utrecht. Haar promotietraject richt zich op vraagstukken op het gebied van healing environment.

Prof. dr. ir. Pieter P. Jonker (1951) is hoogleraar vision based robotics bij de Bio-Mechanical Engineering groep, afdeling 3ME van TU Delft en deeltijdhoogleraar in embedded vision systems bij de Dynamics & Control groep, afdeling Werktuigbouwkunde van de Technische Universiteit Eindhoven. Samen met dr. ir. Martijn Wisse leidt hij het Dutch Bio-robotics Laboratory van TU Delft, waar hij onderzoek verricht naar humanoïde robots en robots voor de zorg. Zijn huidige onderzoek betreft real-time vision-systemen voor robotica, augmented reality en surveillance en het aanleren van gedrag bij lopende robots door middel van belonen en straffen.

Dr. Irek Karkowski (1966) is projectleider en wetenschappelijk medewerker en werkt bij de afdeling Distributed Sensor Systems van TNO in Den Haag. Hij geeft leiding aan verschillende projecten in de zorg, onder andere rondom het UAS-systeem van TNO, en hij is coördinator van het Europese AAL-ROSETTA-project.

Wally J.W. Keyzer-Broers MBA (1966) heeft als voormalig hoofdredacteur van Installmedia (UNETO-VNI) affiniteit met de installatiebranche. Inmiddels heeft ze zich, na haar MBA Crossmedia, gevestigd als zelfstandig ondernemer (Smart Crossmedia, Den Hoorn). Daarnaast is ze bezig met een promotietraject aan de TU Delft, met als uitgangspunt 'Kennisoverdracht en samenwerking binnen het Smart Living domein'.

Antoon Klumpers (1961) is managing director Tunstall Healthcare Nederland, Tunstall Healthcare België en Vitaris Response. Klumpers startte zijn carriere in 1983 bij de Nieuwburg-groep, die in 1985 distributeur werd van Tunstall-apparatuur. Hij werkte voorheen als directeur equestrian stables en was een professionele jockey. In 2002 werd Klumpers ook managing director van Tunstall België en in 2005 van Vitaris Response. Sinds 1 april 2009 is hij voorzitter van de sectie Zorgsystemen van de brancheorganisatie VEBON.

Prof. dr. Helianthe S.M. Kort (1962) is in 2004 benoemd tot lector Vraaggestuurde Zorg bij het Kenniscentrum Innovatie van Zorgverlening van Hogeschool Utrecht. Zij studeerde biologie, richting medische biologie, aan Universiteit Utrecht en is in 1994 gepromoveerd aan de Technische Universiteit Eindhoven. In 2011 is zij benoemd tot deeltijdhoogleraar Building Healthy Environments for Future Users aan de Technische Universiteit Eindhoven.

Prof. dr. ir. Ben J.A. Kröse (1952) is lector 'Digital Life' aan de Hogeschool van Amsterdam en hoogleraar 'Ambient Robotics' aan de UvA. Hij leidt onderzoeksprojecten op het gebied van ICT in het dagelijks leven, die worden uitgevoerd door promovendi, postdocs, docent-onderzoekers en studenten. Op het gebied van sensoren en camera's voor zorgmonitoring heeft hij diverse publicaties op zijn naam staan. Hij heeft een patent op het gebied van multicameratoezicht.

Wally van Laarhoven (1969) is verpleegkundige en gespecialiseerd in de ondersteuning en begeleiding van mensen met een verstandelijke beperking. Momenteel is zij bezig met de ontwikkeling en de vertaling van techniek naar ondersteuning binnen Lunetzorg, een instelling die diensten verleent aan mensen met een beperking.

Henk Langes (1954) is programma-adviseur wonen en thuistechnologie bij de provincie Gelderland. Na het afronden van de opleiding HEAO Commercie Economie te Arnhem is hij zich met vraagstukken op het vlak van volkshuisvesting gaan bezighouden. De afgelopen twintig jaar werd binnen de provincie Gelderland het thema langer zelfstandig wonen van ouderen en mensen met een beperking op de agenda gezet. Langes geeft hier mede inhoud aan.

Drs. Johan van der Leeuw (1961) is vanaf 1990 werkzaam op het terrein van wonen, zorg en welzijn. Vanaf 1997 is hij actief op het terrein van domotica en zorg op afstand en vanaf 2000 werkzaam bij Vilans, Kennisinstituut voor de Langdurende zorg. Hij is gespecialiseerd in domotica/zorg op afstand voor thuiswonende ouderen, in het bijzonder thuiswonende mensen met dementie, en in domotica voor het kleinschalig groepswonen voor mensen met dementie.

Drs. Chris Meijs (1956) is bedrijfskundig informaticus en verbonden aan de Informatie & Communicatie Academie en het lectoraat Zorggericht bouwen van de Hogeschool van Arnhem en Nijmegen in Arnhem. De kern van zijn onderzoek ligt op bedrijfsprocessen, gebruikersparticipatie en ICT bij zorg op afstand en duurzame zorg.

Dr. Franka J.M. Meiland (1964) is gezondheidspsycholoog en werkt als senior onderzoeker bij de afdeling Psychiatrie en de afdeling Verpleeghuisgeneeskunde van het VU medisch centrum in Amsterdam. Tevens werkt ze als medewerker kennistransfer bij het Centrum voor Ouderenonderzoek (VUmc-VU). Haar onderzoeksinteresse betreft psychosociale interventies voor mensen met dementie en hun verzorgers.

Ing. Paul Merkx (1963) is werkzaam bij Simac als productmanager van het Vicasa-concept. Hij is zowel actief in de ontwikkeling van het concept als bij de implementatie van de projecten in de zorgmarkt. Hij vormt zodoende de brug tussen de tekentafel van Simac en de werkvloer van de zorg.

Rob van Mil (1967) is managing partner van Stijlmeesters te Vlaardingen. Dit bureau is gespecialiseerd in redactie, vormgeving en communicatietrajecten in vooral de bouw-, energie- en installatiewereld. Rob van Mil is opgeleid als journalist en is nu voornamelijk actief als schrijver, adviseur bij het uitrollen van redactieformules en bedenker van pr- en communicatiecampagnes.

Drs. Nienke Nijhof (1983) is werkzaam bij Focus Cura waar zij zich als projectleider en zorginnovatieadviseur dementie bezighoudt met verschillende ICT-projecten in de zorg. Naast haar werk bij Focus Cura is Nienke bezig met haar promotieonderzoek op het gebied van dementie en techniek aan het eHealth-researchcentre van Universiteit Twente.

Drs. Tessa Overmars-Marx (1978) is sociologe en werkt bij Vilans in Utrecht. Zij is actief op de terreinen inclusie van mensen met een verstandelijke beperking en het langer zelfstandig wonen van ouderen, met projecten als 'Inclusie in de wijk' en 'Technologie voor mensen met dementie'.

Ir. Maja Rudinac (1981) is promovendus aan de Technische Universiteit Delft. Haar onderzoeksinteresse bestrijkt een breed gebied van computer- en robot vision en de toepassingen van lerende systemen in de robotica. Haar huidige onderzoek richt zich op de ontwikkeling van een robot vision-systeem dat in staat is om specifieke objecten en objectklassen zelfstandig te herkennen, met behulp van visuele en fysieke interactie van robot met object.

Drs. Yvonne Schikhof (1958) is verbonden aan Hogeschool Rotterdam, Instituut voor Gezondheidszorg en het Kenniscentrum Zorginnovatie. Zij is programmaleider Technology for Care, leidt projecten, doet onderzoek en verbindt verschillende opleidingen op het speerpunt van zorginnovatie en technologie. Gerontechnologie heeft haar bijzondere aandacht. De focus van de projecten ligt op de vraag of het probleem uit de zorg.

Prof. dr. Ben A.M. Schouten (1953) is in 1983 afgestudeerd aan de Rietveld Academie. Momenteel is hij professor Playful Interaction in Intelligent Systems aan de Technische Universiteit Eindhoven en lector Ambient Intelligence & Design en Serious Game Design bij Fontys Hogescholen in Venlo en Eindhoven. Zijn groep richt zich op multimediale interactie en ambient game design in intelligente systemen.

Ing. Eric H.M.A. Slaats (1962) is associate lector Innovation aan de Fontys Hogeschool ICT te Eindhoven. Hij is verantwoordelijk voor de ICT & Smart Mobile- en ICT & Lifestyle-opleidingen. Eric heeft een achtergrond in software engineering.

Niels Snoeck (1979) is sinds 2005 als onderzoeker werkzaam bij Novay in Enschede. Zijn expertise ligt op het vlak van meten van menselijk gedrag en ondersteuning van dagelijkse activiteiten met behulp van mobiele en omgevingsbewuste IT-systemen.

Ir. Anne-mie A.G. Sponselee (1979) is omgevingstechnoloog en als docent/onderzoeker verbonden aan het lectoraat Ambient Intelligence & Design van Fontys Hogeschool Techniek en Logistiek Venlo en aan

Fontys Hogeschool Verpleegkunde Eindhoven. Haar promotieonderzoek richt zich op het effectief toepassen van (zorg)technologie om het zelfstandig wonen te ondersteunen. Hierbij wordt de (oudere) mens centraal gesteld en wordt gekeken naar de effecten die de inzet van techniek heeft op het welzijn van oudere mensen.

Ir. Igor Stalpers-Croeze (1974) is werkzaam bij AVICS in Westbroek, een landelijke en merkonafhankelijke systeemintegrator. Hij is manager Research & Development en lid van het managementteam. Zijn expertise ligt in systeemintegratie in de gezondheidszorg en softwareontwikkeling.

Prof. dr. Sofie Verhaeghe (1971) is maatschappelijk assistent en centrumleider van thuiszorgcentrum Waas en Dender van de Christelijke Mutualiteiten in België. Zij is projectleider van het ROSETTA-project in België.

Jelle van der Weijde RN, BA (1960) is een geregistreerd verpleegkundige met specialisatie cardiologie en heeft een bachelor in strategisch healthcare management. Binnen Tunstall was Van der Weijde verantwoordelijk voor het ontwikkelen van de markt voor telehealth in Europa en het inhoudelijk begeleiden van lopende telehealth-projecten in Nederland en België. Van der Weijde is tevens maatschappelijk betrokken geweest bij diverse raden van toezicht in de V&V-sector en in de brancheorganisatie WDTM. Momenteel is hij lid van de raad van toezicht van de Stichting Toekomstverkenningen Gezondheidszorg.

Drs. Thea Weijers (1955) is projectleider Wonen zonder Zorgen bij de gemeente 's-Hertogenbosch. Van 2003 tot 2008 was zij lector domotica aan de NHL in Leeuwarden. Zij heeft ruime ervaring met beleid en onderzoek naar ouderen en domotica en schrijft een proefschrift voor TU Delft.

Ir. A.C. (Nancy) Westerlaken (1977) is als programmamanager Smart Indoor Lighting werkzaam bij het Expertisegebied Technical Sciences van TNO. Haar bijzondere aandacht gaat hierbij uit naar een integrale aanpak van energiezuinige en duurzame verlichting in gebouwen waarbij (het welzijn van) de gebruiker centraal staat en optimaal wordt ondersteund. Tevens is zij vicevoorzitter van de Commissie Binnenverlichting van de Nederlandse Stichting voor Verlichtingskunde NSVV te Ede, bestuurslid bij de Stichting Onderzoek Licht en Gezondheid en bestuurslid en portefeuillehouder Kennisplein van de Nederlandse Technische Vereniging voor Installaties in Gebouwen TVVL.

Dr. Charles G. Willems (1952) is lector Technologie in Zorg en Welzijn bij Saxion in Enschede en senior onderzoeker bij de kenniskring Technologie en Zorg aan de Hogeschool Zuyd in Heerlen. Hij is bioloog en heeft praktijkervaring in de toepassing van technologie bij ondersteuning van zelfredzaamheid voor mensen met bijzondere wensen en zorg.

Prof. dr. Luc P. de Witte (1959) is hoogleraar en lector technologie in de zorg aan de Universiteit Maastricht en Hogeschool Zuyd. De Witte studeerde geneeskunde in Maastricht. Na zijn afstuderen begon hij met onderzoek bij het toenmalige Instituut voor Revalidatievraagstukken (iRv) in Hoensbroek. Hij promoveerde in 1991 op een onderzoek naar het functioneren van mensen na een klinische revalidatieperiode en de kwaliteit van de nazorg. In 2002 begon hij als lector autonomie en participatie van chronisch zieken bij Hogeschool Zuyd, naast zijn rol als programmaleider bij het iRv. In 2007 startte hij het lectoraat Technologie in de Zorg. In 2008 werd hij benoemd tot bijzonder hoogleraar op datzelfde terrein in Maastricht.

Prof. ir. Wim Zeiler (1956) studeerde werktuigbouwkunde aan de Universiteit Twente. Hij is sinds 2001 hoogleraar installatietechnologie aan de Faculteit Bouwkunde van de Technische Universiteit Eindhoven en daarnaast parttime technisch specialist bij Kropman Installatietechniek.

Deel 1 Zorg

Eveline J.M. Wouters

Nooit eerder in de geschiedenis van de mensheid werden we zo oud. Naar verhouding worden er echter ook minder baby's geboren en per saldo betekent dat een vergrijzing: in 2006 was 14% van de Nederlandse bevolking 65 jaar of ouder, in 2014 zal dat 25% zijn. Ook de zeer ouden nemen in aantal relatief toe. Al met al betekent dit vooral een vooruitgang omdat ook de jaren in goede gezondheid gemiddeld flink zijn toegenomen. Het leven wordt er voor de meesten onder ons aangenamer en comfortabeler op, ook op hoge leeftijd.
Veranderingen in de demografie brengen ook op andere vlakken grote veranderingen met zich mee. Zo zal de zorg niet langer op dezelfde wijze georganiseerd kunnen worden. Daarvoor zijn gewoonweg onvoldoende mensen beschikbaar. Er zijn dan ook allerlei trends te verwachten op het gebied van financiering en organisatie, maar ook op het gebied van zorginhoud (preventie versus behandeling), verantwoordelijkheid (richting autonomie en zelfverantwoordelijkheid), solidariteit (sociale innovatie in plaats van individualisme) en een grotere inzet van technologie in de zorg.
De grotere inzet van technologie in de zorg in het algemeen en de inzet van zorgdomotica in het bijzonder, waar dit boek over handelt, gaat niet vanzelf. Het veroorzaakt veranderingen in de zorg en het zorgproces voor de ontvangers en verleners van zorg, voor organisaties, en het roept ethische vraagstukken op.
In dit eerste deel zal in het eerste hoofdstuk allereerst dieper worden ingegaan op de genoemde demografische trends en de oorzaken en gevolgen van deze trends, met een blik op de toekomst en wat de rol van technologie kan zijn. Daarna (hoofdstuk 2) zullen specifieke behoeften ten aanzien van zorgdomotica worden beschreven, met aan-

dachtspunten voor de implementatie ervan en doelstellingen voor ook andere belanghebbenden dan alleen ouderen. In het derde hoofdstuk wordt, aan de hand van vele voorbeelden, de doelgroep jongeren met zorgbehoefte uitgelicht.

Het gebruik van technologie in de zorg roept ethische vragen op. In hoofdstuk 4 wordt de rol van zorgdomotica uitgewerkt aan de hand van het streven van de mens naar het best mogelijke bestaan. In de laatste twee hoofdstukken van dit deel ten slotte komt de betekenis van zorgdomotica voor de zorgorganisatie en de professional aan bod. Technologische toepassingen vragen immers niet alleen aanpassingen op cliëntniveau, maar ook op het niveau van de zorgverlener en de zorgorganisatie.

1 Demografische trends in de gezondheidszorg

Eveline J.M. Wouters

Toen Willem Drees in 1947 de latere Algemene Ouderdomswet (AOW) voorbereidde, die in Nederland het collectieve ouderdomspensioen regelt, werd de gemiddelde Nederlander ongeveer 70 jaar oud. Een periode van vijf jaar pensioen na een werkzaam leven, was dan ook goed te billijken. Inmiddels worden we gemiddeld meer dan 80 jaar oud.

Naast het ouder worden, met (voorlopig) gelijk blijven of slechts iets hoger worden van de pensioengerechtigde leeftijd, is er meer aan de hand als het gaat om demografische trends. Dit hoofdstuk zal een aantal belangrijke aspecten daarvan toelichten.

> Kees de Jong is 64 jaar. Hij heeft een body mass index (BMI) van 32, hoewel hij op het eerste gezicht niet eens zo dik oogt. Hij rookt een pakje sigaretten en drinkt twee tot drie biertjes per dag. Acht jaar geleden kreeg hij een hartinfarct. Dat heeft hij overleefd, maar het heeft zijn conditie wel verslechterd. Traplopen gaat niet zo soepel meer. Fietsen ook niet. Ook heeft Kees last van benauwdheid door chronisch-obstructieve longziekte (COPD). Voor zijn hart slikt hij bloeddrukverlagers, bloedverdunners en cholesterolverlagers, voor zijn COPD luchtwegverwijders, ontstekingsremmers en slijmoplossers. Sinds een paar jaar heeft Kees ook diabetes (suikerziekte) gekregen. Daarvoor gebruikt hij insuline. Dit komt alles bij elkaar neer op 10 verschillende medicijnen die hij in 16 doses op 5 verschillende tijden per dag moet innemen. Daarnaast heeft hij een dieet (caloriebeperkt, weinig zout, vet en cholesterol). Kees heeft gedurende zijn werkzame leven een eigen zaak in elektronica gehad. Die is nu overgenomen door zijn zoon.

Demografische trends in de gezondheidszorg

De casus van Kees staat niet op zichzelf. Kees is eigenlijk een echte doorsneepatiënt van een huisartsenpraktijk. In Nederland zijn er viereneenhalf miljoen mensen met een chronische aandoening. In de toekomst worden er nog meer verwacht. Vele van deze mensen hebben meerdere chronische aandoeningen en de zorg voor hen is complex. In de zorg wordt in dergelijke gevallen wel gesproken van multimorbiditeit.

WE WORDEN STEEDS OUDER: DE OORZAKEN

Als we ver in het verleden terugkijken in Europa, dan is onze gemiddelde levensverwachting enorm toegenomen: op dit moment leven we gemiddeld drie keer zo lang als een Romein of Griek in de oudheid. Daarbij moet wel aangemerkt worden dat het gaat om de *gemiddelde* levensverwachting: het merendeel van de sterfte werd destijds veroorzaakt door kindersterfte en iemand die de kinderleeftijd overleefde, kon toch wel 50 jaar oud worden.

Deze levensverwachting is pas recentelijk in de geschiedenis van de mensheid drastisch veranderd. In de 18de eeuw was deze verandering voor het eerst sterk merkbaar. Verschillende trends lagen hieraan ten grondslag: door onder meer de komst van de riolering en waterleidingen werden de hygiënische omstandigheden veel beter en kwamen ziekten waaraan voorheen vele mensen tegelijkertijd stierven, zoals cholera, niet meer of veel minder voor. Deze grote vooruitgang leidde (nog voordat het bestaan van bacteriën bekend was!) tot veel minder infectieziekten en de daarmee samenhangende hoge mortaliteit. Door de industrialisatie gingen ook steeds meer mensen in de stad wonen. De grote drukte die daarvan het gevolg was, maakte sociale innovaties noodzakelijk en vormde de start voor verbeteringen in de woningvoorziening en voor diverse hygiënische maatregelen. Het gevolg was een grote bevolkingstoename.

Een andere trend in Europa was dat in toenemende mate producten werden aangevoerd uit de koloniën, waardoor er voldoende voedsel was (nieuw in de geschiedenis) om deze bevolkingsaanwas het hoofd te bieden. Ook de aandacht voor de gezondheid en de gezondheidszorg zelf nam toe. Het wetenschappelijk denken verving het mythologische denken. Bovennatuurlijke oorzaken werden verruild voor rationeler objectief denken. Hierdoor werden menselijke interventies (niet langer was ziekte slechts de wil van God) meer en meer geaccepteerd en verder ontwikkeld.

De grotere aandacht voor de gezondheid veroorzaakte een snelle ontwikkeling in de gezondheidszorg. De gezondheidszorg was niet langer slechts voor de rijken toegankelijk. Ook gezondheidsinstellingen veranderden: waar voorheen vooral thuis en (voor de armen) in kloosters werd verpleegd, ontstonden in de 19de eeuw de ziekenhuizen, waar artsen ook werden opgeleid. Classificaties van ziekten en ziekteoorzaken, eerst vooral gerelateerd aan symptomen en plaatsen in het lichaam, werden voortaan toegeschreven aan organen en oorzaken. De eerste International Classification of Diseases (ICD) vindt zijn oorsprong halverwege de negentiende eeuw. Intussen is deze ICD al vele malen herzien en kent reeds de tiende versie (de elfde wordt in 2015 verwacht).

Grote uitvindingen hebben de gemiddelde levensverwachting verder sterk doen toenemen. Het inenten van pasgeborenen tegen kinderziekten zoals polio, difterie, tetanus en kinkhoest, op recentere datum aangevuld met mazelen, de bof en rodehond, heeft de sterfte van vooral kinderen aanzienlijk doen dalen. Vaccinatie werd uitgevonden aan het eind van de 18de eeuw en voor het eerst toegepast door Jenner, een Engelse arts. Hij ontdekte dat melkmeisjes veel minder vaak de pokken kregen. Dat kwam doordat ze vaak door koepokken waren besmet en daardoor weerstand ontwikkelden tegen de voor de mens veel gevaarlijkere echte pokken. Sinds de wereldwijde vaccinatie vanaf de 19de eeuw is de ziekte geleidelijk aan overal ter wereld vrijwel uitgeroeid.

Oorlogen geven vaak ook een sterke impuls aan medische ontwikkelingen. Ernstige verwondingen in de *Eerste Wereldoorlog* maakten grote chirurgische ingrepen noodzakelijk. Door betere instrumenten (dankzij ontwikkelingen in de metaalindustrie) en uitvindingen zoals de anesthesie konden gevaarlijke en voorheen onmogelijke operaties worden uitgevoerd. Ook de oorsprong van de bestrijding van kanker met behulp van chemotherapie is ontwikkeld in de eerste wereldoorlog: mosterdgas, ingezet als vernietigingswapen, bleek in staat kankercellen te doden. Bij obductie van soldaten die in de loopgraven van Verdun gesneuveld waren, bleek het lymfe-, beenmerg- en testikelweefsel (allemaal organen met een sterke celdeling) sterk gekrompen te zijn. In de *Tweede Wereldoorlog* werd penicilline voor het eerst op grote schaal toegepast. Penicilline werd door de Schot Alexander Fleming in 1928 bij toeval ontdekt doordat een kweek van *Staphylococcus aureus*-bacteriën per ongeluk werd vernietigd door deze schimmel. Het duurde nog enkele decennia totdat deze ontdekking doorontwikkeld was tot het nog altijd veelgebruikte geneesmiddel.

Ontwikkelingen in de gezondheidszorg zijn exponentieel toegenomen vanaf de tweede helft van de twintigste eeuw. Technologische ontwikkelingen hebben de medische mogelijkheden enorm doen toenemen. Zeer geavanceerde operaties, waaronder de ontwikkeling van transplantaties, laparoscopische chirurgie[1] en microchirurgie, boden mogelijkheden die voorheen ondenkbaar waren. Naast farmacologische ontwikkelingen en radiotherapie maakten ook deze vormen van technologie ziekten beter behandelbaar. Het grote gevolg hiervan is dat mensen minder sterven aan bepaalde aandoeningen, maar tegelijkertijd ook vaker chronisch ziek zijn. Een voorbeeld: een hartinfarct was in de jaren vijftig in de meeste gevallen dodelijk, nu liggen de getallen van sterfte gemiddeld rond acht procent. De behandeling van het hartinfarct is dan ook behoorlijk veranderd. Terwijl die behandeling oorspronkelijk vooral uit bedrust en afwachten bestond, is er nu een actief beleid met farmacologische en (semi)chirurgische procedures, gevolgd door een revalidatiebeleid. Deze veranderingen hebben er ook toe geleid dat veel mensen overleven met een lichte of meer of minder ernstige chronische hartkwaal.

Maar daarnaast mag een aantal andere oorzaken van een verbeterde gezondheid en daarmee een toegenomen levensverwachting niet onvermeld blijven. Allerlei vormen van gezondheidsvoorlichting op het vlak van vooral alcohol, roken, seksueel overdraagbare aandoeningen (soa's), brandwondenpreventie, vergiftiging en drugs hebben hieraan bijgedragen. Medische interventies zoals screening en behandeling (met statines[2]) van een hoog cholesterol, vaccinaties tegen griep en prenatale diagnostiek en behandeling hebben de cijfers verder gunstig beïnvloed. Maar ook bevolkingsonderzoek naar aangeboren afwijkingen (de hielprik), borstkanker en baarmoederhalskanker hebben secundair preventief de sterfte aan een aantal ziekten doen afnemen. Het zijn niet alleen niet-primair medisch preventieve maatregelen die hier-

---

1 Laparoscopische operatie: operatie waarbij middels kleine snede(s) een dunne buis met lenzen en een videocamera, aangesloten op een beeldscherm, wordt ingebracht. Op deze wijze kan inspectie van de buik plaatsvinden (kijkoperatie). Via het beeldscherm en met speciale instrumenten kan ook worden geopereerd. Hierdoor ontstaat minimale weefselschade.
2 Statines verminderen de aanmaak van cholesterol in de lever.

aan hun steentje hebben bijgedragen. Een paar voorbeelden: het aantal
verkeersongevallen met slechte afloop is flink afgenomen, vooral door
de verplichte autogordel en de maximumsnelheid op autosnelwegen.
Begin jaren zeventig van de vorige eeuw waren dit nog 1400 doden
per jaar, in 2009 was dit gedaald naar ongeveer 300 mensen per jaar.
Ook rotondes hebben de verkeersveiligheid voor alle weggebruikers
flink doen toenemen. Bij bromfietsers heeft de verplichte helm hier
nog eens extra aan bijgedragen. Het massaal geven van zwemles aan
kinderen heeft het aantal verdrinkingen fors verminderd, net zoals het
wijzen op de risico's voor wiegendood door buikligging van baby's.

Samengevat is de mortaliteit door de eeuwen heen, maar vooral sinds
de Tweede Wereldoorlog, enorm afgenomen. We leven gemiddeld
veel langer en hebben een levensverwachting van ruim 80 jaar in de
huidige tijd. Ook sterven we aan andere oorzaken. Werd de prehistorische mens vooral getroffen door een tekort aan voedsel, ongevallen
en geweld, en daarna gedurende zeer lange tijd vooral door infectieziekten zoals de pest, sinds de Tweede Wereldoorlog zijn het vooral de
welvaartsziekten en degeneratieve aandoeningen die onze gezondheid
bedreigen.

GEVOLGEN VAN HET OUDER WORDEN
We worden ouder omdat we door allerlei succesvolle maatregelen
niet meer (jong) sterven. Het gevolg is dat er steeds meer vooral oude
mensen met steeds meer chronische ziekten zijn. Op dit moment hebben 4,5 miljoen mensen een of andere chronische ziekte en vaak meer
dan één tegelijk. De belangrijkste zijn diabetes, artrose, hart- en vaatziekten en depressie, elk goed voor ruim 600.000 patiënten. Al deze
aandoeningen komen nu vaak voor omdat we ouder worden, acute
aandoeningen beter te behandelen zijn waardoor we er niet aan overlijden en daardoor meer kans hebben iets anders op te lopen, maar ook
door overgewicht en/of een ongezonde leefstijl, gecombineerd met
een ongezonde leefomgeving. Aan chronisch-obstructieve longziekten
(COPD; chronische bronchitis en emfyseem, sterk samenhangend met
roken) lijden ruim 300.000 mensen.
Het ouder worden en de toename van het aantal chronisch zieken
dat daar het gevolg van is (zie figuur 1.1), heeft een aantal belangrijke
gevolgen voor de richting die de gezondheidszorg zal uitgaan. Op de
eerste plaats is het van belang meer te investeren in preventie (aangezien veel chronische gezondheidsproblemen ook samenhangen met
leefstijl), op de tweede plaats zal de zorg als zodanig meer en langduriger ingezet dienen te worden. Ten derde vraagt de behandeling van

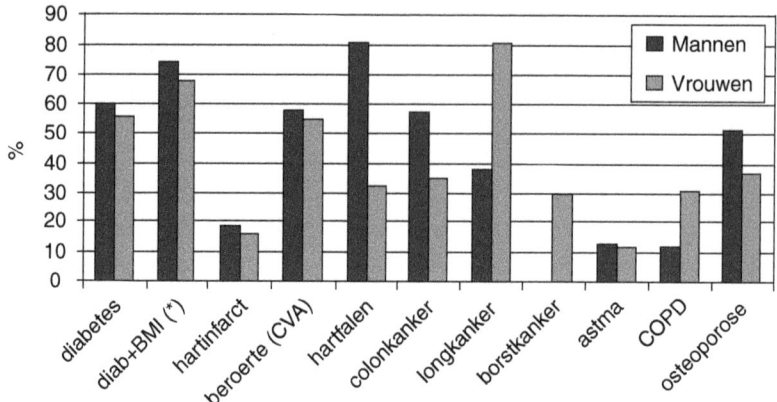

Figuur 1.1 *Vergrijzing en toenemende ziektelast 2005-2025.*
Bron: RIVM

chronisch zieken, waarbij vaak sprake is van multimorbiditeit, een andere benadering. Zeker als deze multimorbiditeit uitgebreid is, dient er een verschuiving plaats te vinden van diseasemanagement richting casemanagement, dat wil zeggen, niet gericht op de ziekten elk afzonderlijk, maar veel meer gericht op de vraag van de individuele persoon.

Ook een andere trend is in dit verband van belang. De oudere van nu behoort nog tot de zogenaamde *stille generatie*, geboren voor de Tweede Wereldoorlog. Deze generatie is niet gewend te protesteren tegen beslissingen van zorgverleners en accepteert relatief gemakkelijk de door professionals genomen besluiten. Zij neemt niet gemakkelijk het heft in eigen hand en beschouwt het als een recht verzorgd te worden op de oude dag. De nieuwe ouderen, *babyboomers*, zijn anders ingesteld. Deze generatie, ook wel *protestgeneratie* genoemd, is niet gewend autoriteit voor lief te nemen. Het is een generatie die graag zelfsturend is. Het is ook deze generatie die door haar grote omvang en hoge levensverwachting een groot beslag op de gezondheidszorg zal leggen. Dit vraagt om creatieve innovaties in de gezondheidszorg en daarbuiten, die enerzijds door de krapte op de arbeidsmarkt en het gebrek aan voldoende financiële middelen worden ingegeven, anderzijds gestuurd worden door de wens van de nieuwe oudere om meer zelfsturend te zijn.

DE TOEKOMST

De toekomst van de zorg zal daarom naar verwachting een aantal grote veranderingen ondergaan. Zonder naar volledigheid te willen streven, zullen daarbij de volgende trends een grote rol spelen:

1 *Mondigheid van de patiënt/cliënt*: mensen weten steeds meer, ook over ziekten en gezondheid. In de toekomst zal dit alleen maar toenemen. De patiënt/cliënt zal steeds meer beschikken over (technologische) middelen om zijn eigen zorg te sturen, van de juiste informatie voorzien te worden en (geheel of gedeeltelijk) zelf zijn eigen diagnostiek te doen. Een goed voorbeeld van deze trend is de gezondheidszorg rondom hartfalen, die door zelfdiagnostiek en zorg op afstand minder belastend en effectiever is geworden. Daarnaast is de zorg steeds transparanter geworden en kan men de kwaliteit van zorg beter vergelijken. Een en ander leidt tot *empowerment* van de zorgconsument en zal naar verwachting niet alleen leiden tot meer zeggenschap over de eigen behandeling, maar ook over het eigen levenseinde.

2 *Sociale innovatie.* Door de vergrijzing zal een aantal sociale veranderingen ontstaan. Een daarvan is de verhoging van de pensioenleeftijd, maar ook de salarisopbouw zal veranderen. Jongeren blijven langer alleenstaand, terwijl ook ouderen langer alleen blijven wonen. Het alleen wonen is, zeker in Nederland, een veelvoorkomende situatie. Kinderen wonen verder van de ouders af en de eenzaamheid onder ouderen is hoog. Daarnaast is de bouw van onze huizen berekend op kleine gezinnen en niet, zoals in Duitsland, berekend op het samenwonen van meerdere generaties. Zorg wordt schaars, maar tegelijkertijd zijn er nieuwe initiatieven die dit geheel of gedeeltelijk opvangen. Denk hierbij aan zorg in de buurt en Thomashuizen[3], maar ook kleinschalig wonen voor dementerenden met participatie van familie draagt hieraan bij. Een ander voorbeeld waaruit blijkt dat het socialer organiseren van de zorg zijn vruchten afwerpt, is het initiatief van Buurtzorg, een bedrijf bestaande uit kleine lokaal en autonoom functionerende wijkteams van verpleegkundigen en verzorgenden.

3 *Inzet van technologie.* Technologie heeft in hoge mate bijgedragen aan betere overlevingskansen. De technologie zal ook in de toekomst een steeds belangrijkere rol vervullen, zowel op het curatieve vlak als binnen de zorg voor chronisch zieken. Biotechnologie, gentechnologie, moleculaire geneeskunde en nanotechnologie nemen een hoge vlucht in de gezondheidszorg. Daarnaast zal ook in de zorgsector in toenemende mate gebruik worden gemaakt van

---

3 Thomashuizen zijn kleinschalige woonvormen voor volwassenen met een verstandelijke beperking. Een Thomashuis wordt gerund door een (echt)paar, dat er ook woont. Er zijn momenteel tachtig Thomashuizen in Nederland en de vraag groeit. Zie: http://www.thomashuizen.nl/wat_is_een_thomashuis.aspx

ontwikkelingen in de technologie, alleen al vanwege de krapte op de arbeidsmarkt.

> *'Vergrijzing is vergelijkbaar met de Mexicaanse griep en een inconvenient truth: iedereen weet dat het eraan komt, maar er wordt nog weinig geacteerd.'*
>
> *(Herman Sietsma in: Vergrijzing in Nederland: de visie van bestuurders in de publieke sector; Amsterdam: Reed Business).*

2 Specifieke behoeften ten aanzien van domotica voor zorg en welzijn

Joost van Hoof, Eveline J.M. Wouters

Mensen willen tot op gevorderde leeftijd meester blijven over het eigen bestaan, zelfstandig functioneren en thuis blijven wonen, zelfs als de gezondheid wat begint te verslechteren. Naast bouwtechnische oplossingen zijn er op dit moment talrijke domoticaoplossingen verkrijgbaar die dit kunnen faciliteren. Dit aanbod van technologie moet echter wel passen bij de vraag van de gebruiker. Door de grote diversiteit in gebruikers die elk hun specifieke behoefte hebben, bestaat er niet zoiets als één enkele oplossing en is maatwerk noodzakelijk. Zorgdomoticatechnologie en -diensten zouden zich daarom doorlopend moeten aanpassen aan de grote variatie in individuele leefstijlen en behoeften.

Het streven naar zelfstandig functioneren in de thuisomgeving leidt tot specifieke wensen op het gebied van wonen, zorg en kwaliteit van leven. Allereerst wil men zo lang mogelijk in de eigen woning blijven wonen. Daarnaast wil men, wanneer de algehele conditie slechter wordt, een persoonlijke invulling geven aan de benodigde zorg. Een aanzienlijk deel van de 65-plussers kampt met mobiliteitsproblemen of een of meer chronische ziekten, auditieve en visuele beperkingen, geheugenverlies, evenwichtsstoornissen en afname van de tastzin en spierkracht.

Ouderen zien in de toepassing van technologie, zoals zorgdomotica, een mogelijke oplossing voor de wens tot zelfstandig leven. Technologie kan dienen ter compensatie van individuele functionele beperkingen die het gevolg zijn van het verouderingsproces, maar ook van ongelukken, (chronische) ziekten of beperkingen. Technologietoepassingen zijn daarmee ook geschikt voor andere doelgroepen dan ouderen alleen. Omdat de groep ouderen een grote potentiële zorgbehoefte kent, is de focus van zorgdomotica op deze categorie gericht.

Thuistechnologie kan echter op meer gebieden dan zorg worden toegepast, zoals gebouwbeheer (beveiliging, energieverbruik, comfort) en ontspanning (home cinema systems, chatdiensten). Dit maakt thuistechnologie tevens interessant voor andere doelgroepen dan die met een zorgvraag. Zorggerelateerde componenten kunnen later worden toegevoegd zodra een zorgbehoefte ontstaat. Ook vanuit de zorgsector zijn er vragen en wensen met betrekking tot de toepassing van technologieën die langer zelfstandig thuis wonen bevorderen; zorgverleners zijn eveneens gebruikers. Naar verwachting kan het tekort aan zorgpersoneel deels worden ondervangen door technologie thuis. Hierdoor blijft tijd beschikbaar voor de fysieke en sociale aspecten van de zorgverlening. Ook de overheid stuurt aan op het toepassen van technologie in het zorgproces, omdat hiermee de kwaliteit en efficiency van de zorg kunnen worden vergroot en arbeid kan worden ondersteund.

Om tot een sluitend aanbod en gebruik van technologische producten en diensten te komen, zijn de behoeften en wensen van de gebruiker doorslaggevend. Het is belangrijk zich hierbij te realiseren dat niet alle ouderen dezelfde wensen en behoeften hebben. Door aanbieders van producten en diensten wordt helaas te vaak aanbodgericht gedacht, aangezien de technische mogelijkheden legio zijn. Gebruikers van technologie denken echter in functies. De meerderheid van hen zit niet te wachten op een woning vol technische snufjes, waarvan de functie niet gewenst is of waarvan men zelfs niet weet waarvoor het dient.

Aandachtspunten bij implementatie van zorgdomotica bij ouderen

Van Hoof, Wouters en anderen gaven een overzicht van gebruikersbehoeften ten aanzien van de intelligente thuisomgeving en de inzet van zorgdomotica voor de Nederlandse context. De behoeften van de eindgebruikers zijn nog in onvoldoende mate bestudeerd en er zijn tot op heden veel vragen over hoe nu het best zorgdomotica kan worden ingezet bij de mensen thuis. In het artikel worden Dewsbury en collega's aangehaald, die stellen dat 'er een noodzaak is om behoefteonderzoek te doen, en om deze behoeften van de gebruikers te spiegelen aan het ontwerp'. Steele en collega's voegen daaraan toe dat 'er een tekort is aan studies die de percepties van ouderen verkennen ten aanzien van technologie en de acceptatie of verwerping ervan'. Dit onderwerp komt tevens aan bod in hoofdstuk 30 (deel 4) van dit boek door Van Gemert-Pijnen en anderen.

De studie door Van Hoof, Wouters en anderen includeerde zeven studies uit Nederland, waarvan er drie focussen op mensen met dementie in een instelling en één ook thuiswonende mensen met dementie omvatte. De studies van Mohammadi en Neven gaan over ouderen. Het SOPRANO[1]-project (waaraan ook Nederlandse partners deelnemen) biedt ondersteuning aan kwetsbare mensen en mensen met een beperking.

In het overzichtsartikel kwamen de navolgende aspecten naar voren, die betrekking hebben op eindgebruikers (veelal ouderen), hun naasten en zorgprofessionals. De belangrijkste bevinding is dat technologie wordt gezien als een mogelijkheid om langer thuis te wonen. Het wordt daarom veelal geaccepteerd en zelfs omarmd door gebruikers en hun familieleden.

Ten aanzien van *veiligheid en alarmering* bleek dat oplossingen die de veiligheid vergroten het meest gewild zijn. Daarbij bleek domotica (passieve alarmering met sensortechnologie) voordelen te hebben boven de klassieke actieve alarmering (met drukknop) en vonden de gebruikers af en toe een vals alarm zelfs geruststellend, omdat het een signaal was dat alles werkte. Zowel de zorgprofessionals als de mantelzorgers vonden het gebruik van domotica een goed middel om een oogje in het zeil te kunnen houden.

Verder kwam duidelijk naar voren dat het *betrekken van ouderen en familie* het implementatiesucces verhoogt. In principe staan ouderen positief tegenover de aanschaf van zorgdomotica, hoewel zij voor zichzelf niet altijd de waarde beseffen. Als zij betrokken worden bij het ontwerp- en implementatieproces, voldoende worden geïnformeerd en de tijd krijgen om de technologie te gebruiken, dan is hun attitude in principe wel positief. Ook bleek dat, met name bij dementie, de acceptatie door familieleden van cruciaal belang is om tot een succesvolle implementatie te komen.

Privacy is voorts een belangrijk aandachtspunt. Vooral camera's in de slaapkamer worden vaak als ongewenst beschouwd. Indien de betrokkenen echter voldoende worden geïnformeerd door de zorginstelling en dit punt wordt afgewogen in relatie tot veiligheid, dan wordt het draagvlak vergroot.

---

1 Service-oriented programmable smart environments for older Europeans

De rol van professionals is ook van invloed op het slagen van de inzet van technologie. Zorgprofessionals dienen voldoende op de hoogte te zijn van zorgdomotica en de werking ervan en zij moeten vragen hieromtrent kunnen beantwoorden. Hiervoor dienen zij adequate instructies te ontvangen. Installateurs en servicemonteurs krijgen ook een andere rol: zij moeten kiezen voor passende bejegening tijdens huisbezoeken en daarom grondige kennis hebben van de doelgroep.

Ook *de woning zelf* speelt een rol: technologie moet de rest van de inrichting niet verstoren en geen ongewenst geluid maken of licht afgeven. Zorgdomotica zou gezien moeten worden als een integraal onderdeel van de woning en het totaalpakket aan technologie.

Ten slotte blijkt er nog een aantal *overige aandachtspunten en wensen* te zijn ten aanzien van de mogelijkheden, zoals het bevorderen van sociale contacten en fysieke fitheid en de bruikbaarheid voor mensen met een slechte visus. Het stigmatiserende effect van zorgdomotica verdient aandacht en handleidingen of interfaces dienen in de eigen taal te worden verstrekt.

Andere doelgroepen: nu en in de toekomst

Tot nu toe is de inzet van zorgdomotica vooral op de grijze golf gericht. Ook in andere leeftijdscategorieën zijn echter diverse specifieke wensen denkbaar.

Van Nispen stelt dat om zorgdomotica van de grond te krijgen er meer aandacht moet komen voor de inzet van zorgdomotica bij jongeren met functionele beperkingen. In de huidige projecten wordt gefocust op ouderen in het algemeen, vanuit de schijnbare behoefte aan meer veiligheid en comfort. Een tweede groep die aandacht krijgt is de groep ouderen met dementie. Mogelijk andere doelgroepen zijn mensen met COPD, artrose, niet-aangeboren hersenaandoeningen, psychologische problematiek of mensen die herstellen na een CVA. Het verbreden van de inzetbaarheid van zorgdomotica en het rekening houden met specifieke eisen van andere doelgroepen kan leiden tot een grotere verspreiding van de technologie.

In een rapport van ActiZ, de organisatie van zorgondernemers die zich inzet voor zorg op afstand, wordt een overzicht gegeven van klantgroepen en profielen (tabel 2.1). Deze pragmatische indeling in klantgroepen door Actiz is gebaseerd op het door de persoon ervaren gezondheidsprobleem en het gestelde zorgdoel. Per groep zijn door ActiZ een of meerdere aanbodarrangementen aangegeven. Binnen deze groepen doet zich een enorme diversiteit aan individuele vragen en situaties voor. Het aanbod van zorgdomotica dient daarom een zorg-op-maatcomponent te hebben.

Tabel 2.1 Overzicht van doelgroepen

Probleem	Klantgroep	Zorgdoel
1. Veroudering	Ouderen die zich onveilig en eenzaam voelen	Kwaliteit van leven behouden
2. Veroudering en lichamelijke aftakeling	Ouderen die chronische beperkingen ondervinden	Kwaliteit van leven behouden Beperkingen compenseren
3. Chronische ziekte	Diabetes Hartfalen	Beperking compenseren Leven op orde krijgen Kwaliteit van leven behouden
4. Progressieve ziekte	Kanker	Leven draaglijk maken
5. Mantelzorg dementerenden	Partner dementerende	Evenwicht bereiken
6. Geestelijke of verstandelijke beperkingen	GGZ met woonbegeleiding of ambulante begeleiding Verstandelijk gehandicapten met woonbegeleiding	Evenwicht bereiken
7. Opvoedingsproblemen	Kinderen met extra begeleidingsbehoefte	Probleem te boven komen
8. Lichamelijke beperking		Beperking compenseren
9. Verkeerde leefgewoonten	Rokers, drinkers, veeleters etc.	Leefgewoonte wijzigen
10. Gezonde bevolking	Iedereen met algemene gezondheidsvraagstukken	Gezond blijven

Bron: ActiZ, 2008.

Hoewel deels wel genoemd in tabel 2.1, zijn de behoeften van mantelzorgers en zorgprofessionals overigens weinig onderzocht, hoewel juist de verzorgenden zo'n belangrijke rol spelen in de succesvolle implementatie van technologie en de acceptatie ervan bij hoofdgebruikers. Ook blijkt juist bij de verzorgenden een grote behoefte te bestaan aan het nadenken over privacy en ethische aspecten. Van verzorgenden worden andere competenties verwacht ten aanzien van de uitoefening van de zorgtaak. Het definiëren hiervan staat in de kinderschoenen, evenals het onderwijs op dit gebied.

Tot die tijd is het van belang dat als men overgaat tot het gebruiken of inzetten van zorgdomotica, de eindgebruikers er in een zo vroeg mogelijke fase bij te betrekken en de behoeften, die kunnen variëren per doelgroep, in kaart te brengen. Juist in het rekening houden met de subtiele verschillen tussen mensen, ligt een sleutel tot succes.

3 Jong en zorgbehoevend; biedt domotica ondersteuning?

Wally van Laarhoven, Frenk van den Berg

De jeugd geboren na 1988 is een andere jeugd dan zij die geboren is voor 1988.

Zelfstandig of eigenstandig?

Jongeren met of zonder beperking en zorgvraag willen toch eigenlijk allemaal hetzelfde, namelijk zo zelfstandig mogelijk leven. Ze willen regie over hun eigen leven en zo onafhankelijk mogelijk zijn. We hebben het met jeugdigen die vragen om ondersteuning ook niet over zelfstandigheid (door eigen kracht), maar over eigenstandigheid (op jezelf met ondersteuning); wat wil de jongere, wat kan hij of zij en wat lukt niet? Hoe kunnen we hem of haar daarbij ondersteunen, zodat een eigen leven geleid kan worden. Hierin willen jongeren graag keuzemogelijkheden en dus variatie in antwoorden. Doen wat je wilt en kunt is het uitgangspunt; de drijfveer voor de oplossingen moet dus de jeugdige met zijn vraag zijn. Hierbij moet de techniek gezocht worden die de beperking geheel of zo veel mogelijk opheft.

Binnen alle werkvelden van de zorg heeft een grote verschuiving plaatsgevonden. Dit door diverse oorzaken (onder andere vergrijzing, ontgroening, financiële kaders en zorg op maat). Zo ook in de begeleiding van mensen met een beperking. Waar voorheen vooral sprake was van overname van zorg en een groepsgerichte aanpak is nu sprake van een grotere mate van autonomie/zelfredzaamheid. De inzet van domotica heeft daarbij een belangrijke rol gespeeld, want daardoor kan de jeugdige met een beperking op een andere manier begeleid worden. Dit geldt zowel voor jeugdigen die zich vanuit het ouderlijk huis ontwikkelen richting eigenstandigheid en begeleid worden door hun ouders, als voor jeugdigen die vanuit een instelling of door professionele medewerkers ondersteund worden. Dat iedereen op zijn eigen manier kan wonen en leven door het benutten van de eigen mogelijkheden en ondersteund door domotica waar het even niet zelf lukt, noemen we eigenstandigheid.

Luckasson en anderen omschrijven ondersteuning voor deze doelgroep als: '(technologische) middelen en strategieën die personen in staat stellen toegang te krijgen tot middelen, informatie en relaties die inherent zijn aan werken en wonen en die resulteren in de versterking van hun zelfstandigheid, productiviteit, participatie in de samenleving en tevredenheid.'

In de huidige zorg is het niet meer mogelijk om jongeren met hun beperking en zorgvraag te helpen bij hun groei en ontwikkeling naar zelfstandigheid zonder domotica. Daarnaast kan de techniek een goede bijdrage leveren om de begeleiding snel en anoniem te leveren en om de jongeren die lastig te bereiken zijn toch te kunnen beïnvloeden. Jongeren zijn geneigd zich af te zetten tegen autoriteit, vooral bij groepsdruk.

> Een medewerkster geeft aan hoe zij omgaat met een jeugdige die regelmatig zijn medicatie vergeet. Middels technologie kan zij hem op het juiste moment eventjes ondersteunen: 'Jim is een jongen met een verstandelijke beperking. Zijn grootste problemen bestaan uit zijn korte spanningsboog en concentratieproblemen. Ik weet dat hij moeite heeft met het onthouden van de inname van zijn medicatie die hem ondersteunen bij zijn concentratievermogen. Wanneer ik weet dat er geen directe sturing aanwezig is, stuur ik hem een sms'je met de vraag of hij aan zijn medicatie denkt. Vaak antwoordt hij met: "Oké".'

De uitdaging waarvoor we staan is om de individuele jongere centraal te stellen, de natuurlijke omgeving van de jongere zo veel mogelijk te behouden en daarbij de kunstmatige omgeving te minimaliseren. De begeleiding is dan meer op maat, meer coachend dan sturend en wordt geleid vanuit de vraag in plaats van het aanbod. De fysieke afstand is groter, maar het aantal momenten waarop contact gemaakt wordt kan worden verveelvoudigd. De zorg, ondersteuning, controle en begrenzing voor de jeugdige kunnen beter georganiseerd worden met minder kans op overlappingen, tegenstellingen en hiaten. In het navolgende voorbeeld over Hans wordt op het juiste moment de juiste vorm van ondersteuning geboden en wordt Hans optimaal in zijn waarde gelaten met betrekking tot de vaardigheden die hij goed onder de knie heeft.

> Hans is een jongeman die in een ouderinitiatief woont. Een ouderinitiatief is een project waarbij ouders een kleinschalige woonvorm opzetten voor hun gehandicapte kinderen en de gewenste begeleiding inkopen met een persoonsgebonden budget (PGB). Het wonen binnen het project gaat goed. Het is voor Hans echter erg moeilijk om 's morgens uit zijn bed te komen. Voor het behoud van zijn werk is dit wel belangrijk. Voor zijn ouders is het een belasting om iedere ochtend te controleren of hij op tijd is opgestaan. Hans heeft nu beeldschermbellen. Het scherm staat in zijn huiskamer. Om 6 uur wordt Hans gewekt via een telefoontje op zijn gsm. Dan staat hij op en om 6.10 uur meldt hij zich via het beeldscherm. Gewoonlijk doet hij de oproep naar de professionele centrale, maar zijn ouders hebben ook een scherm voor contact en ondersteunen Hans op andere momenten.

In tegenstelling tot vele ouderen, is de jeugd van tegenwoordig goed bekend met allerlei vormen van techniek. Dit hoef je ze niet meer uit te leggen, het hoort volgens hen bij de dagelijkse praktijk. Gadgets, social media, gaming, technologie: je hoeft ze er niet mee bekend te maken en er is geen vrees of argwaan. Het is tegelijkertijd ook iets wat de jeugdige kwetsbaar maakt in het gebruik ervan. Social media zijn niet afgeschermd, iedereen leest je gegevens en je kunt je vertrouwen geven aan iemand die zich anders voordoet dan hij in werkelijkheid is.

Meedoen in de maatschappij is voor iedereen van groot belang. De huidige maatschappij wordt steeds meer een digitale maatschappij. De mens met een beperking hier niet in betrekken en opvoeden betekent uiteindelijk dat deze persoon geïsoleerd raakt. Met de komst van internet wordt het ook steeds makkelijker om te participeren in bijvoorbeeld online communities, social media, et cetera. Het is voor iedereen belangrijk om goed deel te kunnen nemen aan de gedigitaliseerde samenleving. Technologie binnen deze doelgroep is dus niet alleen een ondersteuning van de zorg, maar tegelijkertijd ook een sociale must. Bovendien kan met eenvoudige middelen al een heleboel bereikt worden waarvan de impact groot is: de jongere heeft veel meer het gevoel van zelf de regie voeren en erbij horen, hij verveelt zich minder en de communicatie met zijn omgeving (onder andere via Skype) heeft zijn wereld verruimd.

> Samantha, 24 jaar, heeft een lichte verstandelijke beperking. Ze heeft de vaardigheden en de wens om het ouderlijk huis te verlaten. Ze wil graag een eigen appartement gaan bewonen. Aangezien Samantha doof is, kan ze niet verbaal communiceren. Hierdoor zijn haar ouders huiverig om haar zonder hulp elders te laten wonen.
> *'Hoe kan ze aangeven als ze ondersteuning nodig heeft? Hoe heeft de begeleiding contact met haar? Hoe kan ze alarm slaan bij acute nood zoals brand? Hoe wordt zij gealarmeerd als er een noodsituatie is in het gebouw?'*
> Allemaal vragen die in het geval van Samantha beantwoord konden worden met domotica. En door deze antwoorden woont Samantha nu eigenstandig in haar eigen appartement.
> Datgene wat ze zelf kan, doet ze zelf en waar nodig wordt ze ondersteund door domotica. Als er 's nachts een brandalarm is, dan wordt ze gewekt door het trilkussen dat verbonden is aan het alarm. Ze heeft een zorgtelefoon met een noodknop, waardoor ze rechtstreeks alarm kan slaan bij brand. Ondersteuning in dagelijkse situaties gebeurt door contact middels beeldschermbellen. Zowel haar begeleiding als Samantha zelf kent gebarentaal en in het face-to-facecontact van het beeldschermbellen kunnen beide partijen elkaar goed 'verstaan'.

Groei en ontwikkeling

Waarvoor kan domotica ingezet worden bij het trainen ten behoeve van eigenstandigheid?
- *Behandeling en expertise*
  - Een gesprekje met de gedragsdeskundige of begeleider kan middels beeldschermbellen.
- *Na school inplannen en organiseren van het huiswerk*
  - De student is geen extra tijd kwijt met reizen van of naar de begeleider en heeft alle spullen bij de hand.
- *Begeleiding*
  - Aanbieden van structuur voor mensen met autismespectrumstoornis. Hiervoor wordt een digitaal planbord gebruikt.
- *Communicatie*

- Jeugdige gaat 's avonds stappen, maar heeft nog begrenzing en controle nodig in het traject naar zelfstandig bepalen wanneer hij naar huis gaat.
- Als hij thuiskomt, meldt hij middels het audiomeldpunt in zijn huiskamer aan de centrale dat hij thuis is.
- In zijn persoonlijk plan zijn afspraken vastgelegd wat er door wie moet gebeuren als hij zich niet op tijd meldt.

Naast de rol die domotica kan spelen bij alarmeren en signaleren, kan het ook ondersteunend ingezet worden bij het oefenen van allerlei vaardigheden van de jeugdige. Dit is vaak ook onderdeel van het begeleiden naar eigenstandigheid. Jeugdigen die meer vrijheid krijgen in bijvoorbeeld het naar huis komen na een avondje uit hebben vaak in het begin nog een controle of begrenzing nodig. Een ander voorbeeld (zie het voorbeeld van Daisy) is hulp bij het zelf koken.

> Daisy (18) is een meisje met een verstandelijke beperking en woont in een trainingshuis. Ze woont hier omdat ze vaardigheden wil leren om eigenstandig te wonen. Een frustratie voor Daisy is dat ze het klaarmaken van een maaltijd niet georganiseerd krijgt. Door middel van het 'app-kookboek' op haar smartphone roept Daisy het programma op waarmee ze de maaltijd wil bereiden. Hierop wordt de boodschappenlijst, de volgorde en de werkwijze door middel van pictogrammen getoond. Daisy maakt grote vorderingen in het koken en ervaart een groot succes op weg naar eigenstandig wonen. Het gevoel van 'ik red het niet' is verdwenen.

Invloed van domotica op het netwerk rondom de jeugdige

Domotica kunnen ook een functie hebben bij de bescherming van de kwetsbare groep jongeren met een beperking.

> **Voorbeeld**
> Hoewel de meeste mensen rondom de jeugdige het beste voor hebben met hem of haar zijn er helaas mensen in onze maatschappij die de kwetsbare en makkelijk te beïnvloeden meisjes of jongens eruit weten te halen en misbruiken. Voorbeeld hiervan is een meisje dat slachtoffer is geworden van een loverboy. Bege-

> leiding en ouders hebben haar uit dit netwerk gehaald, maar de angst blijft dat er weer toenadering gezocht wordt.
> Omdat er geen 24 uur begeleiding bij haar kan zijn, is domotica ingezet ter bescherming van haar woon- en leefsfeer. Door middel van camerabewaking bij de voordeur en een deurcontact wordt nu nog in de gaten gehouden wie haar bezoekt en wanneer zij zelfstandig het pand verlaat. Het meisje heeft zelf ingestemd met deze maatregelen. Ze wil niet weer het slachtoffer worden, maar ze weet zelf ook dat ze hierin erg kwetsbaar is.

Er is een snelle opmars van ICT en digitale diensten in het primaire proces. Zorg- en communicatiecentrales ontwikkelen zich de komende jaren tot cliëntportalen waar naast diensten ten behoeve van veiligheid en ondersteuning ook gemaksdiensten worden geleverd aan de cliënt én zijn of haar omgeving. Op het gebied van e-health en e-learning ontstaan specifieke programma's en gebruikersinterfaces voor doelgroepen met verschillende soorten beperkingen. Zeker op regioniveau wordt keteninformatisering ingezet ten behoeve van dossiervorming en signalering (zie bijvoorbeeld het elektronisch kinddossier en het landelijke EPD).
ICT vervult daarmee een onmisbare rol in het realiseren van meer regie door de cliënt, het mogelijk maken van ondersteuning op maat, het besparen van arbeid en het faciliteren van regionale samenwerking.

Nadelen van domotica

Het beeld zou niet compleet zijn zonder ook de keerzijde van de inzet van domotica te benoemen.
Hierbij valt te denken aan:
- niet weten wie je gesprekspartner is in social media;
- kosten van aanschaf en onderhoud;
- storingsgevoeligheid;
- niet voldoende afschermen van persoonlijke informatie;
- techniek die overmatig leidend is.
  De techniek ondersteunt het proces. Het doel is om de vraag van de jeugdige te beantwoorden en de techniek is het middel daartoe.

Conclusie

De vraag is niet meer of domotica ondersteunend is, maar hoe domotica het best ondersteunend kan zijn. En dit in alle levenssferen: wonen, werken en vrije tijd.

Voor de jeugd geboren na 1988 is de digitale maatschappij een vanzelfsprekendheid. Social media, gaming, computers, smartphone en tekstberichten zijn niet meer weg te denken. Zij zijn ermee opgegroeid en vinden het gebruik vanzelfsprekender dan de generatie ervoor. Voor de jeugd geboren voor 1988 is acceptatie en inzet van domotica in ondersteuning en begeleiding een minder logische oplossing.

Technologie en het ontwerp van een goed leven

4

Ethische vragen bij zorgdomotica

Cees M.P.M. Hertogh

Mens en techniek: een ambivalente relatie

Over de rol van de techniek in geneeskunde en gezondheidszorg wordt door de jaren heen steeds weer opnieuw gediscussieerd en van mening verschild. De technisch geoutilleerde geneeskunde roept vragen en gevoelens van onbehagen op. Zij wordt door sommigen gezien als grensoverschrijdend en onnatuurlijk, waardoor sommigen hun heil zoeken in natuurgeneeswijzen en homeopathie, terwijl anderen er hun vertrouwen in stellen en er soms hun laatste hoop op vestigen. Hoop en wanhoop, vertrouwen en wantrouwen kenmerken onze vaak ambivalente houding tegenover de rol van technologie, niet alleen in de gezondheidszorg, maar ook in algemene zin.

Dat is geen nieuw gegeven: reeds de Griekse mythe van Prometheus, die het vuur van de goden stal en daar een hoge prijs voor betaalde, vertolkt die ambivalentie. Maar gevoelens van onbehagen werden in de filosofie en ethiek van de vorige eeuw steeds sterker door de tot die tijd ongekende verbreiding van techniek in het dagelijks leven, de tragedie van twee wereldoorlogen en de verschrikkingen van nieuwe wapentechnologie. Het gevoel ontstond dat de heerschappij over de techniek aan de mens dreigde te ontsnappen en dat het noodzakelijk werd om grenzen aan de opmars ervan te stellen. Filosofen als Martin Heidegger waarschuwden dat onze leefwereld en de relatie tussen mensen steeds verder zouden vertechniseren en bespeurden daarin een bedreiging van onze humaniteit.

Waar het de medische technologie betrof, mengden zich kritische stemmen in een groeiend debat over doelstelling en gewenste richting van het medisch handelen. Onder hen bevond zich onder meer de Nederlandse zenuwarts Van den Berg, die fel van leer trok tegen wat hij de medische macht noemde. In een spraakmakend pamflet, getiteld *Medische macht en medische ethiek*, liet hij in woord en beeld zien tot wat voor deerniswekkende resultaten geneeskunde als autonome technologie in staat was: zij creëerde patiënten die door toepassing van maximale medische zorg hun leven behielden, maar daardoor eigenlijk 'geen leven' meer hadden. Aldus stelde Van den Berg de normatieve onzekerheid in het licht die het gevolg is van de grensoverschrijdingen waarmee nieuwe technologische toepassingen gepaard kunnen gaan, grensoverschrijdingen die volgens de overtuiging velen noodzaakten tot een fundamentele heroriëntatie in de medische ethiek. Tegelijk werd daarmee een pessimistisch en negatief beeld van technologie gevestigd, een beeld dat helaas tot op de dag van vandaag nog doorwerkt in de medische ethiek.

Medische ethiek en instrumentalisme

De moderne medische ethiek is eigenlijk ontstaan vanuit onbehagen met de medische technologie, zoals dat vijftig jaar geleden door auteurs als Van den Berg verwoord werd. Die nieuwe ethiek stelde zichzelf min of meer als opdracht om de patiënt in bescherming te nemen tegen het bolwerk van medische beterweters en de vervreemding van de medische technologie. Zij heeft die opdracht vooral vormgegeven door de principes van (respect voor) autonomie en informed consent[1] een centrale plaats toe te wijzen in de besluitvorming inzake medisch handelen. Daarin is zij zo succesvol geweest dat deze principes in de daaropvolgende jaren ook in gezondheidswetgeving zoals de Wet op de Geneeskundige Behandelingsovereenkomst (WGBO) zijn vastgelegd: de gezondheidszorg anno heden is eigenlijk ondenkbaar zonder de autonome patiënt en het leerstuk van de geïnformeerde toestemming.

Op die verdienste van de medische ethiek valt inmiddels ook wel wat af te dingen, onder meer vanwege het nogal abstracte individualistische mensbeeld dat zij vooronderstelt. Op deze plaats gaat het echter vooral om de met deze ethiek verbonden visie op technologie. En passant zij daarbij opgemerkt dat de term technologie (oorspronkelijk: de leer van de techniek) tegenwoordig vaak als synoniem voor de term techniek wordt gebruikt. Daarbij worden in het dagelijks taalgebruik vooral de moderne vormen met de term technologie aangeduid, terwijl het woord techniek meer gereserveerd lijkt te worden voor klassiekere

---

1 Geïnformeerde toestemming

vormen (de stoomtechniek bijvoorbeeld). Los van de gebruikte terminologie gaat het hier om de opvatting van technologie/techniek die schuilgaat achter de gedachte dat de ongelimiteerde toepassing van medische technologie in het gareel kan worden gebracht via de doctrine van de autonome, geïnformeerde, zelf kiezende patiënt. Eventueel kan die patiënt worden bijgestaan door keuzehulpen ('decision aids') en advies van anderen, maar de essentie is dat hij/zij uiteindelijk zelf beslist of hij die techniek al dan niet wil.

In wezen hebben we hier te maken met een *instrumentalistische* opvatting over techniek. Techniek wordt gezien als een gereedschap, dat van zichzelf waardevrij is. Het is louter een middel om een doel te bereiken en een waardetoekenning is pas aan de orde als het gaat om de intentie en het doel van het gebruik. Daarmee is ook de taak van de ethiek bepaald: die richt zich op de verantwoorde toepassing van op zichzelf neutrale techniek. Zoals een mes zowel ten goede (in de chirurgie) als ten kwade (in een geweldsdelict) kan worden aangewend, zo geldt dat volgens deze opvatting voor alle vormen en toepassingen van technologie. Weliswaar kunnen nieuwe technologische vindingen soms zo kostbaar en complex zijn dat ethische commissies zich daar eerst over moeten buigen alvorens de toepassing beschikbaar komt, maar in wezen verandert dat niets aan de veronderstelde instrumentalistische conceptie.

TECHNIEK EN DE MENSELIJKE ZIJNSWIJZE

Deze benadering berust echter op een misvatting, niet alleen aangaande het wezen van de techniek, maar daarmee ook betreffende de plaats van techniek in het menselijk bestaan. In zijn kritiek op het hiervoor beschreven techniekpessimisme, heeft de Franse medisch filosoof Canguilhem ruim voor dit pessimisme de overhand kreeg al betoogd dat het bestaan van de mens zonder techniek ondenkbaar is. De ontwikkeling van de mens en van de techniek gaat ongeveer gelijk op en het is via de techniek dat de mens doordringt in de werkelijkheid om de mogelijkheden daarvan te ontsluiten. Bovendien gaat technische inventiviteit vaak vooraf aan wetenschappelijke kennis. Zo kon de mens zichzelf pas als een machine gaan zien – en een mechanistische geneeskunde ontwikkelen – nadat hij zelf eerst machines had uitgevonden. Via de machinemetafoor herschept de mens zichzelf en maakt hij een nieuw soort ingrijpen in zijn bestaan en een andere verhouding tot zichzelf mogelijk. Deze gedachte dat technologie niet alleen onze werkelijkheid, maar ook onszelf verandert, wordt breed gedeeld in de moderne techniekfilosofie, die daarvan ook de normatieve implicaties probeert te doordenken. Deze moderne techniekfilosofie breekt met de instrumentalistische en waardeneutrale opvatting ten aanzien van technologie. Er zijn legio voorbeelden te noemen waaruit blijkt dat techniek wel degelijk waardegeladen is en dat zij als zodanig ook van grote invloed is op onze omgangsvormen en waardepatronen. Zo heeft de auto onze ideeën van afstand en nabijheid ingrijpend veranderd en creëren moderne social media nieuwe vormen van relationaliteit. In luttele jaren is mobiele telefonie onmisbaar geworden en is de brief als communicatiemiddel bijna geheel verdrongen. Iedereen staat nu met iedereen in verbinding – en dient dat ook te staan – want anders tel of doe je eigenlijk niet echt mee.

Techniek bevat ook ingebouwde normen – 'scripts' in de terminologie van de techniekfilosoof Bruno Latour – zoals de verkeersdrempel die ons rijgedrag normeert en de veiligheidsgordel die een alarm of zelfs een startblokkering genereert als hij niet wordt vastgemaakt. Aldus schrijft techniek ons impliciet of expliciet voor hoe we ons moeten gedragen. Maar technologie creëert ook nieuwe dilemma's, vooral als zij een grensoverschrijdend karakter heeft. Een voorbeeld daarvan uit het medische domein betreft de preventieve mogelijkheid van prenatale diagnostiek op aangeboren afwijkingen. Hierdoor is het mogelijk geworden om de geboorte van een kindje met ernstige handicaps te voorkomen, maar moet die mogelijkheid altijd gebruikt worden? Terwijl Van den Berg, waar het ging om de toepassing van medische technologie, nog de vraag stelde: 'Mag alles wat kan?', is die vraag ten aanzien van prenatale diagnostiek verschoven naar het dilemma: 'Mag je wat technisch mogelijk is onbenut laten, gelet op de gevolgen daarvan?' Aldus creëert een groeiende preventietechnologie ook een andere morele verantwoordelijkheid van (potentiële) ouders.

Wat betekent het echter voor de ethiek als we moeten erkennen dat technologie ons leven diepgaand beïnvloedt en dat er geen standpunt buiten de technologie is van waaruit de ontwikkeling daarvan gestuurd en beheerst kan worden? Als de instrumentalistische opvatting niet klopt, dan past eigenlijk ook de traditionele ethische benadering niet meer. Volgens Steven Dorrestijn bestaat het passende antwoord van de ethiek op de onuitwijkbare vervlechting van mens en techniek dan ook *niet* in de (traditionele) poging om die vervlechting terug te dringen of tegen te gaan, maar in het kritisch bewaken en vervolgen van de kwaliteit daarvan. Dat behelst een andere oriëntatie en een ander soort vragen. Het gaat niet om de vraag: 'Willen we deze techniek wel of niet?', maar eerder om de vraag: 'Wat voor mens worden wij door de moderne technologie?' Of, meer gericht op de grondvraag van de ethiek: 'Op welke wijze draagt technologie bij aan het menselijk streven naar het best mogelijke bestaan, voor en met anderen?' Tegen de achtergrond van die vragen staan we nu stil bij de ethische aspecten van (zorg)domotica.

De belofte van domotica

Geheel anders dan ten tijde van Van den Berg, mag de technologie zoals die in de huidige zorgdomotica is vormgegeven zich verheugen in een veel gunstiger pers. Een kritische ethische reflectie daarop wordt eerder als hinderlijke bemoeizucht gezien dan als een constructieve bijdrage aan het in goede banen leiden van deze ontwikkeling. 'Ethiek moet zich helemaal niet bemoeien met domotica,' aldus de directeur van een zorginstelling, 'geef innovatie ruim baan en bekijk na drie jaar eens hoe de zaken ervoor staan.' Die houding heeft alles te maken met de meervoudige belofte van domotica. In de vorm van woonhuistechnologie biedt domotica een meedenkende omgeving die mensen, in het bijzonder ouderen, in staat stelt langer zelfstandig thuis te kunnen blijven wonen. Door taken van hen over te nemen en hen te ondersteunen in taken die zonder technologie alleen met hulp van anderen uitvoerbaar zouden zijn, komt domotica tegemoet aan een diep gevoelde behoefte aan zelfstandigheid, autonomie en geborgenheid (in het bijzonder de geborgenheid van een eigen woning). Een tweede belofte van domotica is dat deze technologie mede een oplossing zal gaan bieden voor de te verwachten tekorten in de zorg in termen van voldoende gekwalificeerde verzorgenden en verpleegkundigen. Dat is een belangrijke reden waarom domotica ook bijzonder aantrekkelijk is voor zorgaanbieders op het domein van de langdurende zorg, zoals de zorg voor mensen met dementie of een verstandelijke beperking. In deze beide sectoren is zorgtechnologie dan ook sterk in opkomst. Daar komt bij – een derde belofte – dat domotica het op termijn ook mogelijk maakt om minimaal dezelfde zorg met minder personeel te leveren, waardoor een investering in zorgtechnologie voor zorgaanbieders ook financieel aantrekkelijk is. Op dit moment heeft een groot aantal toepassingen met wisselend succes al een weg gevonden naar de zorgpraktijk, zoals dwaaldetectie (polszenders, chips, GPS), diverse vormen van actieve en passieve alarmering (spreek-luisterverbindingen, bewegingsmelders, infraroodmelders), automatisering van omgevingsprocessen (verlichting, omgevingstemperatuur, huishoudelijke apparatuur) en middelen waarmee toezicht kan worden gehouden (uitluistersystemen, cameratoezicht). De grootste doorbraak is echter te verwachten als al deze toepassingen, of vernieuwingen daarvan, geïntegreerd kunnen worden in een netwerk van met elkaar communicerende apparaten dat zich als een intelligente en meedenkende omgeving op nauwelijks bespeurbare wijze met de mens verbindt. En nog indrukwekkender wordt zorgdomotica als zij niet alleen toezicht houdt en ondersteunt, maar ook instrueert en mensen in hun gedrag kan sturen. Bijvoorbeeld in de vorm van een systeem waarbij 'gebruikers' niet alleen tegen (uit)luisterende en bewakende muren kunnen praten, maar die muren ook iets terug zeggen, instructies geven of feedback geven op gedrag.

Deze laatste ontwikkeling is nog maar nauwelijks futuristisch te noemen en onderstreept dat het ook bij de beloftevolle domotica van groot belang is om te anticiperen – ook vanuit het ethische perspectief op het best mogelijke leven – op de wijze waarop zij ons bestaan en de kwaliteit daarvan (gaan) beïnvloeden.

Zoals eerder aangegeven, blijft een dergelijk ethisch perspectief in de ontwikkelingsfase van technologie vaak buiten beschouwing en komt er pas in de toepassingsfase aandacht voor ethische implicaties. En als we de hiervoor aangehaalde instellingsdirecteur mogen geloven, is dat ook wat sommigen als meest wenselijke situatie voor ogen staat. De vraag is of dat goed is. Ethiek is er niet om grenzen te stellen aan de technologie; dat is zoals vermeld toch niet mogelijk en het is ook niet zinnig, want mens en techniek horen bij elkaar. Maar ethiek moet wel een constructief-kritische begeleider zijn van de technische ontwikkeling en kan zo meehelpen om techniek dienstbaar te maken aan de kwaliteit en waardigheid van het menselijk bestaan. Het zonder meer ruim baan geven aan innovaties is daarom niet per se een juiste strategie, integendeel. Een bekend voorbeeld in dit verband is de uitvinding van de draaideur, die niet alleen de tocht succesvol buitensloot, maar onbedoeld ook rolstoelgebruikers. Deze innovatie noodzaakte daarom tot het nadenken over alternatieven die niet gepaard gaan met benadeling van bepaalde groepen. Ook op het gebied van zorgdomotica hebben nieuwe toepassingen vaak ingrijpender consequenties dan ontwerpers en zorgaanbieders zich tevoren realiseren. Zo kunnen bewegingsmelders bijdragen aan het terugdringen van klassieke vrijheidsbeperkingen, zoals bedhekken, maar zij plaatsen tevens de zorgverlener meer op afstand. Bovendien: dit soort domotica signaleert, maar voorkomt niet dat een bewoner met dementie die slecht ter been is 's nachts uit bed gaat en ten val komt. Het vervangen van bedhekken door sensoren en bewegingsmelders heeft daarom gevolgen voor het zorgbeleid. Het vraagt van zorgverleners een andere morele attitude, waarbij waarden als het bieden van veiligheid en het aanvaarden van risico's anders tegen elkaar moeten worden afgewogen. Een dergelijk attitudeverandering volgt niet spontaan op de introductie van de domotica, maar vereist scholing en ondersteuning van het verzorgend personeel, evenals een voorafgaande, overkoepelende zorgvisie en duidelijke communicatie daarover, ook in de richting van familieleden en naasten van bewoners, voor wie veiligheid vaak op de eerste plaats staat.

Een ander voorbeeld van een ondoordachte ontwikkeling is de toepassing van dwaaldetectietechnologie in de zorg voor mensen met dementie ('tagging & tracking devices'), wat in Engeland tot een stevige discussie leidde. Niet alleen bood deze technologie de (beoogde) mogelijkheid om demente mensen een grotere bewegingsvrijheid te bieden, maar leidde het gebruik ervan ook tot een ethisch debat, waarbij mensen met dementie desgevraagd aangaven 'niet door een elektronische koebel aangelijnd' te willen worden, niet zozeer omdat zij hierdoor in hun vrijheid beperkt zouden worden, maar omdat zij de techniek als stigmatiserend ervoeren.

Deze voorbeelden maken duidelijk dat techniek altijd iets met mensen doet en vaak dieper ingrijpt dan men zich tevoren realiseert, niet zelden ook nog op onvermoede niveaus. Daarover na te denken is de opdracht van de ethiek. Daarbij staat voorop dat normen en waarden niet voor eens en altijd zijn gegeven; zij ontwikkelen zich, mede door de technologie en de wijze waarop techniek mensen aangaat. De vraag hoe technologie kan bijdragen aan het ontwerp van een goed leven is dan ook van meet af aan een multidisciplinaire opgave waar ontwerpers, beleidsmakers, aanbieders, gebruikers *en* ethici idealiter gezamenlijk aan werken, zo mogelijk vanaf de ontwerpfase. Dat zou in algemene zin moeten gelden, maar zeker waar het gaat om *zorg*technologie. Juist in de zorg moeten we immers rekening houden met de kwetsbaarheid en afhankelijkheid van de hulpbehoevende ander. Hier verbindt de ethische vraag naar het goede leven zich met de vraag naar goede zorg en dat vraagt extra zorgvuldigheid. Zorg is immers bij uitstek een zaak van en tussen mensen en van contact in nabijheid. Als we overwegen om zorgtaken en -handelingen over te dragen op dingen, dan is het wel van cruciaal belang om na te denken over de consequenties daarvan voor de zorgrelatie waarin die nabijheid, naast andere waarden als wederkerigheid en betrokkenheid, centraal staat. We kunnen de dingen en de techniek veel laten doen, maar zorg zal een 'mensintensieve' aangelegenheid (moeten) blijven. De uitdaging voor de ethiek is om kritisch mee te denken over de vraag hoe technische innovatie kan bijdragen aan een eigentijdse vormgeving van deze waarden van goede zorg.

Inbedding van domotica in de zorg

5

De betekenis voor zorgorganisaties en zorgprofessionals

Annemarie van Hout

Wat zijn de directe gevolgen van het invoeren van zorgdomotica, met als voorbeeld zorg op afstand met behulp van een beeldscherm, voor de zorgorganisatie en de zorgprofessional?
In onderstaande casus maakt een oncologieverpleegkundige beeldcontact met meneer Compaan, een patiënt met longkanker in de palliatieve fase. Meneer heeft eerder die dag in het systeem een digitale vragenlijst ingevuld, waaruit is gebleken dat hij vragen heeft over zijn symptomen.

> Verpleegkundige Katja zit al klaar achter het bureau. Ze start de tweede pc[1] op en zoekt het laatste verslag erbij. Dan gaat ze beeldcontact maken. Het scherm wordt grijs en rechts bovenin is Katja al in beeld te zien. In het midden van het scherm staat een rechthoek die grotendeels rood is en waarin staat vermeld dat de verbinding wordt gelegd. Ondertussen klinkt het geluid van een telefoon die overgaat. Meneer neemt heel snel op. 'Goedemiddag', roept hij en het klinkt vrolijk.
> Katja: 'U wilde graag even contact?'
> Meneer: 'Ja, er is een hoop gebeurd.' Hij vertelt dat hij de week ervoor een longontsteking heeft gehad en dat hij daardoor erg benauwd is geweest en slecht heeft geslapen.

[1] De werkplek van de verpleegkundige heeft minstens twee beeldschermen. Eén scherm betreft een gewone pc waarop ze cliëntdossiers kan opzoeken en het tweede scherm dient voor de beeldzorg. Soms staat er nog een derde scherm waarop de gemaakte oproepen (van en naar de verpleegkundigen) te zien zijn (het zogenaamde werkstation).

Deze casus is een voorbeeld van het gebruik van zorgdomotica in de thuiszorg. In dit hoofdstuk worden de effecten van die technologie op het zorgproces besproken. De introductie van zorgdomotica brengt allerlei veranderingen mee voor zorgorganisaties en -professionals.

De organisatie

Een groeiend aantal zorgorganisaties maakt gebruik van zorgdomotica om het zorgproces te ondersteunen. Met behulp van die technologie hoeven patiënt en verpleegkundige niet steeds in elkaars aanwezigheid te zijn tijdens de zorgverlening. Een voorbeeld van deze technologie is beeldzorg: via een beeldscherm (computer) met webcam kunnen patiënt en verpleegkundige met elkaar communiceren, zoals te zien is op figuur 5.1. Dit biedt allerlei mogelijkheden, maar roept ook vragen op, zoals: wat zijn de gevolgen voor de zorgorganisatie? Welke veranderingen vinden er plaats en waar krijgt een organisatie mee te maken?

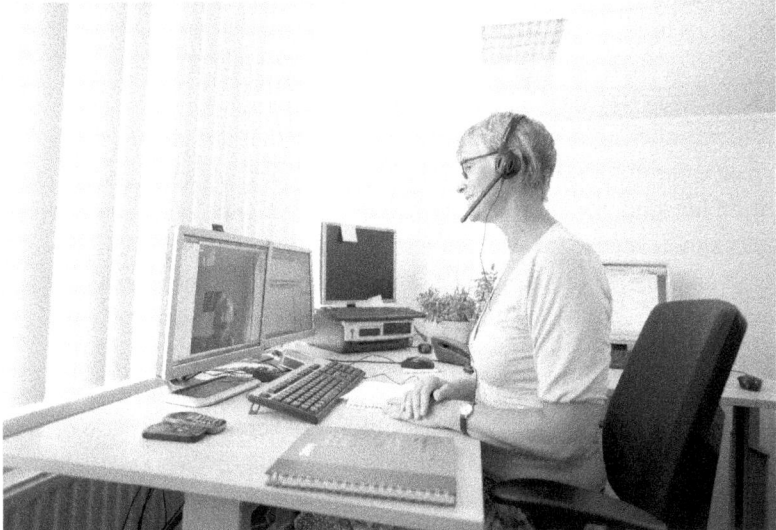

Figuur 5.1 *Een verpleegkundige geeft zorg via het beeldscherm.*
Foto: Willem Jan Ritman

De belangrijkste verandering betreft natuurlijk de inhoud: zal zorg ook inhoudelijk veranderen door de technologie? In het tweede deel van dit hoofdstuk, waar het over de zorgprofessionals gaat, zal dit worden besproken. Eerst komen de overige veranderingen voor een organisatie op hoofdlijnen aan bod.

REGELGEVING
Goede, dekkende en enkelvoudige financiering van domotica in de zorgverlening is er (nog) niet. Dat betekent dat een zorgorganisatie te maken krijgt met tijdelijke regels, subsidies en eigen investeringen. Thuiszorgorganisaties worden voor een groot deel betaald uit de AWBZ (Algemene Wet Bijzondere Ziektekosten). Hiervoor wordt een indicatie op patiëntniveau door het CIZ (Centrum Indicatiestelling Zorg) gegeven. Alle geïndiceerde zorg, ook als die geleverd wordt via het beeldscherm, wordt betaald. Een zorgorganisatie kan voor de techniek een vergoeding vragen via de beleidsregel zorginfrastructuur. Voor een kleine groep organisaties bestaat er daarnaast nog een vergoeding via de beleidsregel screen to screen, die in 2012 opgenomen wordt in de AWBZ en dus voor alle zorgorganisaties toegankelijk wordt. Veel van de kosten gaan echter zitten in het maken van een nieuw soort planning, het ontwikkelen van vervangende zorg, bijbehorende procedures enzovoort. Voor de meeste organisaties geldt dat vergoeding voor deze kosten een creatief proces is, zoals dat vaak gaat bij innovaties.

INRICHTING VAN HET PROCES
Alle veranderingen voor een zorgorganisatie hangen samen met de vraag waarom beeldzorg wordt ingezet. Het vergroten van de efficiëntie en het vinden van een oplossing voor het dalende aantal medewerkers zijn de meest voorkomende redenen. Er zijn echter veel voorbeelden van projecten waarbij in de startfase alle beeldzorgactiviteiten als extra, dus bovenop de gebruikelijke zorg, worden uitgevoerd. Op den duur moet een zorgorganisatie om efficiëntie te behalen haar zorgprocessen aanpassen. Bepaalde zorg wordt dan alleen nog maar op afstand geleverd. Als een verpleegkundige of verzorgende betrokken is bij beeldzorg en daarnaast ook nog in het reguliere zorgproces werkt, ontstaan er planningsvraagstukken. Soms kan dit ondervangen worden door beeldzorg via de zorgcentrale te laten plaatsvinden. In andere organisaties is beeldzorg een onderdeel van de zorg die in de middag wordt gegeven, maar dan vanuit het kantoor. Wanneer er sprake is van twee gescheiden zorgteams (regulier en via de centrale) ontstaan er vaak communicatievraagstukken, die door een goed elektronisch dossier wel te verhelpen zijn.

AANSCHAF VAN MIDDELEN
Met welke apparaten en technologie moet een organisatie aan de slag? In de ideale situatie hangt dat logischerwijs af van de vraag welke zorg er straks geleverd gaat worden met gebruik van de technologie. Dat wil

zeggen, eerst een functioneel programma van eisen opstellen, vervolgens op grond daarvan een keuze maken voor technologie. Veelal gaat het echter in een andere volgorde. Veel organisaties willen om diverse, vaak strategische redenen innovatieve ontwikkelingen volgen en starten daarom met zorg op afstand. In de afgelopen jaren is wel duidelijk geworden dat het ontwikkelen van toepassingen en het onderhandelen met leveranciers tijdrovende zaken zijn, die buiten de kerntaken van een zorgorganisatie liggen. Veel informatie over de keuze voor de juiste technologie is via ActiZ (de organisatie van zorgondernemers) te krijgen, zoals een algemeen technisch en functioneel programma van eisen. Daarnaast zijn er ook organisaties die gespecialiseerd zijn in het ondersteunen van zorgorganisaties op dit gebied.

Betekenis van beeldzorg voor de zorgprofessional

De introductie van technologie, in dit geval beeldzorg, kan veel veranderingen teweegbrengen in de zorginhoud en de zorgrelatie met de patiënt. Hierover is nog niet zo veel bekend. Aan de hand van een praktijkvoorbeeld worden deze veranderingen geïllustreerd.

Dit hoofdstuk begon met de beeldzorgcasus van meneer Compaan en oncologieverpleegkundige Katja. Naast beeldzorg kennen de oncologieverpleegkundigen het huisbezoek. Op die manier verzamelen ze informatie over de patiënt. Zij doen dat in gesprek met de patiënt en soms de mantelzorger, maar ook door observatie. Fysiek aanwezig zijn levert allerlei informatie op die anders wellicht gemist zou worden. Toch is dat tegelijkertijd ook de vraag. Wat verandert er met de komst van beeldzorg? Levert virtuele aanwezigheid via het beeldscherm dezelfde informatie op als fysiek aanwezig zijn? Er volgen twee voorbeelden. Uit het eerste voorbeeld wordt duidelijk dat er informatie wordt gemist.

> Marcel: 'Ik wil je wat meer in de gaten houden.'
> Erik: 'Hoezo?' (hij duikt weg uit het beeld)
> Marcel: 'Omdat je bijwerkingen krijgt. Hé, ben je gevallen?'
> Erik (weer in beeld): 'Nee, heb wat laten vallen... Of je mij nou in de gaten moet houden?'

Verpleegkundige Marcel en patiënt Erik hebben een lastig gesprek over de gewijzigde medicatie. Erik heeft de neiging zijn klachten weg te poetsen en Marcel geeft aan graag wat meer controle te willen uitoefenen. Het is voor Marcel heel vreemd om Erik op dat moment te zien wegduiken, waardoor hij schrikt. Als Marcel bij Erik thuis was geweest, had hij het voorwerp zien vallen en was dit verkeerde beeld niet ontstaan. Marcel benoemt in het vervolg van het gesprek dat hij is geschrokken en het moment blijft zonder gevolgen. Het voorbeeld maakt wel duidelijk dat het beeldscherm slechts een beperkt deel van de situatie laat zien. Verpleegkundigen moeten zich hiervan bewust zijn.

Tot slot een voorbeeld waarbij de beeldzorg juist informatie toevoegt. Katja en meneer Compaan hebben weer beeldcontact. Op het eerste schematische plaatje (figuur 5.2) hieronder is mevrouw Compaan op de achtergrond aanwezig. Meneer zit in het midden, groot in beeld, en praat met Katja, die linksboven in het klein te zien is. Dit is het beeld zoals Katja het op haar scherm ziet.

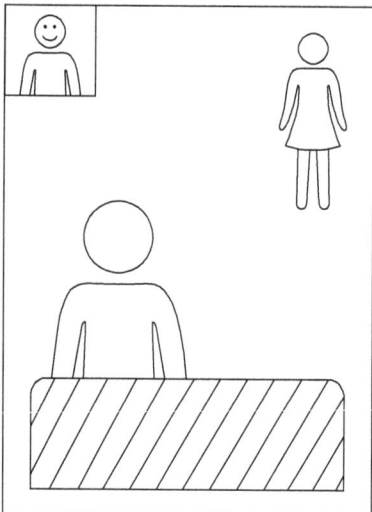 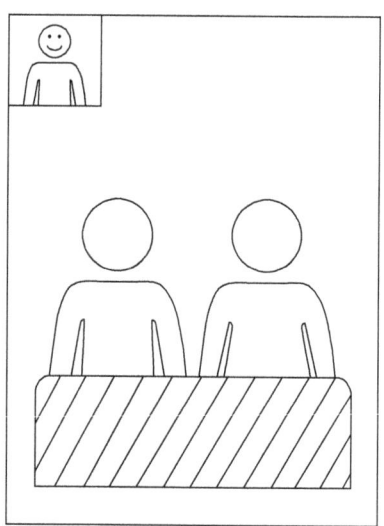

Figuur 5.2 Meneer Compaan in beeld, met mevrouw Compaan op de achtergrond.

Figuur 5.3 Meneer Compaan in beeld, met mevrouw Compaan ernaast op de voorgrond.

Katja is met meneer in gesprek over zijn klachten. Mevrouw zat eerst achter in beeld aan de tafel. Meneer vraagt haar een medicijndoosje aan te reiken, waarna ze schuin achter meneer op de rugleuning van de bank gaat zitten. Na een tijdje loopt ze om de bank heen en gaat (voor in beeld) in de hoek zitten. Hierdoor is ze veel groter in beeld en wordt ze onderdeel van het gesprek (figuur 5.3).

> Katja vraagt of meneer bang is dat de klachten terug zullen komen. 'Nee,' zegt hij, 'maar mijn vrouw wel.'
> Katja: 'Bent u nu gerust?'
> Meneer: 'Vraag je dat aan mijn vrouw?'
> Katja: 'Ja.'
> Mevrouw: 'Ik ben wel angstig daarvoor.'

Het eerstvolgende huisbezoek stond pas een week later gepland. Als er geen beeldzorg geweest zou zijn, dan had Katja telefonisch contact gehad. Dan had ze alleen meneer gesproken en zouden de zorgen van mevrouw waarschijnlijk niet naar voren zijn gekomen. In dit geval zou Katja dus informatie gemist hebben.

Tot slot

Tot nu toe gebruikten de oncologieverpleegkundigen uit het project dat hierboven besproken is een huisbezoek als middel voor de zorgverlening. Zoals uit de voorbeelden blijkt, levert de introductie van beeldzorg veranderingen op. Met beeldzorg kan het contact geïntensiveerd worden, waarbij beeldcontact minder belastend en tijdrovend kan zijn dan een huisbezoek. Met een camera wordt soms meer informatie verkregen, maar er kan ook informatie verloren gaan. De vraag is hoe verpleegkundigen hiermee omgaan. Zijn er andere of zelfs nieuwe verpleegkundige interventies nodig om zorg te leveren via het beeldscherm? Hoe worden nieuwe mogelijkheden ingepast in het zorgproces? En zijn er andere competenties nodig? Voor een deel dienen er zich dus vragen aan die gaan over de randvoorwaarden op organisatieniveau, zoals de keuze voor techniek, financiering en planning. Veel vragen gaan echter ook nog over de inhoud en de professional die de nieuwe zorg uitvoert. Deze en andere vragen moeten in de toekomst nog beantwoord worden, zodat duidelijk wordt wat de nieuwe 'good practices' zijn.

De professionele veranderingen 6

Annemarie van Hout

In dit hoofdstuk worden de veranderingen voor zorgprofessionals door het invoeren van zorgdomotica uitgelicht. Aan de hand van de bespreking van een aantal toepassingen wordt duidelijk wat er voor medewerkers verandert in hun werk. Zo biedt technologie de mogelijkheid om allerlei fysieke functies te meten. Leidt dat ook tot meer weten? Sensoren, monitoring en digitale vragenlijsten worden onder de loep genomen, waarbij ter sprake komt wat ze betekenen voor het zorgproces en voor de zorgprofessional. Vervolgens wordt een dergelijke analyse gebruikt voor het inzetten van beeldcommunicatie in de zorg. Tot slot worden alle veranderingen op een rijtje gezet en wat daardoor wordt verwacht van de zorgprofessional.

Meten en weten?

Veel zorgdomotica gaat over het verzamelen van gegevens die op afstand bekeken worden door een zorgprofessional. Hierbij valt te denken aan een keur aan mogelijkheden, ingezet bij cliënten thuis of in een andere woonomgeving, zoals binnen de zorg voor mensen met een beperking.

SENSOREN

Door op allerlei strategische plaatsen in huis of in de woonomgeving sensoren te plaatsen, kan het gedrag van bewoners gevolgd worden. Een direct gevolg hiervan is dat de bewoner in het huis bewaakt kan worden. Als iemand bijvoorbeeld valt en daardoor zich langere tijd niet beweegt, kan dat door bewegingsdetectie opgemerkt worden. Daarbij gaat een alarmsignaal naar een centrale, waarna er door een zorgprofessional op gereageerd kan worden. Vanuit de centrale kan dan contact opgenomen worden met de cliënt, via de telefoon of een spreek-luisterverbinding. Bij geen of onvoldoende adequate reactie kan iemand langs gestuurd worden. Een dergelijke toepassing lijkt erg op het inzetten van een personenalarmering, en de gevolgen voor de zorgprofessional zijn dus ook vergelijkbaar.

Sensoren kunnen echter ook gebruikt worden om gedrag te volgen. Een sensor op de deur van de koelkast, in de diverse vertrekken van het huis, inclusief de badkamer, maken het mogelijk om te zien hoe de bewoner zich door het huis heeft bewogen of welke deuren zijn geopend. Dergelijke sensoren geven een veelheid aan informatie. Een belangrijke vraag voor de zorgprofessional is echter hoe met deze informatie om te gaan. Zijn dit gewenste gegevens? Past het verzamelen ervan bij het beantwoorden van de zorgvraag? Er ontstaat een zeer gedetailleerd beeld van iemands leven. Dat kan een bron van informatie zijn, maar tegelijkertijd ook een bedreiging voor iemands privacy. Als echter op basis hiervan iemand langer thuis kan blijven, kan het ook een waarborging van privacy en keuzevrijheid betekenen. Een zorgprofessional moet dus steeds het belang van de zorgvrager als vertrekpunt nemen en beoordelen of de gemeten gegevens ook bijdragen aan betere zorg.

MEETAPPARATUUR EN DIGITALE VRAGENLIJSTEN
Voor mensen met een chronische ziekte bestaan er diverse monitoringsmogelijkheden. Verschillende fysieke waarden kunnen thuis gemeten worden, waarna de waarden naar de zorgprofessional gestuurd kunnen worden. Gewicht, longfunctie, controles van het hart, iemands glucosegehalte: het zijn enkele voorbeelden van gegevens die niet meer in bijzijn van de zorgprofessional gemeten hoeven te worden. Dit heeft verschillende gevolgen. De relatie tussen de zorgprofessional en de zorgvrager verandert. Zo krijgt de zorgvrager een actievere en meer verantwoordelijke rol in het zorgproces. De zorgprofessional is niet meer alléén verantwoordelijk voor het meten van gegevens en wordt zelfs ten dele afhankelijk van de zorgvrager in het verzamelen van de juiste gegevens. Bovendien zien ze elkaar minder vaak in levenden lijve, wat gevolgen kan hebben voor de relatie. Ook kan deze technologie gevolgen hebben voor de inhoud van het werk.

Net als bij de sensoren kan de meetapparatuur meer gegevens leveren dan anders verzameld zou worden, of bijvoorbeeld in een veel hogere frequentie. Waar een controle eerder een ondersteunende rol in het zorgproces zou hebben (een 'check'), kan een veel hogere meetfrequentie een andere dynamiek teweegbrengen. Dan kan dagelijks 'uitlezen' van gegevens en daar naar handelen voor de zorgprofessional leidend worden in het zorgproces. Ook hier is het weer van belang voor de professional om de ontwikkelingen goed te volgen en te toetsen aan het belang van de zorgvrager en de eigen professionele inzichten.

Datzelfde geldt voor digitale vragenlijsten. Ook deze worden vaak ingezet bij mensen met een chronische ziekte. Een dergelijke vragenlijst kan een dubbele functie hebben: zowel het monitoren van de cliënt als het bevorderen van zelfmanagement. Het inzetten van zo'n vragenlijst kan echter tot gevolg hebben dat het bevorderen van zelfmanagement een meer ingebedde plek in de zorgverlening moet krijgen. Alleen het inzetten van een vragenlijst heeft dat niet zomaar tot gevolg en moet dus wel passen bij de zorgvraag en het daarop toegespitste zorgaanbod. Een visie van de zorgprofessional op het inzetten van een dergelijke technologische toepassing is dus van groot belang.

Zien en geloven?

Ook wanneer beeldcommunicatie wordt ingezet gelden dergelijke vraagstukken. Vaak brengt een nieuwe technologie een nieuwe werkwijze met zich mee, zonder dat dat direct herkenbaar is. Dat geldt zeker als het in eerste instantie een project betreft waarmee een nieuw product wordt uitgeprobeerd. In sommige gevallen wordt wel gestart vanuit de behoefte om het zorgaanbod te verbeteren door nieuwe technologie op te nemen in het zorgproces. Door een beeldverbinding en aanvullende mogelijkheden in te zetten, wordt het bijvoorbeeld mogelijk om frequenter contact te hebben met de cliënt zonder dat er veel meer tijd ingezet hoeft te worden. Het maken van beeldcontact voor een kort gesprek is minder tijdrovend dan een huisbezoek. Natuurlijk is telefonisch contact ook een optie, maar in veel gevallen heeft beeld een meerwaarde.

Op die manier ontstaat een zorgaanbod waarin diverse mogelijkheden zijn gecombineerd, bijvoorbeeld digitale vragenlijsten om te monitoren in samenhang met beeldcontact. Als een cliënt dan lage scores aangeeft, is het erg helpend om elkaar ook even te kunnen zien en de diagnosemogelijkheden voor de professional te verbreden. Voor een zorgvrager kan het zien van de professional geruststellend werken. Ook hierbij komt echter weer naar voren dat de verhouding tussen zorgvrager en zorgprofessional verandert. Terwijl een COPD-patiënt de longverpleegkundige maar één of twee keer per jaar in het ziekenhuis op de polikliniek ziet, kan door het inzetten van bovengenoemde technologie die frequentie sterk stijgen. Voor de zorgprofessional zal dat een nieuwe visie op het zorgproces betekenen. Als het aantal contacten zo sterk stijgt, levert dat meer mogelijkheden op in de begeleiding van de zorgvrager, maar ook een grotere druk op zijn 'ziek zijn'.

Veel van de bestaande technologieën bieden de mogelijkheid om naast zorggerelateerd contact ook allerlei diensten aan te bieden. Door een combinatie van welzijn en zorg wordt zo geprobeerd om het aanbod zo passend mogelijk te maken. Het idee is dat door diensten in huis te brengen via het beeldscherm mensen langer en veiliger thuis kunnen wonen. Voor de zorgprofessional is het van belang om hierbij te bewaken wat zorg is en wat bij diensten hoort en wat zijn of haar rol hierin is.

Anders bekeken

In dit hoofdstuk stond technologie in de zorg centraal, maar wel bekeken vanuit de professional. Wat betekent invoer van nieuwe technologie voor het zorgproces, voor de zorgvrager, voor de professional en voor de zorgrelatie? Voor een deel is dat nog niet bekend. De nieuwheid van innovaties betekent ook dat de subtielere veranderingen voor de zorgprofessional zich pas in de loop van de tijd zullen laten zien. Van belang is dat de professional daar wel de ogen voor opent. Als een technologie nieuwe meetgegevens oplevert, dan heeft dit betekenis voor de zorgprofessional. Hij of zij zal zich de meettechniek en de gegevens eigen moeten maken, maar de veranderingen wat betreft competenties zullen verder reiken. Op dit moment zijn die veranderingen nog onderwerp van onderzoek en ontwikkeling. Als deze nog niet helder zijn en nog niet zijn opgenomen in de reguliere werkwijze en het onderwijs, kan de professional zijn kennis en kunde inzetten om de veranderingen in het zorgproces te volgen. Enerzijds helpt een open, nieuwsgierige houding om de nieuwe mogelijkheden te leren kennen, anderzijds is een professionele kritische houding van belang om de innovatie goed te gebruiken en verder te ontwikkelen.

Het is daarbij van belang om zorgprofessionals gedurende het hele traject van invoering van technologie erbij te betrekken. In alle fases moeten professionele opinies meewegen. Dit vergroot ook het welbekende draagvlak in organisaties. Veel zorgprofessionals benoemen als gevaren van technologie de verkilling van de zorg en de uitholling van hun vak. Soms zullen deze tegengeluiden terecht zijn, waar de organisaties ook naar zullen moeten luisteren. Vaak echter zijn ze het gevolg van gebrek aan bekendheid en affiniteit met technologie. Van projecten in organisaties die voorlopen op dit gebied is bekend dat het erbij betrekken van de betreffende teams van groot belang is. Ook is 'een voortrekker' per team gewenst: een collega die beschikbaar is om te oefenen, vragen te beantwoorden en mee te kijken bij potentiële casuïstiek.

Samengevat kan gesteld worden dat bij de invoer van zorgdomotica, met name wanneer het een directe impact heeft op de inhoud van de zorg, een actieve inzet van zorgprofessionals noodzakelijk is. Zo wordt een goede, professionele reflectie op het hele proces en het eindproduct gegarandeerd.

Literatuur Deel 1

Aarts, E. & Marzano, S. (2003). *The new everyday - views on ambient intelligence.* Rotterdam: 010 Publishers.

ActiZ (2008). *Klant in beeld. Handreiking cliëntprofielen en aanbodsarrangementen bij zorg op afstand en beeldcommunicatie.* Utrecht: ActiZ.

Baars, G. & Offerens, A. (2010). *Vergrijzing in Nederland: de visie van bestuurders in de publieke sector.* Amsterdam: Reed Business.

Bakas, A. (2011). *De toekomst van gezondheid. Megatrends over gezond leven en waardig sterven.* Schiedam: Scriptum.

Berg, J.H. van den (1969). *Medische macht en medische ethiek.* Nijkerk: Callenbach.

Blokstra, A. & Verschuren, W.M.M. (red.) (2007). *Vergrijzing en toekomstige ziektelast. Prognose chronische ziekteprevalentie 2005-2025.* Bilthoven: RIVM.

Bronswijk, J.E.M.H. van, Hoof, J. van, Franchimon, F., Koren, L.G.H., Pernot, C.E.E. & Dijken, F. van (2005). De Intelligente thuisomgeving. Een betaalbare zorg voor de lange duur. In E.A. Zuidema, P.G.J.J. Stevens, J.A.M. van Adrichem, H.S.M. Kort & G. Verbeek (red.). *Handboek Zorg Thuis* (pp. C 5.3-1-C 5.3-28). Maarssen: Elsevier gezondheidzorg.

Canguilhem, G. (1980). *La connaissance de la vie*, tweede editie. Paris: PUF.

CBOG (2010). *Gedeelde verantwoordelijkheid. Basis voor een paradigmashift in de opleidingen en de zorg voor ouderen.* Utrecht: CBOG.

Dewsbury, G., Clarke, K., Rouncefield, M., Sommerville, I., Taylor, B. & Edge, M. (2003). Designing acceptable 'smart' home technology to support people in the home. *Technology and Disability*, 15(3), 191-199.

Dorrestijn, S. (2010). Design your own life. Over ethiek en gebruiksvriendelijke voorwerpen. In M. Huijer & M. Smits (red). *Moralicide. Nieuwe morele vocabulaires voor technologie* (pp. 90-104). Kampen, Klement.

Ghesquière, P. (2004). *ICT en mensen met verstandelijke beperkingen: een toegevoegde waarde?* http://www.wainot.org/files/2005714_ZVC_6425.pdf.

Hertogh, C.M.P.M. (2010). *De Senectute: ethiek en kwetsbaarheid*, inaugurele rede VUmc, Amsterdam.

Hoof, J. van, Kort, H.S.M., Rutten, P.G.S. & Duijnstee, M.S.H. (2011). Ageing-in-place with the use of ambient intelligence technology: perspectives of older users. *International Journal of Medical Informatics*, 80(5), 310-331.

Hoof, J. van, Wouters, E.J.M., Marston, H.R., Vanrumste, B. & Overdiep, R.A. (2011). Ambient assisted living and care in The Netherlands: The voice of the user. *International Journal of Ambient Computing and Intelligence*, 3(4), 25-40.

Idenburg, P.J. & Schalk, M. van (2010). *Diagnose 2025. Over de toekomst van de Nederlandse gezondheidszorg.* Schiedam: Scriptum.

Kievit, K. (2010). Betere behandeling vrouwen verhoogt overleving hartinfarct. *Nederlands Tijdschrift voor Geneeskunde* 154, c539.

Latour, B. (1992). Where are the missing masses? In W.E. Bijker & J. Law (eds.) *Shaping technology, building society.* Cambridge (MA): MIT press.

Lauriks, S., Osté, J.P., Hertogh, C.M.P.M. & Dröes, R.M. (2008). *Meer levenskwaliteit met domotica. Effectonderzoek naar de toepassing van domotica in kleinschalige groepswoningen voor mensen met dementie.* Amsterdam: GGD Amsterdam/EMGO Instituut/VU medisch centrum.

Mackenbach, J.P. (2010). *Ziekten in Nederland. Gezondheid tussen politiek en biologie.* Amsterdam: Elsevier gezondheidszorg.

Mackenbach, J.P. (red.) (2011). *Successen van preventie 1970-2010*. Rotterdam: Erasmus publishing.

Mackenbach, J.P. (red.) (2010). *Trends in Volksgezondheid en Gezondheidszorg*. Amsterdam: Elsevier gezondheidszorg.

Mohammadi, M. (2010). *Empowering seniors through domotic homes. Integrating intelligent technology in senior citizens homes by merging the perspectives of demand and supply*. Proefschrift, Technische Universiteit Eindhoven, Eindhoven.

Neven, L.B.M. (2011). *Representations of the old and ageing in the design of the new and emerging. Assessing the design of ambient intelligence technologies for older people*. Proefschrift, Universiteit Twente, Enschede.

Niemeijer, A.R. et al. (2010). Ethical and practical concerns of surveillance technologies in residential care for people with dementia or intellectual disabilities: an overview of the literature. *International Psychogeriatrics*, 22(7), 1129-1142.

Nijhof, N., Gemert-Pijnen, J.E.W.C. van, Dohmen, D.A.J. & Seydel, E.R. (2009). Dementie en technologie. Een studie naar de toepassingen van techniek in de zorg voor mensen met dementie en hun mantelzorgers. *Tijdschrift voor Gerontologie en Geriatrie*, 40(3), 113-132.

Nispen, B. van (2004). *Zorgdomotica. Een inventarisatie van knelpunten en struikelblokken met aanbevelingen om de grootschalige implementatie van zorgdomotica voor ouderen en mensen met functiebeperkingen in Nederland te versnellen en te verbeteren*. Den Haag: Nederlands Instituut voor Telemedicine.

Pel-Littel, R., Vlek, H. & Mahler, M. (2011). Multimorbiditeit anders benaderen. *Medisch Contact*, 66(20), 1250-1254.

Popper, F. van, Deerenberg, I., Wolleswinkel-van den Bosch, J. & Ekamper, P. (2005). Hoe lang leefden wij? Historische veranderingen in de levensduur en het doodsoorzakenpatroon. *Bevolkingstrends*, 53(3), 13-25.

Rialle, V., Duchene, F., Noury, N., Bajolle L. & Demongeot, J. (2002). Health 'smart' home: Information technology for patients at home. *Telemedicine Journal and e-Health*, 8(4), 395-409.

Rijen, A.J.G. van, Lint, M.W. de & Ottes, L. (2002). *Inzicht in e-health. Achtergrondstudie uitgebracht door de Raad voor de Volksgezondheid en Zorg bij het advies E-health in zicht*. http://www.rvz.net/uploads/docs/Achtergrondstudie_-_E-health_in_zicht.pdf.

Schikhof, Y., Mulder, I. & Choenni, S. (2010). Who will watch (over) me? Humane monitoring in dementia care. *International Journal of Human-Computer Studies*, 68(6), 410-422.

Sixsmith, A., Meuller, S., Lull, F., Klein, M., Bierhoff, I., Delaney, S. & Savage, R. (2009). SOPRANO – An ambient assisted living system for supporting older people at home. *Lecture Notes in Computer Science*, 5597, 233-236.

Steele, R., Lo, A., Secombe, C. & Wong, Y.K. (2009). Elderly persons' perception and acceptance of using wireless sensor networks to assist healthcare. *International Journal of Medical Informatics*, 78(12), 788-801.

Stefanov, D.H., Bien, Z.Z. & Bang, W.C. (2004). The smart house for older persons and persons with physical disabilities: Structure, technology arrangements, and perspectives. *IEEE Transactions on Neural Systems and Rehabilitation Engineering*, 12(2), 228-250.

Timmer, S. (2011). *eHealth in de praktijk*. Houten: Bohn Stafleu van Loghum.

Witlox, A. (2010). Ethiek moet de domoticapraktijk niet belemmeren. In *Een verkenning van grenzen. Ethische overwegingen bij zorg op afstand* (p. 78). Utrecht, Provincie Utrecht.

Deel 2 Technologie

Joost van Hoof

Technologische innovaties voltrekken zich in een razend tempo. Door voortschrijdende miniaturisatie worden sensoren steeds kleiner en minder zichtbaar in de gebouwen aangebracht. Doordat technologie ook krachtiger wordt, kunnen meer data verzameld en verwerkt worden, met tevens een hogere resolutie. Steeds meer technologie wordt draadloos en is dus niet langer afhankelijk van bedrading. Daarnaast doet de tablet zijn intrede in zorgland en worden er steeds meer zorgtoepassingen ontwikkeld voor deze handzame computers. De woning wordt in navolging van de auto een steeds intelligentere entiteit die ondersteuning biedt bij de dagelijkse gang van zaken.
Enigszins paradoxaal is dat de ouderenzorg het belangrijkste toepassingsgebied voor zorgdomotica blijft. Ook de ouderen gaan met hun tijd mee en komen in aanraking met de digitalisering van hun woonomgeving, al dan niet gedwongen door de ontwikkelingen op het vlak van technologie en maatschappij. Uiteraard is de ouderenhuisvesting niet het enige soort gebouwen waar zorgdomotica wordt aangebracht. In dit tweede deel wordt in hoofdstuk 7 een uiteenzetting gegeven van slimme woningen en de manier waarop deze zorg en welzijn kunnen vergroten. Hoofdstuk 8 staat stil bij de functionaliteiten van zorgdomotica en soorten sensoren die worden ingezet. Op dit vlak vinden tal van innovaties plaats, waaronder verbeteringen op het gebied van sensortechnologie en camera's. Een voorbeeld hiervan wordt getoond in hoofdstuk 9. Dit hoofdstuk is tevens een opmaat naar een aantal hoofdstukken die de inzet van zorgdomotica in cure en care behandelen.
In hoofdstuk 10 wordt nader ingegaan op de rol van zorgdomotica in het kader van het ziekenhuis van de toekomst, ofwel healing environment. Hoofdstuk 11 beschrijft de inzet van de technologie in de

ouderenzorg, waaronder de verzorgings- en verpleeghuizen in Nederland en de thuiszorg. In hoofdstuk 12 wordt nader ingegaan op de toepassing van zorgdomotica bij ouderen met dementie, een groep die specifieke behoeften heeft op het vlak van ontwerp en inzet van technologie.

'Ambient assisted living', ofwel de intelligente thuisomgeving, betreft woonomgevingen die zich aanpassen aan de bewoner en die een belangrijke rol kunnen spelen bij het ondersteunen van de activiteiten van het dagelijks leven. Ontwikkelingen op dit vlak komen aan bod in hoofdstuk 13. Deze bijdrage wordt gevolgd door hoofdstuk 14 dat zich richt op de achtergronden bij deze technologie, zoals patroonherkenning en gezondheidsmonitoring. Ten slotte wordt in hoofdstuk 15 een toekomstvisie uiteengezet over de mogelijkheden van technologie in de woon-zorgomgeving.

7 Domotica en slim wonen

Wat is mogelijk? De woning als slimme entiteit die zorg kan ondersteunen

Charles G. Willems

Margriet en Pieter wonen in een rijtjeshuis in een nieuwbouwwijk te Helmond. Ze hebben een dochter van drie jaar. Een van hun gezamenlijke hobby's is salsa dansen. Dat doen ze iedere dinsdagavond. Ze vinden het dan prettig om een oppas aan huis te hebben, maar dat lukt niet altijd. Met behulp van een videocamera en draadloos internet kunnen ze via hun PDA zien hoe het met hun dochter is. De microfoon geeft het geluid door vanaf een door hen ingestelde drempelwaarde. Zo worden ze gewaarschuwd als er iets aan de hand is. Voor die gevallen hebben ze een afspraak gemaakt met de buurvrouw. Als er wat is kan die ter plaatse even poolshoogte nemen.

Bovenstaand voorbeeld geeft aan hoe in huis geplaatste technologie ondersteunend kan zijn bij ons functioneren. Domotica en slim wonen zijn beide termen die verwijzen naar een huis, de plek waar wij wonen. Alvorens in te kunnen gaan op de betekenis van domotica en slim wonen, lijkt het voor de hand te liggen om eerst eens stil te staan bij het kernbegrip wonen en wat we in zo'n slimme omgeving doen. Kortom, wat is wonen eigenlijk, en daarvan afgeleid, wat zijn de functies die een woning heeft? Vanuit de antwoorden op die vragen wordt het een stuk eenvoudiger om stil te staan bij een woning die uitgerust is met domotica en die zorg kan ondersteunen.

Wat is wonen?

Wonen is geen statisch begrip, het verandert. In het boek *100 jaar woningwet en wooncultuur in Nederland* (de Vreeze, 2001) wordt duidelijk dat we ruimschoots de tijd genomen hebben om wezenlijke kwaliteitsverbeteringen in het wonen (hygiëne, gebruiksgemak, woonkwaliteit) door te voeren in ontwerp, indeling en uitrusting van de woning. Deze ontwikkeling staat niet stil. Het huis blijft veranderen. Wel blijken we meer ruimte voor het wonen nodig te hebben. Het aantal personen per huishouden is nog steeds aan het dalen.[1] Afhankelijk van de specifieke woonwens geven we ook een andere ruimtelijke indeling aan nieuwe woningen: de (woon)keuken en de gemaksbadkamer strijden bij het ontwerp om een groter oppervlak. Daarnaast wordt het huis 'slimmer'. Naast een uitbreidende elektrotechnische en informatie-infrastructuur komt er nogal wat apparatuur in huis die een deel van de taken welhaast automatisch kan uitvoeren, met de 'zelfdenkende' op internet aangesloten koelkast als het voorlopig extreemste voorbeeld. Het huis bevat meer en meer technologie. Het huis waarin we wonen biedt zodoende meer ondersteuning.

Maar wat is dat wonen nu feitelijk? Bij het wonen gaat het om een complex van functies en daarbij behorende activiteiten die in verschillende tijden en culturen steeds op een andere manier en in een andere verhouding voorkomen en in de woning tot uiting komen. Een sluitende definitie is er niet, maar wel is een aantal dimensies aan te geven waarbinnen wonen zich afspeelt. Wonen heeft een *veilige dimensie*; je doet het in een omgeving die bescherming biedt tegen invloeden van buitenaf en die mogelijkheden biedt voor allerlei activiteiten. Wonen heeft een *sociale dimensie* die verwijst naar mensen die onderling betrokken zijn, maar toch ook naar de privacy die ten behoeve van het eigen functioneren nodig is. Tevens kent wonen een *existentiële dimensie*: langzaamaan ontstaat het gevoel thuis te zijn juist doordat de omgeving naar de eigen hand is gezet. De drie dimensies geven aan dat het wonen een resultaat is van de interactie tussen persoon, omgeving en het handelen.

Wonen is niet voor niets een werkwoord. Iedere dag opnieuw geven we actief invulling aan dat begrip. Wonen is in de tijd bezien geen constante. Wat nu gewoon wonen is geworden, was tot voor kort buitengewoon. Ter illustratie volgt een voorbeeld van wat dat kan betekenen voor de woontechnologie. Telefonie is ruim honderd jaar geleden voor het eerst toegepast als communicatiemiddel. Lange tijd hing de telefoon in de hal van de woning. Geleidelijk aan drong het toestel de woonkamer binnen, om ten slotte in ieder woonvertrek terecht te komen. De revolutie van de mobiele telefonie heeft de volgende stap ingezet. Van een woontechnologie is telefonie doorontwikkeld tot per-

---

1 CBS (2010): van 1950 tot 2009 is het aantal personen per huishouden gedaald van 3,93 naar 2,2.

soonlijke technologie. Intussen is voor gebruik van de telefoon geen woning meer nodig. Als voorlopig laatste stap in deze ontwikkeling valt te vermelden dat de telefoon geen zelfstandig apparaat meer is, maar dat de communicatiefunctie van het toestel een onderdeel is geworden van onze persoonlijke digitale assistent (PDA) die ons dag en nacht terzijde staat.

De rol van technologie

De rol van technologie als omgevingsfactor die het wonen beïnvloedt en ondersteunt, kan vanuit een drietal verschillende perspectieven worden bezien:
1 technologie die het wonen van mensen in een thuisomgeving ondersteunt;
2 technologie die de dienstverlening thuis vanuit professionele organisaties ondersteunen kan;
3 technologie die het beheer van de woonomgeving vereenvoudigt.

Per perspectief zal de technologie een verschillende verschijningsvorm kunnen aannemen, hoewel het in wezen om dezelfde techniek gaat. Het duidelijkst wordt dat wanneer we dat bezien met communicatietechnologie als voorbeeld. Voor gebruiker, dienstverlener en beheerder kan een gemeenschappelijke ICT-infrastructuur worden gebruikt (bijvoorbeeld hetzelfde netwerk). De toepassingen verschillen echter, evenals de data die worden uitgewisseld. Bij de ontwikkeling en toepassing van domoticafunctionaliteiten is het dan ook van belang dat deze drie perspectieven steeds in beeld gehouden worden.

Wat is slim wonen?

Vanuit deze korte schets van het wonen en de verschillende gebruikers die in die omgeving kunnen worden onderscheiden, wordt het perspectief dat slim wonen kan bieden helder. Alle technische systemen die in een woning gebruikt worden (door bewoner, beheerder en/of dienstverlener) zouden geïntegreerd kunnen werken. Dat wil zeggen onderling afgestemd, maar ook goed afgestemd op de mogelijkheden van het individu als het bijvoorbeeld gaat om bediening. En dat vooronderstelt dat al die verschillende technische componenten met elkaar in één systeem zijn te plaatsen. Domotica oftewel *informatie- en communicatietechnologie toegepast in een woonomgeving* kán die belofte waarmaken als bij het ontwerp van de woonomgeving gericht gekeken wordt naar het handelen dat erin plaats zal vinden. Bij de systeemkeuze moeten de verschillende en flexibele gebruikssituaties in beeld zijn gebracht, vanuit het perspectief van de gebruiker als bewoner, dienstverlener en beheerder. Het toepassen van domotica is niet zomaar het gebruik van technologie bij het handelen in huis. De inzet van technologie heeft ook gevolgen voor hoe we wonen; het biedt mogelijkheden voor een andere manier en locatie van activiteitenuitvoering en het geeft aanleiding tot een ander begrippenkader. Zie hiervoor het voorbeeld met betrekking tot het aan- of uitzetten van de woning in het kader. Niet iedereen zal in een gelijk tempo gebruikmaken van de kansen die de inzet van technologie biedt.

> **De woning aan- of uitzetten**
> Een voorbeeld van een domoticafunctionaliteit is wanneer verlichting en gebruiksapparatuur in de woning via een slim schakelsysteem zodanig aan elkaar gekoppeld zijn dat deze via een eenknopsbediening aan- of uitgezet kunnen worden. Deze schakeling kan gekoppeld worden aan het alarmeringssysteem. Bij het binnentreden kan de woning 'aangezet' worden en de alarmeringsinstallatie uit. Bij het verlaten van de woning kan de apparatuur worden uitgezet en het alarmeringssysteem worden geactiveerd. Het plaatsen van een dergelijke schakelaar bij de hoofdslaapplaats biedt aan de bewoner comfort en gebruiksgemak; de woning kan met één knop worden uitgezet.
> Het aan- en uitzetten van een woning is voor velen nu nog een onbekend begrip. Wanneer we de meerwaarde van een dergelijk systeem in gaan zien, zal het net zo gewoon kunnen worden als de magnetron bij het bereiden van een maaltijd.

Waar liggen de echte kansen van domotica?

Redenerend vanuit het gebruiksperspectief is het goed om aansluiting te zoeken bij de functies die een woning ons kan bieden en die hierna kort worden beschreven.

VEILIGHEID
Veiligheid en beveiliging zijn gebieden waar veel ontwikkelingen plaatsvinden, juist vanwege het feit dat wij, jong en oud, daar ieder op eigen wijze behoefte aan hebben. Functies die daarbij met domotica kunnen worden ondersteund, betreffen zowel de fysieke beveiliging van een woning (brand- en inbraaksignalering en opvolging) als het

verlenen van toegang op afstand. Op het gebied van de persoonlijke veiligheid valt hier ook te denken aan de inzet van videocommunicatie waardoor op afstand inzicht kan worden verkregen in iemands functioneren. Onderdeel van een veilige woning is ook het goed om kunnen gaan met de beheersfuncties, zoals het gebruik van gas, water, licht en energie. Juist door gebruik van domoticatechnologie is het mogelijk een meerwaarde voor de gebruiker te realiseren (bedieningsgemak, bevorderen zuinig gebruik, vergroting individuele instellingsmogelijkheden en verhoging comfort).

SOCIAAL

Het gebruik van telecommunicatie is een onlosmakelijk onderdeel van ons dagelijks leven geworden. Eerder al is de revolutionaire ontwikkeling van de telefoon in relatie tot de plaats in de woning aangegeven. En al mag worden verwacht dat de draadloze communicatie aan toepassing zal blijven winnen, duidelijk is ook dat communicatiefuncties hun weerslag zullen vinden in het ontwerp en de uitrusting van de woning. De opkomst van glasvezelnetwerken laat zien dat de communicatie-infrastructuur in ontwikkeling is. Het gebruik van de woning als sociale ontmoetingsplaats kent door de ontwikkeling van de communicatietechnologie minder en minder beperkingen. De sociale netwerken dringen in onze woonomgeving binnen. Ook hierbij geldt dat het door de toevoeging van domoticafuncties mogelijk wordt met elkaar op afstand te communiceren (videocommunicatie), urgente ondersteuning aan te vragen (sociale alarmering) of op afstand met elkaar samen te zijn, bijvoorbeeld door gaming of via sociale netwerken contacten te onderhouden.

EXISTENTIEEL

Karakteristiek aan de existentiële functie van een woning is dat deze op individueel niveau onderscheidend is en betekenis krijgt. Zo zal de één behoefte hebben aan het via dienstverlening op afstand gevuld houden van de koelkast (via teleshopping en levering *on demand*), terwijl de ander gebruik zal willen maken van de mogelijkheid om woonprogramma's toe te passen waarbij de omgevingsomstandigheden in de woning (licht, temperatuur, geur, visuele communicatie) worden afgestemd op de gemoedstoestand van dat moment. Door de ontwikkeling van 'ambient technology' (zie hoofdstuk 11) komen deze toepassingen dichterbij, al neemt het gebruik ervan nog geen grote vlucht.

Slim wonen en zorg

De toepassingsmogelijkheden van domotica en slim wonen in de gezondheidszorg zijn legio. Als kader voor de beschrijving is gekozen voor het perspectief van de zorg thuis. De technologie is daarbij niet het doel van de toepassingen, maar het middel om die toepassingen tot stand te brengen. Het zorgproces valt onder te verdelen in een aantal stappen, van diagnose via interventie naar langdurende zorg en preventie. Elk van deze stappen kent invalshoeken waarbij ICT een rol speelt.

Zo is met behulp van sensoren in de woning na te gaan of een persoon met COPD wel voldoende of juist te veel activiteiten verricht. Op afstand kan een verpleegkundige dit interpreteren en de benodigde bijsturing geven om latere problemen te voorkomen. Door plaatsing van een videocamera kan een fysiotherapeut de voltooiing van oefeningen thuis op afstand volgen en zo nodig nieuwe instructies geven hoe te handelen. Via het uitluisteren in de nachtelijke uren worden verstandelijk gehandicapten op afstand begeleid, zodat de nachtrust niet onnodig wordt verstoord, maar in geval van nood daarbij toch ondersteuning kan worden georganiseerd. De domotica zorgt er dan voor dat op een veilige wijze toegang geboden wordt aan de dienstdoende zorgverlener, die door middel van telecommunicatie is opgeroepen. Ook het sleutelbeheer geschiedt vanuit de centrale uitluisterpost op afstand. Met behulp van specifieke apparatuur behoort ook thuisdialyse tot de mogelijkheden. Dit past in de trend om meer medische technologie thuis te gebruiken. Bedrijfszekere werking van de apparatuur kan worden geregeld door uitwisseling van de werkingsgegevens van de apparatuur met behulp van telecommunicatie. Storingen kunnen zo voorkomen worden dan wel gesignaleerd en snel verholpen. Zo zijn vele fasen van de zorg ook naar de thuissituatie te verplaatsen. Zorg kan daardoor plaats- en tijdsonafhankelijk worden. Of het nu de medisch curatieve zorg betreft of de langdurende zorg, dat maakt niet uit. In beide gevallen heeft technologie en met name domoticatechnologie de potentie om afstanden eenvoudig en veilig te overbruggen.

Hoe komen zorgtoepassingen tot stand?

Het is van groot belang om te blijven redeneren vanuit het zorgproces. Daaraan dient de technologie dienstbaar te zijn. In de zorgverlening blijkt dat perspectief nog te weinig voorop te hebben gestaan. Te veel is de technologie als uitgangspunt genomen, waarbij bleek dat de toepassingen beperkt bleven. Maar door andersom te werk te gaan, worden grote kansen gecreëerd. Juist door het zorgproces echt opnieuw te formuleren met behulp van technologie ontstaan de innovaties die we nodig hebben om de zorg kwalitatief goed te kunnen blijven verlenen. Ieder van de genoemde voorbeelden laat zien dat dit leidt tot wezenlijke vernieuwingen.

En de technologie in de woning dan?

Wat betekent die uitgangssituatie nu voor de woning? Vanuit het Bouwcollege is veel werk verricht ten behoeve van de ontwikkeling van specifieke programma's van eisen voor de realisatie van woonvormen voor bijzondere groepen. De vele aanpassingen hebben alle betrekking op een goede toegankelijkheid en bruikbaarheid van de woning als zodanig. Binnen de woning biedt domotica de gelegenheid om vele functies aan elkaar te koppelen en ze in samenhang met elkaar te laten functioneren. Essentieel daarbij is natuurlijk een goede onderlinge communicatie. Dat kan via een bedraad netwerk of via draadloze communicatiesystemen. De aansturing kan verlopen via lokale intelligentie zoals via een computer in de meterkast. Maar de vraag is natuurlijk of de ontwikkelingen op het gebied van de communicatietechnologie ook voor domotica de nodige invloed zullen hebben. We zien immers dat veel intelligentie gaat verdwijnen naar wat omschreven wordt als 'the cloud'. Lokale computers kunnen dan verdwijnen, aansturing gebeurt dan via complexere regelsystemen op afstand, zolang de onderlinge communicatie maar goed is geregeld. Dat kan zoals Djan Khoe, auteur van *Technology That Will Change The World*, op 26 juli 2011 in *De Volkskrant* schrijft: 'Door de steeds snellere verbindingen hebben we hogere frequenties nodig. Daarin past meer informatie, alleen kunnen deze frequenties niet door muren... Als je van de kamer waarin we zitten een cel maakt en die via glasvezel met elkaar verbindt krijg je een enorm fijnmazig netwerk.'
Voor de toepassing van deze technologie in de zorg geldt dan dat essentiële informatie *real time* op plaatsen kan komen waar de gebruiker op dat moment aanwezig is. Dankzij ontwikkelingen in de technologie kunnen dan steeds meer en ook steeds complexere zorgsituaties in de woning worden ondersteund.

Sensoren als extra ogen en oren – op weg naar slimme domotica?

Luc P. de Witte

Het zorglandschap zal de komende jaren sterk veranderen. Het aantal mensen met beperkingen neemt ook fors toe en het gaat daarbij vooral om ouderen. Die ouderen zullen steeds meer thuis verblijven. Het ziekenhuis wordt een plek waar je maar kort verblijft en verpleeg- en verzorgingshuizen maken plaats voor kleinschalige woonvormen, bewoond door mensen met relatief ernstige beperkingen die onmogelijk zelfstandig kunnen wonen. Mensen van wie wij nu vinden dat ze in een verpleeg- of verzorgingshuis thuishoren, zullen in de toekomst zelfstandig wonen, in de eigen woning of in een kleinschalige voorziening met 'zorg op afroep'. Deze trend is duidelijk en past ook goed bij wat veel mensen willen. Er is echter een groot probleem: als we in dit veranderde landschap op dezelfde manier als vandaag zorg blijven verlenen, hebben we volstrekt onvoldoende mensen en middelen om een acceptabel kwaliteitsniveau te behouden. De zorg zal dus ook op een andere manier verleend moeten worden. Technologie kan hieraan een belangrijke bijdrage leveren. Dat kan technologie zijn die mensen met beperkingen ondersteunt in hun dagelijks functioneren: het terrein van de ondersteunende technologie. Het kan ook technologie zijn die zorgprofessionals ondersteunt en mogelijk op onderdelen vervangt in hun dagelijkse werk: het terrein van de zorgondersteunende technologie.

Domotica, een verzamelbegrip voor allerlei technologie in en om de woning, is een van de technologiedomeinen waarvan veel verwacht wordt voor de zorg. Domotica bestaat al lang en wordt ook veel toegepast, maar heeft in de zorg nog niet opgeleverd wat velen ervan verwachtten. Daar zijn allerlei redenen voor. Eén daarvan is dat domotica tot nu toe niet 'slim' genoeg is en daardoor nog onvoldoende toegevoegde waarde heeft voor de primaire zorgprocessen. Dat kan de komende jaren sterk veranderen door ontwikkelingen in de sensortechnologie en op het terrein van de kunstmatige intelligentie. Door integratie van die technologieën met domotica ontstaan er nieuwe 'slimmere' toepassingen die potentieel van grote betekenis zijn voor de zorg. Sensoren kunnen dienen als extra 'ogen en oren' voor zorgverleners, professioneel of informeel.

In dit hoofdstuk wordt een beeld geschetst van de ontwikkelingen in de sensortechnologie, waarna wordt ingegaan op de mogelijke toepassingen voor de zorg. Ten slotte worden enkele kritische kanttekeningen geplaatst en wordt ingegaan op enkele belangrijke uitdagingen waar antwoorden op gevonden moeten worden alvorens het potentieel van sensortechnologie ten volle te kunnen benutten.

Ontwikkelingen in de sensortechnologie

Het is onmogelijk om een totaalbeeld te geven van de ontwikkelingen in de sensortechnologie. Er kan ontzettend veel gemeten worden en die mogelijkheden nemen snel toe. Stoffen, gassen, beweging, druk, temperatuur, er zijn veel zaken die op een of andere manier gemeten kunnen worden. Wel kunnen enkele algemene trends genoemd worden die de mogelijkheden om sensortechnologie toe te passen sterk vergroten. Die belangrijke trends zijn:
- Sensoren worden steeds kleiner. Er zijn zelfs sensoren op het niveau van nanotechnologie. Die worden bijvoorbeeld toegepast in de 'lab on a chip'-technologie: apparaatjes die met een druppel bloed 'real time' complexe bepalingen van bepaalde bloedwaarden kunnen verrichten. Doordat sensoren steeds kleiner worden, kunnen ze vrijwel overal ingebouwd en toegepast worden.
- Sensoren hebben steeds minder energie nodig, mede als gevolg van de miniaturisering, maar ook omdat de kennis over energie-efficiënte processen toeneemt. Hierdoor kunnen ze minder afhankelijk van een energiebron en over langere tijd toegepast worden. Er zijn al sensoren die enkele jaren probleemloos functioneren op één enkele kleine batterij.
- Sensoren worden goedkoper en er kunnen er steeds meer 'kant-en-klaar' gekocht worden. Dat vergroot de toepasbaarheid sterk.
- Sensoren worden beter (gevoeliger, robuuster, duurzamer).
- Er zijn steeds meer mogelijkheden om sensoren te integreren met andere (digitale) componenten, waardoor relatief gemakkelijk nieuwe applicaties ontwikkeld kunnen worden.
- Door de ontwikkeling van allerlei nieuwe materialen, een terrein waarnaar ook veel onderzoek gebeurt, ontstaan er nieuwe mogelijk-

heden om sensoren te ontwikkelen en te integreren, door ze bijvoorbeeld in het menselijk lichaam te implanteren of door de bloedbaan of het maag-darmkanaal te leiden.

Deze trends leiden tot toenemende mogelijkheden om allerlei zaken die voor de zorg relevant zijn te meten, op steeds minder invasieve manieren.

Naast de genoemde trends in de sensortechnologie zijn er belangrijke ontwikkelingen in de communicatie met en tussen sensoren, die ook grote invloed hebben op de mogelijkheden voor de zorg. De belangrijkste is de ontwikkeling van draadloze sensornetwerken. Die bestaan uit soms grote aantallen sensoren die met elkaar kunnen communiceren en daarbij gegevens kunnen uitwisselen en doorgeven. Een voorbeeld is een netwerk van temperatuursensoren in het Groot Barrièrerif voor de Australische kust, dat gebruikt wordt om de ontwikkeling van de zeewatertemperatuur te monitoren en te relateren aan de ontwikkeling van het rif. De sensoren meten elk afzonderlijk, maar geven hun resultaten draadloos aan elkaar door. Hierdoor kan over grote afstanden, zonder kabels en dergelijke, gemeten worden. Als daar ook nog moderne analysetechnieken aan toegevoegd worden (zoals lerende systemen uit de wereld van de kunstmatige intelligentie), dan ontstaan intelligente sensornetwerken. Hoewel dit geen voorbeeld uit de zorg is, zijn de mogelijkheden in de zorg zonder veel fantasie te bedenken. Denk bijvoorbeeld aan sensornetwerken in een woning die het gedrag van mensen monitoren op basis van verschillende parameters en die daarin patronen herkennen en dus ook afwijkende patronen (mogelijk risicovolle situaties) kunnen ontdekken. Ook valt te denken aan een netwerk van temperatuursensoren op een ziekenhuisafdeling, waarmee voor alle patiënten op de afdeling continu gemonitord kan worden of iemand koorts krijgt, waardoor de verpleegkundige niet meer drie keer per dag alle patiënten hoeft te 'temperaturen'. Met enige fantasie zijn andere mogelijke toepassingen van dergelijke technologie gemakkelijk te bedenken. Maar ook buiten de zorg zijn er vele mogelijkheden. Zo verwachten grote telecomaanbieders een grote toename van hun markt door apparaten in huis die met elkaar communiceren of die autonoom contact zoeken met diensten buiten de woning. Bijvoorbeeld de intelligente koelkast die zelf waarneemt dat de melk op is en automatisch een bestelling plaatst bij de winkel, of de verwarmingsketel die zelf waarneemt dat de gasverbranding niet meer optimaal is en autonoom de onderhoudsdienst waarschuwt. Veel mensen, en vooral zorgprofessionals, staan sceptisch tegenover dergelijke ontwikkelingen, maar ze vinden wel plaats. Ze geven een beeld van wat er door de toepassing van sensoren en communicatietechnologie in principe mogelijk is. De genoemde voorbeelden zijn voor de zorg niet erg interessant, maar het is wel interessant om na te denken over mogelijke toepassingen die wel van belang zijn voor de zorg.

Mogelijke toepassingen van sensoren in de zorg

De toepassingsmogelijkheden voor sensoren in de zorg zijn in principe legio. Het belangrijkste terrein, waar vanuit de zorg de meeste behoefte aan oplossingen bestaat, is dat van monitoring, ofwel het 'in de gaten houden' van mensen. Daarbij kan het gaan om het monitoren van allerlei lichaamsfuncties (bijvoorbeeld hartritme, bloeddruk of temperatuur), het monitoren van gedrag (bijvoorbeeld de mate van lichamelijke activiteit, slaappatroon, eetgedrag, toiletgang en dergelijke) en het waarnemen van relevante zaken in de omgeving van mensen (bijvoorbeeld kamertemperatuur, licht, geluid, deurbewegingen, aanwezigheid van mensen of obstakels in de omgeving). Een tweede gebied is dat van de diagnostiek: met sensoren kan de aanwezigheid van bepaalde symptomen of stoffen in bijvoorbeeld bloed of uitademingsgas vastgesteld worden, wat ondersteunend kan zijn voor het diagnosticeren van bepaalde ziektebeelden. Qua technologie wijkt dit terrein niet echt af van monitoring, maar de doelstelling is wezenlijk anders. Op beide terreinen is een groot aantal toepassingen van sensortechnologie mogelijk. Hierna volgt een willekeurige greep uit de mogelijkheden. Het zijn voorbeelden van toepassingen waar momenteel onderzoek naar wordt gedaan en/of waarvan al concrete toepassingen op de markt zijn.

- Diagnostiek
  - continu meten van glucosespiegels in het bloed bij mensen met diabetes;
  - meten van zuurstofsaturatie in het bloed bij mensen met COPD;
  - meten van de mate van lichamelijke activiteit bij mensen met chronische ziekten;
  - meten van gewicht en balans bij kwetsbare ouderen;
  - vaststellen van biomarkers in uitademingsgassen;
  - bepalen van de bloedspiegel van bepaalde geneesmiddelen.
- Monitoring
  - leefstijlmonitoring met behulp van infraroodsensoren;
  - valdetectie met behulp van intelligente 'zelfdenkende' camera's;
  - analyse van gedragsproblematiek op basis van geluiden in een woning;

- gedragsanalyse op basis van activiteitenmonitoring;
- monitoring van pijnklachten in relatie tot medicatiegebruik;
- meten van de mate waarin iemand buiten de woning mobiel is.

Nog veel meer mogelijkheden zijn te noemen en daar vindt wereldwijd veel onderzoek naar plaats. Voor de Nederlandse situatie zijn diagnostiek en monitoring de belangrijkste en kansrijkste toepassingsgebieden.

Toekomstmuziek of realiteit?

Het voorgaande maakt duidelijk dat sensortechnologie volop realiteit is. Een gemiddelde auto zit vol met sensoren die allerlei deelprocessen in de motor monitoren. Duurdere moderne auto's hebben sensoren die je helpen bij inparkeren, die automatisch de remmen aansturen als je te snel een andere auto nadert of er te dicht bij rijdt, je voortdurend laten weten waar je bent, enzovoort. Een mobiele telefoon heeft een bewegingssensor om de positie van de telefoon vast te stellen en de afbeelding op het scherm daarop aan te passen. Diezelfde sensor kan gebruikt worden om het loopgedrag van de eigenaar te monitoren of onrust tijdens het slapen vast te stellen en je op geleide daarvan op een geschikt moment wakker te maken. Sensortechnologie is dus geen toekomstmuziek, maar alledaagse realiteit. De voorbeelden zijn echter relatief eenvoudig, omdat het om vooraf goed voorspelbare zaken gaat, waarbij precies bekend is wat waar gemeten moet worden. Er is dus relatief weinig intelligentie voor nodig. Succesvolle zorgtoepassingen zijn er veel minder, afgezien van het meten van veelal enkelvoudige parameters (temperatuur, zuurstofsaturatie, bloeddruk), meestal in intramurale zorginstellingen. Dat heeft te maken met het vaak moeilijk voorspelbare karakter van zaken die in de zorg relevant zijn en met de complexe context in de extramurale zorg. Maar, zoals in de vorige paragraaf beschreven, zijn er wel dergelijke toepassingen.

De huidige toepassingen van sensortechnologie zijn nog relatief eenvoudig. Kijkend naar de technologische ontwikkelingen op dit gebied zijn we nog maar aan het begin van de mogelijkheden. Het is echter niet eenvoudig om die mogelijkheden tot concrete toepassingen te ontwikkelen en dat is dus nog grotendeels toekomstmuziek. De volgende paragraaf gaat over de problemen en uitdagingen die van belang zijn bij het realiseren van meer complexe 'slimme' toepassingen voor de zorg.

Problemen en uitdagingen

De geschetste ontwikkelingen op het gebied van sensortechnologie zijn niet zonder problemen. Enkele worden hierna beschreven, maar er zijn er meer te bedenken.

Het eerste probleem is vrij principieel van aard: moet je wel alles willen weten wat we kunnen meten? Met het in hoofdstuk 21 beschreven QuietCare-systeem wordt het mogelijk om inzicht te krijgen in het nachtelijk gedrag van de gebruiker. Een van de doelgroepen die hier op dit moment gebruik van maken, zijn mensen met een beginnende dementie, van wie de kinderen zich vaak grote zorgen maken over de situatie van hun ouders. Die kinderen zijn vaak ook erg blij met de technologie omdat die hen geruststelt dat ze gewaarschuwd worden als het niet goed gaat met vader of moeder. Het systeem kan echter ook allerlei dingen waarnemen die de onrust alleen maar vergroten, bijvoorbeeld als blijkt dat moeder iedere nacht een paar uur door het huis scharrelt. Hoewel er nog nooit iets vervelends is gebeurd, weten de kinderen het nu opeens wel. Het is maar de vraag of ze daar zo blij mee zijn. Een ander voorbeeld komt uit een onderzoeksproject rond zelfstandig wonende kwetsbare ouderen bij wie dagelijks een automatische balansmeting plaatsvindt. In het projectteam ontstond discussie over de vraag hoe te reageren als het systeem een verminderde balans vaststelt. Daarbij waren de betrokken professionals, fysiotherapeuten en een geriater, van mening dat de fysiotherapeut actief contact op zou moeten nemen in zo'n situatie. Het zou immers gevaarlijk zijn om de oudere met een dergelijk groot risico rond te laten lopen. Vertegenwoordigers van de ouderenorganisaties reageerden hierop met de stelling dat de professionals zonder deze meting deze kennis niet zouden hebben, wat zou betekenen dat er dus dagelijks vele mensen met dit risico zouden rondlopen. Waarom dan zo paniekerig? Dit zijn eenvoudige voorbeelden van een fundamenteel probleem: we kunnen van alles meten, maar waarom willen we dat allemaal weten en moeten we het wel allemaal willen weten? Op deze vragen is geen eenduidig antwoord te geven, maar ze moeten wel gesteld en per geval beantwoord worden.

Het tweede probleem heeft te maken met de verwerking en interpretatie van alle informatie die met sensortechnologie beschikbaar komt. Er kan steeds meer gemeten en gemonitord worden, waarmee een enorme hoeveelheid data beschikbaar komt. Die gegevens moeten verwerkt en geanalyseerd worden. Zolang het om enkelvoudige zaken gaat, is dat relatief eenvoudig, maar als het om data van verschillende sensoren gaat en over niet precies te voorspellen situaties, dan wordt het complex. Dan zijn zaken als kunstmatige intelligentie, dataminingtechnieken en zelflerende systemen noodzakelijk om met de hoeveelheid data om te kunnen gaan. Voor de gemiddelde zorgprofessional is dat abracadabra en mensen voor wie dat niet geldt, hebben vaak geen goed beeld van de zorg waarvoor ze hun techniek inzetten. Los nog van de complexiteit van het verwerken en analyseren van zulke datastromen, is er het probleem van de opslag ervan. De ICT-infrastructuur van een gemiddelde zorginstelling is niet toegerust op dit type data en de hoeveelheid ervan. Het is dus nog een hele weg van de experimentele onderzoekssetting – daar lukt het meestal wel – naar de zorgpraktijk. En die weg is niet eenvoudig te begaan.

Het derde probleem betreft de zorgopvolging. Een van de belangrijkste redenen om naar het potentieel van sensortechnologie te kijken, is de noodzaak om een toekomstbestendig zorgstelsel te 'bouwen', dat met minder zorgverleners aan meer zorggebruikers de noodzakelijke zorg en ondersteuning kan bieden. Dat betekent dat zorgtechnologie moet bijdragen aan efficiëntie van de zorg. Dat is niet vanzelfsprekend. Door meer te meten, komen zorgverleners meer te weten – meten is immers weten – en kan eenvoudig de neiging ontstaan om meer te doen. Het is immers moeilijk te verkopen dat er niets gebeurt op het moment dat een sensorsysteem een alarm genereert. Er moet dus uiterst terughoudend omgegaan worden met het genereren van alarmen, en dus moet de alarmopvolging zeer goed geregeld worden. Een alarm moet immers vanuit het eerste doel ook echt een alarm zijn en dus om actie vragen. Het heeft vele jaren geduurd voordat we in Nederland een goede alarmopvolging voor de sociale alarmering (de bekende halszender met drukknop) voor elkaar hadden. Dat was een 'eitje' vergeleken met de informatie die potentieel beschikbaar komt als de hiervoor geschetste mogelijkheden van sensortechnologie werkelijkheid worden. Hierbij is dus uiterste terughoudendheid geboden.

Deze drie problemen zijn aanzienlijk in omvang en complexiteit. Ze vormen echter geen reden om niet te onderzoeken wat sensortechnologie de zorg te bieden heeft. Ze geven wel aan dat er nog veel denkwerk en onderzoek noodzakelijk is om het potentieel van sensortechnologie voor de zorg te benutten. Het zijn uitdagende problemen die om uitdagende antwoorden vragen.

Conclusie

Sensortechnologie ontwikkelt zich snel, zoveel is zeker. Vrijwel alles is te meten en te volgen en daardoor komen geheel nieuwe mogelijkheden voor de zorg binnen bereik. Een van de grote uitdagingen is om hierin de juiste keuzes te maken. Meten is weten, maar moet je alles willen weten? Dat is een bekend dilemma in de gezondheidszorg en door de ontwikkelingen op sensorgebied wordt dat niet eenvoudiger. Maar de mogelijkheden die dezelfde technologie biedt, zijn wel interessant. Als we erin slagen om de juiste dingen te meten en de informatie uit die metingen op een intelligente manier weten om te zetten in zinvolle en bruikbare kennis en inzicht, dan kunnen belangrijke problemen in de zorg wel beter aangepakt worden. Alle reden dus om actief en met beleid met dit kennisdomein om te gaan. Als we het zorgvuldig en kritisch aanpakken, kan sensortechnologie een grote rol spelen in het realiseren van een toekomstbestendige zorg. Om dit proces richting toepassing van sensortechnologie in de zorgpraktijk in goede banen te leiden, is kritisch en hoogwaardig evaluatieonderzoek van wezenlijk belang.

Intelligente sensor 9

Jerry Aertssen, Maja Rudinac, Pieter P. Jonker

De huidige ontwikkelingen op het vlak van zorgdomotica en hulpmiddelen voor de zorg nemen in een rap tempo toe. Helaas blijkt in de praktijk dat er technisch wel heel veel mogelijk is, maar dat er vaak niet goed is nagedacht over wat nu echt de wensen van de eindgebruiker zijn. Een van die hulpmiddelen zijn valsensoren (figuur 9.1). De meeste sensoren moeten worden gedragen door de cliënt, wat vaak als vervelend, stigmatiserend of gewoon niet mooi wordt beschouwd.

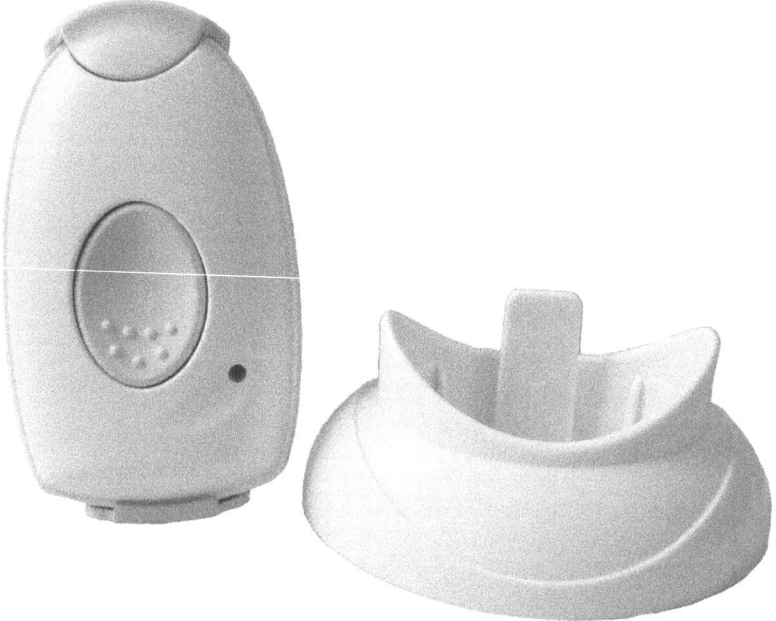

Figuur 9.1 Valdetectiesensor.

Daarnaast zijn er tal van valdetectiesensoren op de markt die onnauwkeurig blijken te zijn of die simpelweg worden vergeten en op het nachtkastje achterblijven. Veel productontwerpen maken gebruik van de nieuwste hightechcomponenten, maar hoe zit het met de kosten van het eindproduct? Vaak is dit niet meer betaalbaar of niet in grote aantallen inzetbaar, waardoor het product gedoemd is te mislukken. Aan de TU Delft is onderzoek gedaan naar een oplossing voor valdetectie, die ervoor moet zorgen dat mensen langer thuis kunnen blijven wonen en zich veilig voelen.

Ook was van belang dat alleen zorg wordt verleend aan mensen wanneer dit echt nodig is. Even belangrijk was het dat de oplossing betaalbaar zou moeten zijn als eindproduct. Het doel was om een sensor te ontwikkelen die in huis menselijke acties kan herkennen, zoals:

- valincidenten;
- looppatronen in de kamer;
- detectie van het verlaten van een kamer;
- detectie wanneer een persoon gaat zitten eten.

Wanneer dit soort acties automatisch kan worden herkend, dan kan het product gebruikt worden om alarm te slaan bij gevaarlijke situaties, zoals onwel worden van de cliënt, struikelen en vallen. Maar ook het herkennen van de dagelijkse patronen, zoals het eten, naar de badkamer gaan en het dag-nachtritme, zijn belangrijke indicatoren voor de gezondheid van de cliënt en kunnen aanleiding zijn voor interventies. Ook dwaaldetectie behoort tot de mogelijkheden.

De sensor

De huidige ontwikkelingen in de techniek hebben ertoe geleid dat er diverse camera's op de markt zijn die toegepast kunnen worden in de zorg. Recente onderzoeken naar de herkenning van menselijke bewegingen door middel van camera's hebben bewezen dat hier grote potentie in zit. Veel van deze onderzoeken maken gebruik van meerdere camera's in één kamer. Ook hier ontbreekt een visie op het eindproduct: de kosten vanwege de hoeveelheid camera's zullen al gauw te hoog oplopen. De reden voor het gebruik van meerdere camera's hangt samen met de objecten die in de kamer staan. Deze objecten, zoals meubels en planten, kunnen een blokkade vormen tussen de camera en de persoon die wordt gevolgd. Om dit probleem op te lossen, hebben wij gekozen voor een zogenaamde fisheye-camera (figuur 9.2a) die wordt geplaatst aan het plafond. Deze beschikt over een grote kijkhoek waardoor met één enkele camera een volledige woonkamer gemonitord kan worden zonder dat meubels het beeld blokkeren (figuur 9.2b). Dit reduceert de kosten en vereenvoudigt het systeem.

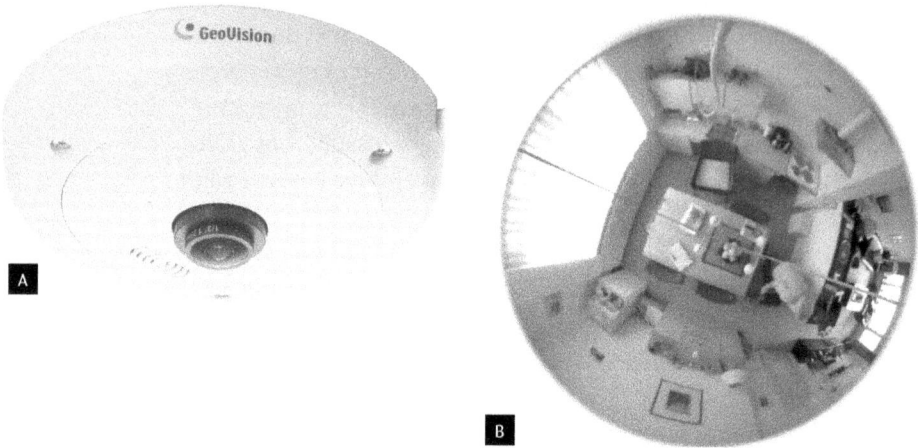

Figuur 9.2 *a en b Fisheye-camera met beeld.*

Computer vision

De beelden van deze fisheye-camera worden geanalyseerd met behulp van beeldherkenningsalgoritmes. Deze algoritmes moeten ervoor zorgen dat de beelden die binnenkomen automatisch worden geanalyseerd. Hierdoor is een sensor tot stand gekomen die zelfstandig kan werken, die de beelden analyseert en die alarmeert wanneer dit nodig is. Omdat de beelden lokaal bij de camera worden verwerkt, is het niet noodzakelijk dat de camerabeelden naar buiten worden getransporteerd. Het systeem verandert hierdoor van een simpele camera naar een zelf analyserende intelligente bewegingsdetectiesensor, waardoor de privacy van de gemonitorde personen is gegarandeerd. De beeldanalyse wordt hierna beschreven.

Achtergrond filteren

Aangezien we alleen geïnteresseerd zijn in activiteiten, dus in bewegingen, wordt eerst de achtergrond gefilterd. Hierdoor ontstaat een silhouet van bewegende personen. Dit silhouet bevat cruciale informatie van de actie die op dat moment plaatsvindt. Die informatie wordt onder andere bepaald door:
- de grootte van het silhouet;
- de positie van het silhouet;

- de verplaatsing van het silhouet;
- de vorm van het silhouet.

Uit de samenhang van deze metingen kan bepaald worden welke actie er op dat moment plaatsvindt. Het systeem moet echter 'getraind' worden om te leren welke samenhang met welke activiteit geassocieerd moet worden. Dit wordt geleerd vanuit voorbeelden. Om dit te realiseren, is een database opgebouwd met hulp van vier vrijwilligers.

Realistische database

Om een realistische database op te bouwen, werden gedurende het onderzoek data opgenomen van vier vrijwilligers die valincidenten simuleren. Daarnaast zijn bij vier 85-plussers gedurende een dag opnames gemaakt in hun eigen leefomgeving (figuur 9.3a, b en c).
Gedurende deze opnames werden onder andere de volgende acties waargenomen:
- lopen;
- zitten;
- openen van deuren;
- eten.

Op basis van deze realistische data kon het systeem worden getraind en geoptimaliseerd voor de detectie van de vier genoemde acties.

Tabel 9.1 toont de resultaten van het onderzoek en de mate waarin de verschillende acties werden herkend. De nauwkeurigheid werd bepaald door de proportie van juist gedetecteerde acties en laat zien hoe betrouwbaar de resultaten van de algoritmen zijn. De hoge nauwkeurigheid van de waargenomen acties is veelbelovend en toont aan dat het met behulp van één enkele camera mogelijk is verschillende acties te herkennen.

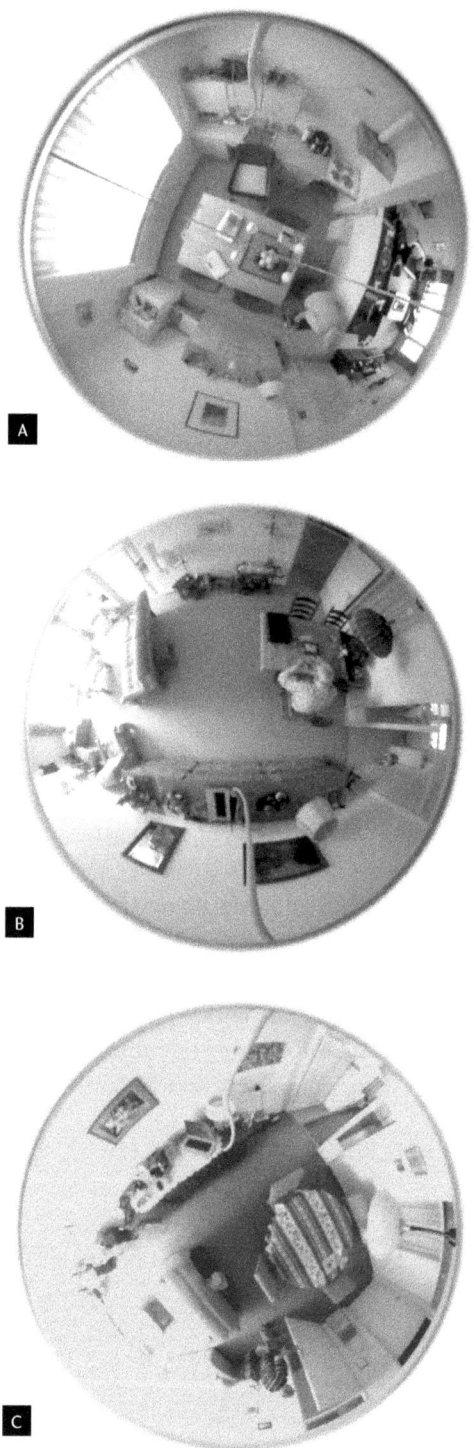

Figuur 9.3 a, b en c Voorbeeld data van 85-plussers en hun leefomgeving.

Tabel 9.1 Herkenning van situaties.				
	Eten	Deur	Zitten	Lopen
Nauwkeurigheid	98,33%	90,00%	90,83%	90,63%

Conclusie

De hoge nauwkeurigheid, het gebruik van één enkele camera en de gebleken toepasbaarheid in de praktijk zijn de belangrijkste punten die naar voren gekomen zijn in dit onderzoek. Het herkennen van verschillende acties maakt het mogelijk het systeem ook toe te passen voor preventiedoeleinden. Maar ook direct gevaarlijke acties zoals valincidenten kunnen worden gedetecteerd, zodat dit systeem een compleet pakket bevat voor monitoring én alarmering. Door de goede resultaten is besloten dit project verder te gaan ontwikkelen tot een product voor de zorgmarkt. De volgende stappen hierbij zijn:
- meer data verzamelen, zodat de algoritmes verder geoptimaliseerd kunnen worden;
- de nauwkeurigheid verhogen voor een nog hogere betrouwbaarheid;
- het herkennen van meer patronen voor preventieve doeleinden.

Healing environments en domotica

Emelieke R.C.M. Huisman, Helianthe S.M. Kort

> Kerstin werkt sinds drie maanden als verpleegkundige in het nieuwe ziekenhuis, dat niet ver van haar huis ligt. Wat een verschil met haar vorige werkomgeving. Als zij met haar dienst begint, haalt zij eerst haar tag op. Hiermee heeft zij toegang tot de liften en afdelingen waar zij die dag werkt. Eerst vond Kerstin dit maar niets. Ze vond het onhandig, ze kon niet overal naartoe waar ze heen wilde en als ze een keer op een andere afdeling moest zijn, behoorde ze dat eerst telefonisch door te geven voordat ze naar die andere afdeling kon. Nu begrijpt Kerstin het wel. Het is onder andere daardoor rustig op de gangen. Bezoekers kunnen niet verdwalen doordat zij met de tag alleen op de plekken kunnen komen waar zij toegang voor hebben en worden daardoor vanzelf naar de juiste bestemming geleid. Voor de patiënten is het eveneens prettig, omdat de gangen zo goed als stil zijn. Natuurlijk hoort de patiënt op de eenpersoonskamer wel het geluid van de medische apparatuur en de gesprekken tussen de verpleging, maar dat is alles. Kerstin merkt dat zij meer rust ervaart bij het uitvoeren van haar werk. Het hele ziekenhuis is uitgevoerd in natuurtinten en heeft eerder een uitstraling van een hotel dan van een traditioneel ziekenhuis. Het healing-environmentconcept waarop de bouw en de organisatie van het ziekenhuis is gebaseerd heeft niet alleen een 'helend' effect op de patiënten, maar werkt eveneens positief door in haar werk.

De gezondheidszorg in Nederland is in transitie van een aanbodgestuurde naar een vraaggestuurde zorg. Vraaggestuurde zorg komt voort uit de impuls die de overheid heeft gegeven tot liberalisering van publieke activiteiten dan wel activiteiten die een publieksbelang dienen (Kort, 2005). Daarnaast wenst de overheid de zorggebruiker meer zeggenschap te geven en de kwaliteit van de zorg te verbeteren, onder andere ten aanzien van bejegening van de zorggebruiker en de logistieke kant van het zorgproces. Marktwerking is een van deze vraaggestuurde processen. In 2006 heeft marktwerking zijn intrede gedaan in de gezondheidzorg. Hiermee wordt ingespeeld op de wensen van de overheid dat ziekenhuizen elkaar beconcurreren op prijs, kwaliteit en service. Het doel van deze marktwerking is om de patiënt meer keuzemogelijkheden te bieden, de kwaliteit van de behandeling te vergroten en tegelijkertijd ook de kosten te reduceren. Maar ook de vraag naar zorg verandert. Deze verandering heeft ermee te maken dat de Nederlandse bevolking ouder wordt. In 2030 zal 35 procent van de Nederlandse bevolking 55 jaar of ouder zijn. Het aantal Nederlanders van 65 jaar en ouder stijgt de komende jaren van 2,2 miljoen in 2005 naar 3,9 miljoen in 2030; dat is bijna een verdubbeling (CBS, 2008). Daarnaast neemt het aantal arbeidskrachten af. Dit betekent dat er minder arbeidskrachten beschikbaar zijn voor een groeiende groep zorgbehoevenden en daardoor neemt de werkdruk toe.

De genoemde ontwikkelingen hebben een grote impact op de gezondheidszorg en hoe deze uitgeoefend moet worden, omdat het aantal mensen met een chronische ziekte toeneemt. Daarnaast neemt de kans op ziekte toe met de leeftijd. Hoe hoger de leeftijd, des te groter de kans op een chronische ziekte.

De ontwikkelingen in de Nederlandse gezondheidszorg hebben ervoor gezorgd dat de aandacht voor de gebouwde omgeving is toegenomen. Deze omgeving kan bijdragen aan het herstel van de patiënt en de duur van het verblijf verkorten (Devlin en Arneill, 2003). Aanpassingen aan de fysieke en sociale omgeving van de ziekenhuizen, zoals in de vorm van 'healing environments' ofwel helende omgeving, kan de gezondheid van de patiënten dus positief beïnvloeden. Een verbeterde vormgeving van de zorginstelling kan bijdragen aan een toename van de tevredenheid van de cliënt en de zorgprofessional, de veiligheid en de kwaliteit van de zorg. De gebruikte indicatoren zijn verminderingen van infecties, ongelukken, fouten (bijvoorbeeld nauwkeurigheid in medicatie), transfers, stress, burn-out en vermoeidheid van het personeel.

Een healing environment kan worden gedefinieerd als een plek waar de interactie tussen de patiënt en het personeel binnen de fysieke omgeving positieve gevolgen zal hebben voor het welbevinden van de gebruiker (Jonas en Chez, 2004; Ulrich et al., 2004; Devlin en Arneill, 2003). De rol van de fysieke omgeving komt daardoor steeds meer onder de aandacht van zorgverleners, consultants en architecten (Devlin en Arneill, 2003; Jonas en Chez, 2004; Schweitzer et al., 2004).

Healing environments en domotica

Domotica past binnen een healing environment, omdat deze technologie in het teken staat van zorgtaken, communicatie, ontspanning en andere 'huiselijke' bezigheden die door allerlei elektrische apparaten gemakkelijker kunnen worden gemaakt. Domotica staat dan ook voor elektronische communicatie tussen allerlei elektronische toepassingen in de woning en woonomgeving ten behoeve van bewoners en dienstverleners, waardoor patiënten en/of bewoners in hun eigen omgeving verzorgd, ondersteund, gediagnosticeerd, behandeld en gemonitord kunnen worden.

In dit hoofdstuk worden enkele voorbeelden van het toepassen van domotica gegeven. In de voorbeelden wordt duidelijk gemaakt hoe de toepassing bijdraagt aan het verlagen van de werkdruk, het vergroten van de veiligheid, privacy, et cetera. Dit zijn allemaal aspecten die bijdragen aan een omgeving die het welbevinden van de gebruiker vergroot.

> **Voorbeeld 1 Philips Hospital Research Area**
> In 2011 heeft Philips een 'healing environments experience health care'-researchcentrum geopend op de High Tech Campus in Eindhoven. In het centrum gaat de aandacht uit naar reductie van het stressniveau van patiënten die zijn opgenomen na een herseninfarct en van patiënten die voorbereid worden op een PET-scan[1]. Met het healing-environmentconcept en de kennis bij Philips over de invloed van licht en beeldverwerking streeft Philips naar een versnelling en verbetering van de behandeling van patiënten.

---

[1] Een PET-scan (positronemissietomografie) is nucleair beeldvormend onderzoek, waarmee door radioactief materiaal aanwezig tumorweefsel in het lichaam kan worden getoond.

Voorbeeld 2 Het Onze Lieve Vrouwe Gasthuis (OLVG) in Amsterdam: tele-ic-bewaking op afstand

Het Onze Lieve Vrouwe Gasthuis (OLVG) in Amsterdam en het Medisch Centrum Zuiderzee in Lelystad beginnen met tele-ic. Met behulp van tele-ic kunnen intensivisten van het OLVG via een digitale verbinding patiënten op afstand behandelen in het MC Zuiderzee in Lelystad. Dankzij deze methode kan er rechtstreeks vanuit het OLVG met verpleegkundigen in Lelystad worden gecommuniceerd. Hierdoor blijft de zorg op ic's ook in een klein ziekenhuis als het MC Zuiderzee op peil.

Vanuit kleine ziekenhuizen worden vaak patiënten overgeplaatst naar grotere ziekenhuizen die beter zijn uitgerust om die zorg op de ic te geven die de patiënt op dat moment nodig heeft. Echter, het verplaatsen van een kritisch zieke patiënt brengt risico's met zich mee en mogelijk wordt ook kostbare tijd verspild.

In het OVLG is 24 uur per dag en 7 dagen per week een intensivist beschikbaar die via een aantal schermen met audio-videoverbinding meekijkt op de ic van MC Zuiderzee en de patiënt op afstand behandelt. De intensivist in het OLVG wordt ter plaatse ondersteund door medisch specialisten en ic-verpleegkundigen van MC Zuiderzee.

www.olvg.nl

Het healing-environmentconcept is erop gericht de tevredenheid van de patiënt te vergroten, de veiligheid voor patiënt en zorgprofessional te waarborgen, maar ook om de werkdruk van de zorgprofessional te verlagen. Aan het begin van dit hoofdstuk staat een voorbeeld hoe het gebruik van een tag kan bijdragen aan een rustige werkomgeving en daarnaast ondersteuning kan bieden bij het vinden van de weg in een ziekenhuis. In het tweede voorbeeld wordt gebruikgemaakt van een tele-ic. Door het gebruik van de tele-ic kan de kwaliteit van zorg worden vergroot en de effectiviteit worden verhoogd doordat op afstand kan worden samengewerkt. De hiervoor genoemde aspecten sluiten alle aan bij het healing-environmentconcept en kunnen door onder andere het toepassen van domotica worden gerealiseerd. Om dit te kunnen bereiken moeten plannen daartoe al vroegtijdig in het bouwproces worden meegenomen. Bij elk nieuw plan van een ziekenhuis, zowel een nieuwbouwplan als een renovatieplan, is het belangrijk om goed te weten wat de daadwerkelijke wensen en behoeften van alle gebruikers van een ziekenhuis zijn. Wanneer deze van het begin af aan duidelijk zijn, kunnen ze integraal worden meegenomen in het bouwproces. Het healing-environmentconcept is dan ook een samenhang van verschillende aspecten.

11 Domotica en ouderenzorg

Joost van Hoof

> Trudy de Vries werkt als revalidatieverpleegkundige en helpt ouderen na een heupfractuur weer met het lopen. Een deel van de begeleiding van haar cliënten en de monitoring van het bewegen verlopen via een domoticasysteem. Ze kan daarmee in de gaten houden hoe actief haar cliënten zijn en of een cliënt eventueel is gevallen. Hierdoor kan worden ingegrepen als het nodig is.

De rol van technologie in de langdurende zorg (ouderenzorg, verpleeghuiszorg) neemt toe. Naast conventionele hulpmiddelen als hoog-laagbedden en rolstoelen, zijn er diverse relevante vernieuwingen binnen de robotica (zoals elektronische gezelschapsdieren) en op het vlak van bouwkundige installaties. De werelden van zorg en technologie hebben elkaar veel te bieden, zoals op het gebied van zorgdomotica. In dit hoofdstuk wordt nader ingegaan op de functionaliteiten van zorgdomotica, met voorbeelden van de inzet van zorgdomotica en technologie in de woning. Daarna volgt een kritische beschouwing van de inzet van zorgdomotica bij ouderen.

Functionaliteiten

Het model van Stefanov et al. (2004) van een intelligente zorgwoning (figuur 11.1) toont welke functionaliteiten in een dergelijke woning aanwezig kunnen zijn. De systemen geven data door aan een zorgcentrale, waar aan diverse manieren van opvolging wordt gedaan. In het model worden vijf soorten slimme technologische systemen onderscheiden: gebouwbeheersystemen, netwerkgebonden hulpmiddelen, technologie voor ontspanning en vermaak, informatie- en communicatietechnologie, en technologie voor diagnostiek en gezondheidsmonitoring. In het model zijn ook overige technologische hulpmiddelen opgenomen, zoals de rollator en een leesloep, die echter niet verbonden zijn met een netwerk en dus geen data doorsturen naar een zorgcentrale.

Van Nispen (2004) geeft een andere schematische positionering van zorgdomotica weer, met functionaliteiten als comfort, alarmering (passief en actief, brand en inbraak, alarmopvolging, thuiszorg en mantelzorg), een tweewegverbinding met de zorgcentrale, zorgdiensten en telemedicine, veiligheid en hulpmiddelen in het huishouden.

In de ouderenzorg bestaan twee hoofddoelen: die vanuit het perspectief van de oudere en die vanuit de zorgprofessional. Zorgdomotica dient ten eerste de kwaliteit van leven te verbeteren en mensen langer (zelfstandig) te laten functioneren. Voor de zorgprofessional is het van belang dat zorgdomotica de efficiency van de zorgdiensten verbetert, zowel bij ouderen die thuis wonen als in instellingen.

Voorbeeld: monitoren van activiteiten van het dagelijks leven

Ouderen willen langer zelfstandig thuis blijven wonen. Hierbij kunnen zij ondersteuning krijgen van technologie, in het bijzonder in de uren dat er minder zorgprofessionals van de thuiszorg beschikbaar zijn, om een oogje in het zeil te houden. Het is van belang dat risico's worden herkend en gecontroleerd, en dat bij noodsituaties kan worden ingegrepen. Ouderen die ontslagen worden uit het ziekenhuis hebben ook vaak extra steun nodig. Een zorgdomoticasysteem op basis van sensoren kan hierbij uitkomst bieden. De technologie die hiervoor nodig is, is reeds op de Nederlandse markt verkrijgbaar voor zowel individuele woningen als voor instellingen. De woning of kamer van een oudere wordt uitgerust met allerlei sensoren: in wasmachine, keukenapparatuur, lades en kastjes in de keuken, deuren, televisie, maar ook in stoelen en bedden. Dit zijn vaak contactsensoren en druksensoren. Ook zijn er infraroodsensoren die op basis van lichaamswarmte van een oudere kunnen meten waar hij of zij zich bevindt in de woning. Ongelukken en incidenten kunnen op basis van het monitoren van ouderen zelfs worden voorkomen omdat signalen mogelijk in een vroeg stadium worden herkend. Medewerkers van de thuiszorg of familieleden zouden dan passende maatregelen kunnen treffen. Een Nederlands voorbeeld hiervan is het Unattended Autonomous Surveillance-systeem (UAS). Een groep van 18 ouderen in Baarn en Soest kon door dit sensorsysteem langer thuis wonen. Met gebruikmaking van

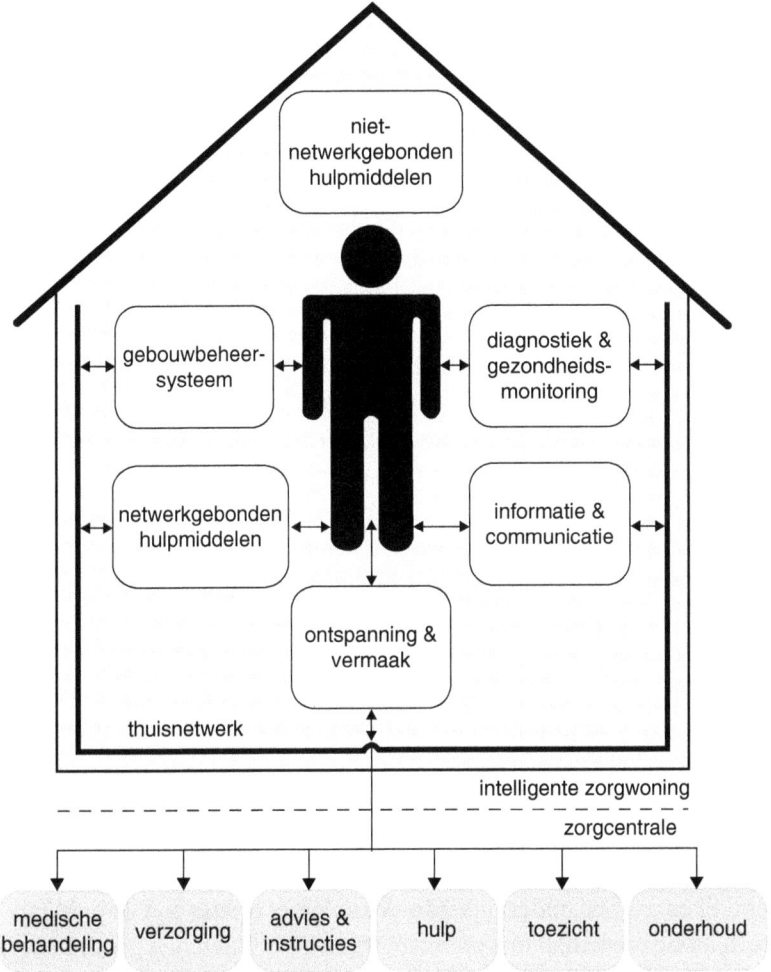

Figuur 11.1 Het model van Stefanov (2004) et al. van een intelligente zorgwoning. Aangepast door van Hoof (2007) et al.

infraroodsensoren in de woning werden gegevens verzameld, waarbij een melding kon worden gegenereerd bij calamiteiten zoals een val. In het geval van een noodsituatie konden zorgprofessionals met een camera in de woning kijken en indien nodig snel ter plaatse zijn om hulp te bieden. Het sensorsysteem bood dus een manier om ouderen die gevallen waren en niet meer zelfstandig konden opstaan snel te bereiken, zodat zij niet voor langere tijd op een soms koude vloer hoefden te liggen.

Voorbeeld: gebouwbeheersysteem

Domotica kan ook worden ingezet voor het regelen van het binnenmilieu, installatietechnologie en vooral op het vlak van temperatuur en licht.

De laatste jaren verschenen in de media berichten over excessieve sterfte onder ouderen door warme zomers. De zomers van 2003 en 2006 waren berucht. In 2007 werd door het ministerie van VWS het Nationaal Hitteplan gelanceerd, waarbij ook bouwfysische en installatietechnische ingrepen werden aanbevolen, waaronder het op de juiste manier omgaan met natuurlijke ventilatie, het gesloten houden van ramen en deuren bij mechanische koeling en de advisering van topkoeling. De thermostaat en de luchtbehandeling zijn daardoor niet langer alleen brengers van comfort, maar krijgen voortaan ook een functie ter bescherming tegen extreme temperaturen. De centrale regeling van het binnenklimaat is hiermee een onderdeel geworden van zorgdomotica (gebouwbeheersysteem in figuur 11.1).

Een ander gebied waar hooggespannen verwachtingen over bestaan, met name in Nederland, zijn installatietechnische ontwikkelingen rondom verlichting bij ouderen en ouderen met dementie. In verschillende Nederlandse onderzoeken is aangetoond dat speciale plafondverlichting met een hoge verlichtingssterkte en hoge kleurtemperatuur een positieve uitwerking heeft op ouderen. Men heeft amper tot geen omkijken naar de onderliggende technologie. Helaas zijn de huidige verlichtingssystemen in woningen of groepsruimten niet geschikt of gebruiksvriendelijk genoeg voor genoemde effecten. Daarom is het voor ouderen belangrijk veel naar buiten te gaan, zodat ze voldoende blootgesteld worden aan daglicht.

Voorbeeld: het ziekenhuis thuis

Het Centrum voor Ethiek en Gezondheid (CEG) schetst een beeld van de toekomst met een woning waarin wellicht een hoekje is ingericht als 'zorgunit', met daarin zaken als voetzoolscanners bij diabetes, thuisdialyse voor nierpatiënten en apparatuur voor meting van de stollingstijd van het bloed bij trombose. Tegelijkertijd schetst het CEG dat de positieve gevolgen van zulke ontwikkelingen hypothetisch zijn en dat de sociale en privacygevolgen tot op heden onduidelijk zijn. Zo wordt zelfs gesuggereerd dat je thuis kan veranderen in een tweede ziekenhuis. De woning staat immers vol met medische apparatuur.

Bovendien kan technologie de woning lelijker maken in de perceptie van de bewoner en zijn 'fraaie' interieur verstoren. In andere gevallen is er te weinig opstelruimte in een krappe woning.

Nog geen doorslaand succes

Tot op heden is het nog niet gekomen tot een grootschalige, succesvolle uitrol van zorgdomotica in de ouderenzorg, waarbij de technologie een standaard onderdeel is van langer thuis wonen, revalidatie, medische behandeling en monitoring. Het Nederlands Instituut voor Telemedicine concludeerde in 2004 dat domotica in de begindagen verkeerd is geïntroduceerd als zorgtechnologie speciaal voor mensen met een zorgvraag. Dat was meteen de belangrijkste reden waarom het als consumentenproduct niet echt van de grond is gekomen. Het heeft volgens het rapport het imago van 'grijze, oude bejaardentechnologie'. Daarnaast werd in het rapport geconcludeerd dat ouderen vaak niet op technologie zitten te wachten. Ze hebben het niet nodig, hebben angst voor technologie of voelen zich nog niet oud genoeg. Deze negatieve gevoelens en houding zijn in de vele pilots in Nederland genegeerd. Om domotica in de zorg tot een succes te maken, wordt geopperd de focus te verschuiven van ouderen naar jongeren met een functiebeperking.
In 2005 concludeerden ook Van Bronswijk en collega's dat domoticaprojecten vaak niet goed van de grond komen bij ouderen zonder specifieke gezondheidsproblematiek. Als oorzaken werden aangegeven dat (zorg)domotica vaak niet werkt doordat er veel ongebruikte functies zijn (het zogenaamde volplempen van woningen), dat er te veel losse onderdelen zijn, er een grote diversiteit aan leefstijlen is die maatwerk nodig maken, domotica geen onderscheid maakt tussen expliciete en impliciete zorgvragen, er voor velen een ondoorzichtige bekostigingsstructuur is, de interfaces en bediening te moeilijk zijn en dat er onvoldoende kennis is bij installateurs over hun cliëntengroep.

Daarnaast is het nog niet duidelijk in welke mate zorgdomotica als arbeidsbesparende maatregel in de zorg bijdraagt aan het verminderen van werkdruk en het optimaliseren van werkprocessen. Bij ouderen met dementie dient met speciale aspecten rekening te worden gehouden om domotica succesvol te kunnen inzetten. Dit wordt behandeld in hoofdstuk 12.

Voor- en tegenstanders van bepaalde soorten technologie voeren heftige discussies en brengen argumenten in dat cameratoezicht wellicht een oplossing vormt voor zaken als ouderenmishandeling en diefstal, dat het fouten bij medicijninname helpt voorkomen, dat sommigen zelfs naakt 'gefilmd' willen worden voor het geval zij mochten uitglijden in de badkamer en dat bepaalde technologie eerder als een (verkapte vorm van) vrijheidsbeperkende maatregel moet worden beschouwd dan als ondersteuning. De hele discussie rondom het thema 'ethiek en privacy' en de juridische aspecten van technologie staat in de kinderschoenen en zal de komende jaren veel aandacht krijgen. In dit boek wordt hieraan aandacht besteed door Hertogh en Frederiks in respectievelijk hoofdstuk 4 en hoofdstuk 35. Vanuit het perspectief van de installateur kan het voorkomen dat sommige cliënten geen geboor in hun wanden of een wirwar aan kabels en kastjes willen, waardoor de installateur op zoek zal moeten naar alternatieve installatiemethoden.

12 Domotica bij ouderen met dementie

Nienke Nijhof, Joost van Hoof, Julia E.W.C. van Gemert-Pijnen, Marco M. Blom

> Meneer De Graaf lijdt aan dementie, woont nog thuis en wil dit ook nog zo lang mogelijk blijven doen. Sinds kort zijn er sensoren in huis die hem een beetje in de gaten houden, maar niet zoals in 'Big Brother'. Als meneer De Graaf op een dag wel 30 keer naar de wc gaat, dan belt de verpleegkundige even om te kijken of alles goed gaat. Meneer De Graaf vindt het een prettig idee dat iemand een oogje in het zeil houdt.

Dementie is een hersenaandoening waardoor iemand langzaam maar zeker volledig afhankelijk wordt van de zorg van anderen. Maar liefst 1 op de 5 mensen krijgt een vorm van dementie, waarvan de ziekte van Alzheimer de meest voorkomende is. Van de 230.000 Nederlanders met dementie woont zo'n 65% thuis. De overige 35% woont in een van de verpleeg- en verzorgingshuizen. Dementie heeft ernstige gevolgen voor de kwaliteit van leven van de betrokkenen zelf en hun omgeving, in het bijzonder voor het zelfstandig functioneren. De laatste jaren heeft de technologie ter ondersteuning van de zorg voor mensen met dementie zich sterk ontwikkeld. Het accent ligt daarbij op toepassingen van technologie die zijn gericht op het verminderen van de zorgvraag, door de zelfredzaamheid van de persoon met dementie te vergroten, en daarbij de mantelzorger of zorgprofessional te ondersteunen. Geavanceerde vormen van technologie zijn niet langer voorbehouden aan gespecialiseerde instituten, maar worden tegenwoordig bij mensen thuis, in kleinschalige woonomgevingen en in verpleeghuizen ingezet. Het accent ligt dan op het voorkomen of tijdig ontdekken van risicovolle situaties.

Dit hoofdstuk geeft een overzicht van de mogelijkheden van zorgdomotica voor mensen met dementie en plaatst kanttekeningen bij zulke technologie, maar geeft ook de manieren aan waarop de inzet van techniek wel succesvol kan zijn.

Mogelijkheden zorgdomotica

In 2009 schreven Nijhof et al. een overzichtsartikel over technologie bij mensen met dementie, waarvoor zij hadden gekeken naar nationale en internationale studies en de hieruit voortgekomen resultaten. In het artikel wordt gebruikgemaakt van het onderscheid dat Lauriks et al. (2007) hanteerden in geformuleerde technologiebehoeften van mensen met dementie en hun mantelzorgers. Hieruit kwamen de volgende behoeften naar voren:

- *Behoefte aan hulp bij symptomen van dementie*
  Hierbij kan gedacht worden aan een medicijnbox die een herinnering afgeeft op het moment dat de dementerende zijn medicijnen dient in te nemen, aan een elektronische kalender voor de dagelijkse activiteitenplanning, een opspoorhulpmiddel van verloren spullen of een gesprekshulp die geheugensteuntjes kan geven van wat eerder besproken is.
- *Behoefte aan sociaal contact en gezelschap*
  Hierbij valt te denken aan een videotelefoon of amusementsrobot, spellen waarbij techniek wordt gebruikt of een multimediasysteem met foto's, muziek en videoclips.
- *Behoefte aan gezondheidsmonitoring en waargenomen veiligheid*
  Hierbij spelen gps-technologie en sensortechnologie een belangrijke rol. Een ander voorbeeld is een horloge dat aan de hand van beweging, warmte en hartslag, het slaap-waakritme kan monitoren (figuur 12.1).

Op basis van de 18 internationale en 8 nationale studies die beschreven werden in de review lijken de eerste resultaten van technologietoepassingen bij mensen met dementie veelbelovend. Enkele studies tonen effecten aan op het gebied van gedrag (minder vallen) en de kwaliteit van leven, voor zowel de mensen zelf als voor hun mantelzorgers. Voor mantelzorgers maakt de technologie het leven gemakkelijker en zorgt het voor tijdsbesparing, onafhankelijkheid en minder depressieve gevoelens. Wat betreft de invloed van technologie op arbeidssatisfactie van de zorgprofessional is nog weinig bekend: de nationale studies laten geen effecten zien, terwijl de internationale onderzoeken verbeteringen laten zien in de arbeidssatisfactie bij gebruik van technologie in

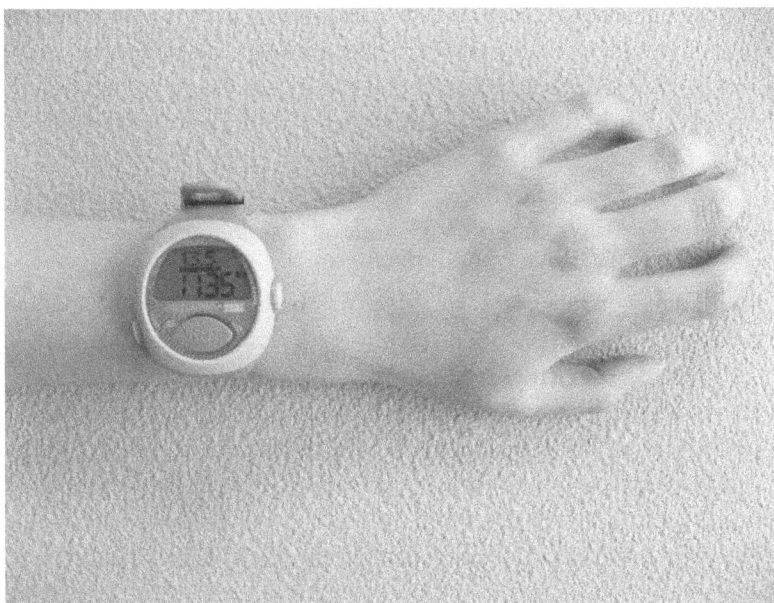

Figuur 12.1 Horloge dat het slaap-waakritme kan monitoren aan de hand van beweging, warmte en hartslag.

een verpleeghuis. Wel zijn er verschillende opstartproblemen geconstateerd: de aanschafkosten zijn vaak hoog, er vinden storingen plaats en de juiste implementatie ontbreekt soms.

Kanttekeningen bij zorgdomotica

Op het gebied van technologie die inzetbaar is bij dementie bestaan veel goedbedoelde initiatieven die soms een averechts effect hebben of in de praktijk gewoon niet werken doordat de bedenkers van een product geen goed beeld hebben van de doelgroep. Zo kennen we uit de praktijk problemen rondom automatische gordijnen, zonwering en verlichting waarvan mensen schrikken, hen onrustig en achterdochtig maken of verwardheid veroorzaken. Maar ook zijn er bedieningsproblemen, omdat men niet gewend is te werken met technologische hulpmiddelen. Dit geldt vooral voor de ouderen van nu; jongere mensen met dementie zijn al meer gewend om te gaan met techniek. De zorgprofessional luidt in zulke gevallen de noodklok, wat soms leidt tot aanpassingen van het systeem, maar nog vaker tot niet-gebruik, ontevredenheid, stress en irritaties.

Voor deze problemen bestaan drie hoofdoorzaken. Er is wereldwijd nog niet veel systematisch onderzoek gedaan naar de invloed van technologie op mensen met dementie, hoewel er goede argumenten zijn voor de werking ervan. De meeste ontwerprichtlijnen zijn niet meer dan een verzameling praktijkervaringen van pioniers. Het is dus onduidelijk of de beoogde effecten überhaupt kunnen worden gehaald. Een tweede oorzaak ligt in een technology push in de maatschappij. Naast een algehele technologische vooruitgang en kwaliteitsverhoging wordt dit ingegeven door kostenbesparing en het voorkomen van (toekomstige) personeelstekorten. Technologie gericht op dementerenden wordt hiermee een gat in de markt voor commerciële partijen. Als laatste oorzaak van niet goed werkende technologie is de vaak gebrekkige implementatie. Bij de inzet van technologie bij mensen met dementie is juiste begeleiding meer dan noodzakelijk. Deze techniek wordt echter vaak geïnstalleerd zonder rekening te houden met bestaande zorgprocessen en wensen van zorgverleners, maar er wordt eveneens onvoldoende uitleg gegeven over de werking of wat te doen bij storingen.

Zorgdomotica: hoe dan wel?

In de eerste plaats is het van belang een onderscheid te maken in technologie die in instellingen wordt ingezet en technologie die thuis wordt gebruikt. Deze soorten techniek zijn niet met elkaar te vergelijken, omdat het proces van dementie en hiermee ook de problematiek van thuiswonenden of mensen in een verpleeghuis of kleinschalige woonomgeving ver uit elkaar liggen.

Voor gebruik in institutionele settings geldt in de eerste plaats dat hiervoor geen enkele vorm van leren door de gebruiker nodig dient te zijn. Verder moet de nieuwe technologie er bekend uitzien, niet de controle wegnemen van de gebruiker en slechts een minimum aan interactie met de gebruiker vereisen. Ook moet de toepassing de gebruiker geruststellen, bijvoorbeeld dat een groen lampje gaat branden als iets gelukt is. Het is bovendien zaak dat complexe technologie zo veel mogelijk wordt weggelaten of uit het zicht gehouden, en dat eventuele effecten van deze technologie niet-invasief zijn of onopgemerkt blijven. De toegepaste technologie behoort in te spelen op wat degene met dementie herkent uit het verleden. Een automatische toiletpot die doorspoelt wanneer men vergeet door te trekken, moet bijvoorbeeld ook een trekkoord hebben om mensen zelf te laten doortrekken. Voor thuistechnologie is het met name van belang dat het gebruiksgemak en de gebruiksvriendelijkheid voldoende zijn. Het ontwerpen van technologische hulpmiddelen moet dan ook in samenspraak met mantelzorgers en mensen met dementie gebeuren om dit gebruiksgemak te optimaliseren.

Naast de techniek zelf is ook, zoals reeds beschreven, de implementatie van wezenlijk belang. Bij institutionele zorg moeten bepaalde zorgprocessen anders worden ingericht en is het zaak zorgprofessionals op te leiden om te kunnen werken met de technologie en dat ze hier ook het nut van inzien. Het vanaf het begin betrekken van zorgprofessionals bij implementatie van technologie, waarbij rekening gehouden wordt met hun wensen, kan al veel irritatie voorkomen. Thuis moeten ook mantelzorgers en (bij zelf te bedienen technologie) ook mensen met dementie begeleid worden. Een zorgverlener die ervaring heeft met mensen met dementie en op de hoogte is van technologie voor de juiste begeleiding is hierbij een pre.

Volgens Adlam et al. (2004) moeten ook aan de installatieprofessionals eisen gesteld worden. Wanneer men zorgdomotica installeert, is het belangrijk dat professionals de vragen van de gebruiker bij herhaling beantwoorden, goed luisteren en rekening houden met de vragen van het gehele cliëntsysteem (dat wil zeggen van de zorgvrager zelf en de zorgende familieleden). Daarnaast is training nodig om inzicht te krijgen in de gezondheidsproblematiek en de heterogeniteit van ouderen. Bovendien hebben ouderen (met dementie) behoefte aan een snelle reactie bij moeilijkheden omdat zij niet altijd in staat zijn de reden van een optredende fout te begrijpen, waardoor ze die dus ook niet zelfstandig kunnen omzeilen. Om de toepassing van technologie in de dementiezorg tot een succes te maken, is het zaak alle betrokkenen te trainen in het omgaan met deze nieuwe technologie. Naast de inzet van technologische toepassingen is het dus van belang om rekening te houden met de gebruiksvoorwaarden van het cliëntsysteem, van de omgeving en van de beschikbare zorgorganisatie. Uit onderzoek is gebleken dat technologie op zich niet altijd het enige antwoord is bij een zorgvraag, maar dat ook simpele en voor de hand liggende woningaanpassingen gewenst zijn en blijven.

Ambient assisted living

Anne-mie A.G. Sponselee, Ben A.M. Schouten

> Iedere ochtend om half acht staat mevrouw Peeters (81) op om zich te gaan douchen en aan te kleden. Rond acht uur leest ze dan haar krantje bij het ontbijt en neemt ze haar medicijnen in. Vandaag voelt mevrouw Peeters zich niet zo goed. Ze staat wat later op en het douchen kost ook meer tijd dan gebruikelijk. Wanneer zij om half negen haar medicijnen nog niet heeft ingenomen, klinkt er een belletje vanuit de keuken ter herinnering voor de inname. Nadat mevrouw Peeters haar medicijnen heeft ingenomen, gaat zij terug op bed liggen. Om tien uur belt haar dochter haar op om te vragen of alles in orde is. Op haar mobiele telefoon heeft zij een bericht ontvangen dat moeder de koelkastdeur nog niet geopend heeft vanmorgen en ook de camerabeelden laten geen beweging zien... Gelukkig blijkt alles mee te vallen: mevrouw Peeters voelt zich alweer een stuk beter.

Zorgdomotica kent vele toepassingen en functionaliteiten. De Provincie Utrecht heeft in 2006 de mogelijke zorg- en welzijnsfunctionaliteiten (zorg- en dienstverlening; persoonlijke veiligheid; veilig en eenvoudig te bedienen huis; beveiliging) naast de technologische zorgdomotica applicaties gezet (van personenalarm tot elektrische gordijnrails). Zorgdomotica zal zich in de toekomst echter veel meer gaan ontwikkelen van losse toepassingen naar slimme verbindingen en daarmee nieuwe mogelijkheden creëren.

Domotica heeft een zekere ontwikkeling doorgemaakt. We spreken daarom van verschillende generaties. De eerste generatie domotica (e-domotica) betreft huisgebonden technologie, met persoonlijke veiligheid en comfort als belangrijkste toepassingsgebieden. Het normale elektriciteitsnetwerk, een homebus-systeem en de telefoonlijn zijn de netwerken die gebruikt worden voor e-domotica. Het systeem bestaat vaak uit een actief personenalarm (halszender), een elektronisch deurslot en een video-deurintercom.

De tweede generatie zorgdomotica wordt ook wel ICT-domotica genoemd. Hierbij wordt meestal gebruikgemaakt van een (desktop)computer, een webcam en breedbandinternet. Het belangrijkste verschil met de eerste generatie domotica is de verbinding die gelegd wordt tussen het huis en de buitenwereld met behulp van een 'residential gateway'. ICT-domotica bestaat meestal uit tweewegbeeldcommunicatie, monitoring op afstand en slimme sensoren.

De derde generatie domotica is hetgeen we in de nabije toekomst kunnen verwachten: een slim huis, dat 'weet' wat er in de omgeving gebeurt. In het Engels wordt dit ook wel een 'aware home' genoemd. Het slimme huis is voorzien van een 'ambient intelligent' systeem (zie kader), dat waarneemt, meet en beredeneert. Het systeem – en dus de woning – is 'sensitive' (gevoelig), 'adaptive' (aanpasbaar) en 'responsive' (reactief) met betrekking tot de gebruikers (zie hoofdstuk 14). Het huis is in staat te weten wie er in de woning aanwezig is, waar hij zich bevindt, wat de conditie en situatie is van de persoon en wat de persoonlijke behoeften en wensen zijn van de persoon in de betreffende situatie.

> **Ambient Intelligence**
> Een van de ontwikkelingen op het gebied van zorgdomotica is het gebruik van 'ambient intelligent' systemen. Ambient Intelligence (AmI) verwijst naar elektronische omgevingen die gevoelig zijn voor, zich aanpassen aan en reageren op de aanwezigheid van mensen, om zo de gewenste atmosfeer en functionaliteit te bereiken (Aarts, Harwig, & Schuurmans, 2001). Het streeft naar een omgeving van computers en hoogwaardige netwerktechnologie die 'zich bewust' is van de aanwezigheid, de persoonlijkheden en de behoeften van mensen. Een AmI-omgeving is in staat om op intelligente wijze te reageren op uitgesproken of uitgebeelde wensen van mensen en kan zelfs onderdeel uitmaken van een intelligente dialoog.
> Technologie wordt 'ambient' genoemd wanneer de mensen voor wie het bedoeld is zich niet langer bewust zijn van de aanwezigheid of het gebruik ervan bij de dagelijkse bezigheden. Daarvoor

> dient de techniek niet zozeer onzichtbaar te zijn als wel onopvallend en passend in het dagelijkse gedragspatroon. Marc Weiser beschreef de toekomst als volgt: 'The most profound technologies are those that disappear. They weave themselves into the fabric of everyday life until they are indistinguishable from it.'
> (Weiser, 1991, p. 94-104).

Lifestyle monitoring

Door allerlei sensoren in huis te plaatsen (camera's, bewegingsmelders), zijn we in staat om activiteiten en bewegingen van mensen te registreren. Door vervolgens de data te analyseren kan een bepaalde levensstijl herkend worden. Wanneer er afwijkingen in het patroon geregistreerd worden, kan het systeem hierop – op gewenste wijze – reageren. Dit wordt 'lifestyle monitoring' genoemd.
Veel onderzoek is echter nog nodig om te weten:
- welke data waardevolle informatie oplevert;
- hoe de data het beste verzameld kunnen worden (welke sensoren, op welke plaats);
- welke voorspellingen gedaan kunnen worden op basis van de data.

In Nederland worden enkele zorgdomoticasystemen toegepast gebaseerd op lifestyle monitoring, te weten het Unattended Autonomous Surveillance-systeem (UAS) van TNO, QuietCare van GE Health (zie deel 3) en ADlife van Tunstall.

Ambient assisted living

Ambient assisted living (kortweg AAL) staat voor het zelfstandig wonen, ondersteund door technologie die onzichtbaar aanwezig is en controle houdt over de situatie. De woning is daarbij voorzien van technologie, zoals sensoren en actuatoren, die meet wat de situatie is in huis en reageert wanneer de situatie een correctie, een herinnering of een waarschuwing behoeft.

> Het doel van het AAL-concept is:
> - het langer kunnen blijven wonen van mensen in de door hen gewenste omgeving door hun autonomie, hun zelfvertrouwen en hun mobiliteit te vergroten;

- het ondersteunen van het behoud van gezondheid en functionele mogelijkheden van ouderen;
- het promoten van een betere en gezondere levensstijl van specifieke doelgroepen;
- het vergroten van veiligheid, het voorkomen van sociale isolatie en het ondersteunen van het behoud van het multifunctionele netwerk rondom het individu;
- het ondersteunen van zorgverleners, families en zorgorganisaties;
- het vergroten van efficiëntie en productiviteit van gebruikelijke bronnen in verouderende samenlevingen.

Toekomst

Toekomstige ontwikkelingen in AAL-technologieën kunnen resulteren in een huis dat 'weet' wat de bewoner nodig heeft en vervolgens reageert op deze behoefte door bijvoorbeeld bepaalde boodschappen te bestellen, diensten te regelen, medicijnen te bestellen, lichten in huis aan te passen aan de gewenste situatie, muziek en multimedia aan te passen aan de situatie of hulp in te roepen in geval van nood. Het is echter (nog) een uitdaging om te begrijpen welke sensorinformatie nodig is om de behoeften en wensen van mensen te kunnen weten, met andere woorden: hoe meet je 'behoeften'?

Niet alleen het huis kan een AmI-omgeving worden, bestaande uit sensoren en actuatoren, ook de mens zelf kan onderdeel uitmaken van een netwerk met behulp van een 'body area network'. In dat geval heeft de persoon diverse sensoren bevestigd aan zijn of haar lichaam, of verwerkt in de kleding, die de fysieke toestand van de persoon meten. Veranderingen in de gemeten waarden kunnen bepaalde andere sensoren of actuatoren activeren. Wanneer deze sensoren verbonden zijn met een netwerk, dat bijvoorbeeld in contact staat met een zorgcentrale, dan kan de fysieke toestand op afstand gecontroleerd worden en kunnen de benodigde zorgdiensten geleverd worden.

Patroonherkenning en gezondheidsmonitoring

14

Ben J.A. Kröse, Gwenn Englebienne

> ' ...Er is steeds minder geld voor preventie van gezondheidszorg. We hebben soms het gevoel dat we onze mensen niet op tijd zien. Ik zou heel erg graag een systeem hebben waardoor ik weet hoe het bij de mensen thuis gaat, zonder dat ze zich in hun privacy aangetast voelen.'
> Marco Wisse, directeur Naarderheem, over sensoren in de aanleunwoningen.

Sensorsystemen in de woning

Sensorsystemen kunnen gebruikt worden om op afstand te kijken hoe het met de gezondheid van mensen gaat. Al lang zijn er sensoren in de woning te vinden, zoals de thermostaat of de nabijheidssensor voor de lamp bij de voordeur. Maar om de gezondheidstoestand van een bewoner in een huis te bepalen, worden heel veel andere sensoren gebruikt, zoals drukmatten op het bed of de stoel, sensoren die meten of het toilet doorgetrokken wordt, bewegingsmeters, bloeddrukmeters en zelfs camera's. In dit hoofdstuk richten we ons op de automatische analyse van alle gegevens die vanuit de sensoren komen.

Een lawine aan data

Een van de recente ontwikkelingen is de toenemende beschikbaarheid van goedkope en nauwkeurige sensoren. Voornamelijk als resultaat van de enorme toename van smartphones en andere geavanceerde consumentenproducten zijn er nu camera's, draadloze schakelaars, versnellingsmeters en zelfs radars te koop voor relatief weinig geld. Het is dan ook verleidelijk om monitoringsystemen uit te rusten met zo veel mogelijk sensoren. En dat levert een stortvloed aan gegevens op. Het probleem is nu hoe men uit al die sensordata de juiste informatie kan vinden. Om dit door mensen te laten doen, is niet langer haalbaar. Een vergelijkbare situatie doet zich al voor bij het cameratoezicht op publieke veiligheid: er is niet genoeg menskracht om alle camerabeelden te bekijken. Een automatische analyse is dan noodzakelijk. Dit kan ook vergeleken worden met de enorme hoeveelheid gegevens op het internet. De zoekmachines stellen ons in staat om de juiste informatie te vinden. Ook voor sensordata geldt dat een intelligente zoekmachine nodig is. Een zoekmachine die de medische expert, verzorger of de oudere zelf kan voorzien van de juiste informatie uit alle sensorgegevens. En de zoekmachine die het beste vindt wat men zoekt, wordt veel geld waard.

Automatisch herkennen

Aan de Universiteit van Amsterdam en de Hogeschool van Amsterdam wordt onderzoek gedaan naar methoden die het meest geschikt zijn om informatie uit de sensorsignalen te halen. Een eerste stap is het vaststellen van de gewenste informatie voor de verschillende partijen. In eerder onderzoek is hieraan gewerkt door de partijen te interviewen (Bakkes et al., 2011).
Natuurlijk zijn er voor elke soort informatie specifieke sensoren nodig. Als het gaat om fysieke metingen als bloeddruk of suikerspiegel zullen sensoren gebruikt moeten worden die dit kunnen meten. Belangrijke indicatoren voor de gezondheid van ouderen zijn echter ook de activiteiten die zij uitvoeren. En ook op dit terrein zijn er weer heel veel mogelijkheden.
We kunnen onderscheid maken tussen (simpele) acties, veelal met een duur van een paar seconden, tot een activiteit die meerdere minuten kan duren en is opgebouwd uit verschillende acties. Een actie is bijvoorbeeld een keukenkastje opendoen, of vallen – en dat is nou juist iets wat men snel wil detecteren. Wat de slimme zoekmachine dus moet doen, is aan de hand van de sensoren aangeven welke actie (of activiteit) wordt uitgevoerd.
Karakteristiek voor een actie of activiteit is dat deze is opgebouwd uit een sequentie van gebeurtenissen, zodat de sensoren dus een sequentie aan sensormetingen zullen geven. We noemen a_t de actie of activiteit op het tijdstip t en de sensorsignalen: $(x_1, x_2, ..., x_t)$. De taak van de automatische herkenner is een uitspraak te doen over a_t op basis van $(x_1, x_2, ..., x_t)$. Dit is een *patroonherkennend* systeem.
In figuur 14.1 zijn de stappen weergegeven die van belang zijn bij het patroonherkenningsprobleem. Een eerste stap is het voorbewerken van de sensorgegevens.

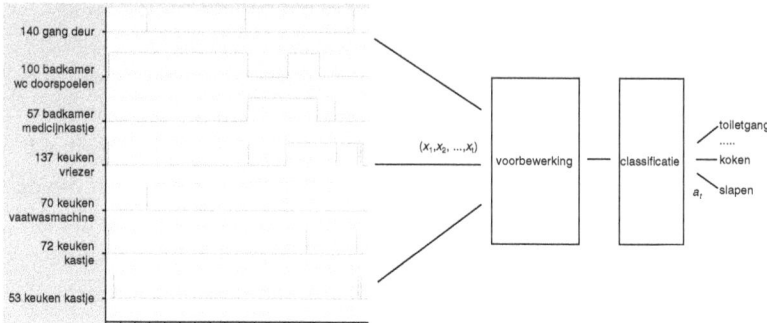

Figuur 14.1 Een patroonherkennend systeem.

VOORBEWERKEN VAN DE GEGEVENS

In de voorbewerkingsfase worden in het algemeen twee operaties op de data uitgevoerd. Eén operatie betreft het verwijderen van de ruis en onvolkomenheden in de ruwe data. In veel projecten van de eerdergenoemde auteurs wordt gewerkt met binaire data afkomstig van bijvoorbeeld bewegingssensoren of schakelaars op deuren of kastjes. Als een schakelaar verkeerd gemonteerd is, kan dit nog weleens tot foute data leiden (bijvoorbeeld van een klapperende deur). In de voorbewerkingfase kunnen simpele regels deze fouten eruit filteren.

Een tweede operatie is het verkrijgen van de juiste kenmerken op basis van de data. In veel gevallen is de waarde van een enkele sensor niet zo relevant, maar wel de relatie tot andere sensoren, of bijvoorbeeld de tijdsduur tussen het aan- en uitgaan van een sensor. Op dit moment worden dergelijke kenmerken bestudeerd.

HET HERKENNEN VAN DE PATRONEN

De eenvoudigste manier om het systeem een patroon te laten herkennen, is om met de hand een aantal regels in te stellen. Bijvoorbeeld: als de bedmatdruksensor aangeeft dat de persoon uit bed is gegaan, terwijl de bewegingssensor in de kamer niets registreert en de deur niet is opengegaan, sla dan alarm. Voor eenvoudige systemen en een beperkt aantal scenario's is dit mogelijk, maar voor het herkennen van ingewikkelde activiteiten als het verschil tussen een maaltijd bereiden en een kopje water halen, is een geavanceerdere methode nodig. Omdat de uitvoering van dergelijke activiteiten bovendien afhangt van de gebruiker worden vaak *lerende* systemen gebruikt.

HIDDEN MARKOV-MODELLEN

Lerende systemen hebben voorbeelden van sensorpatronen met bijbehorende activiteit nodig. Het maken van deze voorbeelden noemen we 'annoteren'. Daarbij is het voor activiteitenherkenning belangrijk om de dimensie tijd mee te nemen in het model: de duur en de volgorde van verschillende activiteiten is erg belangrijk voor een goede analyse. Het grote voordeel van lerende systemen is dat de analyse automatisch gebeurt, en dat het model dingen uit de data kan halen die voor een expert soms niet onmiddellijk zichtbaar zijn. Dat brengt dan wel meteen het nadeel met zich mee dat het model niets kan leren dat niet in de voorbeelden zit, zodat uitgebreide sets van voorbeeldpatronen noodzakelijk zijn om correcte modellen te leren. Belangrijk hierbij is dat de identificatie van de activiteiten een onderdeel van de voorbeelddata moet zijn: voor elke sensormeting in de set van voorbeelden moet een lerend systeem ook weten welke activiteit ermee overeenkomt. Dit kan lastig, duur en privacygevoelig zijn. Daarom bestaat er een grote behoefte aan systemen die kunnen leren uit data die geen annotaties bevatten ('unsupervised') of waarvan slechts een gedeelte van de voorbeelden geannoteerd is ('semi-supervised').

Zogenaamde Hidden Markov-modellen (HMM) zijn lerende systemen die aan de genoemde behoeften voldoen. Ze leren een tijdgebonden model van activiteiten op basis van geobserveerde patronen en kunnen ook informatie halen uit voorbeelden waarbij de annotatie afwezig is. In deze modellen wordt de kansdichtheid van de observatievector x_t berekend afhankelijk van de corresponderende activiteit a_t terwijl de kans op een activiteit a_t afhangt van de daarop voorgaande activiteit a_{t-1}. De totale kans op een gegeven sequentie $(x_1, x_2, ..., x_t)$ en op de bijbehorende activiteitensequentie $(a_1, a_2, ..., a_t)$ wordt bijgevolg gegeven door:

$$p(x_1...x_T, a_1...a_T) = p(a_1)p(x_1 | a_1)\prod p(a_t | a_{t-1})p(x_t | a_t)$$

Dankzij de structuur van dit model is het mogelijk om de kans te berekenen op de activiteiten die op elk tijdstip worden uitgevoerd zonder dat de complexiteit van deze berekening explodeert. Met het Baum-Welch-algoritme is de complexiteit lineair in het aantal tijdstippen. Bovendien kunnen we deze berekening ook gebruiken om met het Expectation-Maximisation-algoritme de parameters van het model te leren voor tijdstippen waarvoor de annotatie niet bekend is.

Resultaten tot nu toe

De hiervoor beschreven methode is getest in een promotieonderzoek aan de Universiteit van Amsterdam (van Kasteren, 2011). Met behulp van een drietal realistische datasets is bestudeerd hoe verschillende methoden van kenmerkselectie en classificatie werken. De data zijn verwerkt in het ontwerp van drie woningen, waarvan er twee zijn weergegeven in figuur 14.3. De gebruikte sensoren zijn schakelaartjes op kastjes en deuren, de doortreksensor op het toilet en de drukmat op het bed.

Elke sensor stuurt de gegevens draadloos naar een computer, die ze opslaat en tegelijkertijd de analyse uitvoert. Voor beide huizen hebben de bewoners drie weken lang de data 'geannoteerd'. Bij elk begin en elk einde van een activiteit werd het tijdstip geregistreerd. Bij één bewoner werd gebruikgemaakt van een notitieblok, bij een andere bewoner van een stemgestuurde registratie.

Op basis van deze bekende activiteiten werd een patroonherkennend systeem geleerd. Hiervoor werden de data van één week gebruikt. Vervolgens werden de overige data gebruikt om het geleerde model te testen: wat voor activiteit denkt het systeem dat er uitgevoerd wordt op basis van de sensordata? Omdat ook van deze overige data de 'echte' activiteiten bekend waren (deze waren immers geannoteerd) kon het systeem worden getest op kwaliteit.

Wat de activiteiten betreft, werd uitgegaan van de standaard algemene dagelijkse levensverrichtingen (ADL), te weten: huis verlaten, toilet gebruiken, douchen, slapen, ontbijten, warme maaltijd, lichte snack consumeren, drinken, vaatwassen en overige. Uit de experimenten van Van Kasteren et al. (2010) blijkt dat het systeem een herkenningspercentage in de orde van grootte van 80% heeft. Met name de activiteiten die in dezelfde ruimte plaatsvinden (douchen en toiletbezoek, maaltijden en drinken) blijken verward te worden.

UITDAGINGEN

Het herkennen van activiteiten uit gegevens van simpele sensoren lijkt dus mogelijk. Hierbij moet worden opgemerkt dat deze studie over een dataset kon beschikken die door de bewoners geannoteerd was. Dit is in de praktijk niet haalbaar. Daarom wordt momenteel gewerkt aan een aanpak die 'unsupervised', zonder voorbeelden aangeleverd door de bewoners, activiteiten kan karakteriseren.

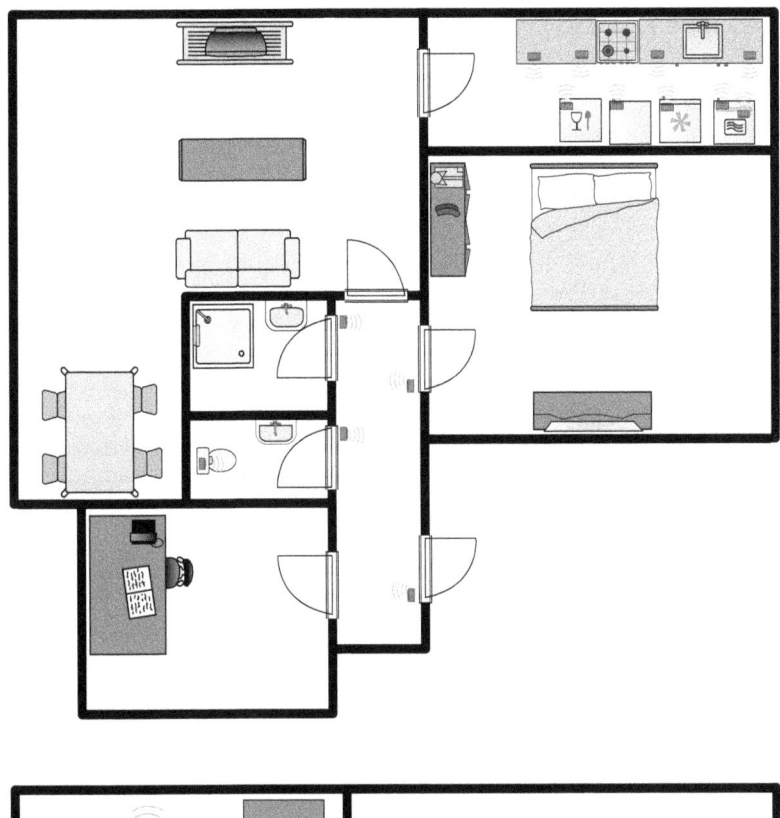

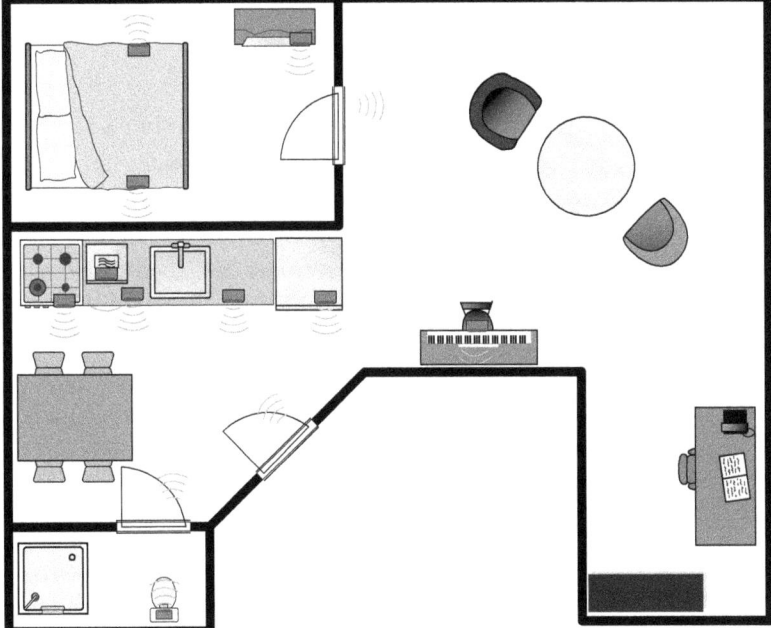

Figuur 14.3 Twee van de appartementen uitgerust met sensoren. De vierkantjes geven aan waar de sensoren zijn geplaatst. Bron: Van Kasteren, 2011.

De toekomst van wonen

Eric H.M.A. Slaats

Computers zijn met hun enorme rekenkracht en communicatievermogen in alle onderdelen van ons menselijk leven doorgedrongen. Onze televisies als entertainmentcentra zijn eigenlijk computers, maar ook de centrale verwarming, de telefoon, de magnetron en onze auto worden aangestuurd door computers. Combineer dit met het enorme opslingereffect dat de wet van Moore[1] dicteert voor computerhardware en er ontstaat een vergezicht (op relatief korte termijn) van ongekende mogelijkheden. Dit hoofdstuk verkent een aantal van deze mogelijkheden binnen het kader van zorgdomotica in termen van 'de toekomst van wonen en zorg'.

> **Casus**
> Het is 2030. Gerda en Sjef Luytelear van 90 en 93 jaar leven nog thuis in hun moderne huis. Ze kunnen dit vrijwel zonder extra hulp van buiten, gezien de intelligentie van hun woning. Het huis kent zijn twee bewoners goed en is volledig ingespeeld op hun behoeftes. Ondanks het feit dat Gerda niet meer heel goed ter been is en Sjaak wat vergeetachtig wordt, slecht ziet en suikerziekte heeft, redden ze zich prima. Tevens hebben ze een zorgtaak op zich genomen voor hun twee achterkleinkinderen van 3 en 4 jaar. Deze twee druktemakertjes worden vier dagen in de week 's middags na school door hen opgevangen en blijven gemiddeld twee nachten slapen bij gropa en groma. Aanvankelijk maakten ze zich er zorgen over hoe dit zou gaan, maar hun slimme woning heeft het mogelijk en zelfs prettig gemaakt. Sterker nog: de woning herkent het binnenkomen van de twee en past zich op delen alvast

[1] De Wet van Moore stelt dat het aantal transistors in een geïntegreerde schakeling door de technologische vooruitgang elke twee jaar verdubbelt.

aan zodat de kleuters in een bekende omgeving binnenkomen. Zo wordt de kleur van de vloer in de hoek waar ze spelen voorzien van hun bekende beelden en stripfiguren en past het meubilair zich aan op hun komst. Sjef weet dat ze een bepaald spel helemaal geweldig vinden. Hiervoor heeft hij de 3d-printer de figuurtjes in fullcolour laten printen. Als de kids binnenkomen, geeft de vloer alvast het speelbord weer. Ze raken in hoerastemming als Sjef hen de spelfiguren geeft. Het is een redelijk complex spel, maar de kamer leert ze het stap voor stap terwijl de overgrootouders het nieuws volgen.

Na het nieuws moeten ze aan tafel. Twee van de stoelen vormen zich om tot kinderstoelen. Deze zijn zo gemaakt dat ze als het ware bukken zodat de oudjes de kleintjes niet hoeven op te tillen. De stoelen tillen de kinderen op. Tijdens het eten animeert de tafel het spel verder en maakt een aantal foto's van de kinderen voor later. De kinderen knoeien nogal tijdens het eten. Geen probleem, de tafel maakt zich later zelf weer schoon.

Na het eten is het tijd voor bad en bed. Gerda brengt de kinderen naar de badkamer, waar het bad al automatisch volloopt op de juiste temperatuur terwijl de kinderen in de gaten worden gehouden en vermaakt met een leerzaam spelletje op de interactieve spiegel. Na een half uur badderen geeft de badkamer aan Gerda door dat de kinderen het beu zijn. Gerda gaat ze ophalen en ziet een enorm waterballet dat de badkamervloer zelf al aan het opruimen is. Deze slimme vloer creëert een paar afvoerpunten en gaat een beetje bol staan. Door de aard van het vloermateriaal lopen het water en de zeepresten weg zonder een spoor achter te laten. Helemaal rozig kruipen de kinderen in bed. De kamer geeft gedempt licht en speelt een tingeltangelmuziekje. Als een van de kinderen naar het toilet moet, wijst de vloer ze de weg. De overgrootouders hoeven daarbij niet te helpen.

Tevreden nemen de overgrootouders nog een borrel voor het slapen. Dan krijgt Sjef de melding dat hij zijn insuline nog moet innemen, waarna ze naar bed kunnen. De woonkamer wordt vannacht vanzelf opgeruimd en in de wetenschap dat het ontbijt er zal staan met het lievelingseten van de kinderen, gaan ze naar bed.

Computertechnologie heeft een plaats gevonden in vrijwel alles om ons heen. Dit betreft niet alleen apparaten, maar ook zaken als meubels, verlichting, deuren, wanden en zelfs ons eigen lijf. De mogelijkheden die dit brengt, zijn legio. In dit hoofdstuk bekijken we dit voor onze omgeving vanuit de perspectieven upgradable, adaptief en intelligent. In de exploratie van diverse toekomstmogelijkheden zullen deze drie zaken steeds terugkomen. Wat betekenen ze?

UPGRADABLE
Een product waarin geen computertechnologie is verwerkt, voorziet alleen maar in het voorgedefinieerde gedrag waar het voor gemaakt is. Om het gedragsrepertoire uit te breiden, is een fysieke aanpassing of vervanging nodig. Een voorbeeld: een klassieke wasmachine kent alleen de hard ingebouwde wasprogramma's. Komt er een nieuw wasmiddel beschikbaar dat op 16 graden ook schoonwast, dan kan dit apparaat daar niets mee. Een 16-gradenprogramma toevoegen, betekent het apparaat fysiek herbouwen. Een computergestuurde wasmachine kan dit soort aanpassingen wel maken door software voor een nieuw 16-gradenwasprogramma te downloaden. Hiermee is het apparaat geüpgraded voor de nieuwe situatie. Door het bestaan van (draadloze) communicatiemiddelen kan dit vrijwel ongemerkt plaatsvinden.

Een dergelijke situatie wordt ondertussen heel normaal gevonden voor bijvoorbeeld mobiele telefoons. Niemand vindt het raar te horen dat de telefoon geüpgraded is naar versie 4.8 zonder dat de telefoon daarvoor gewijzigd hoeft te worden. Ook wordt daarbij verwacht dat de nieuwe versie van de software beter, sneller en accurater functioneert. Geholpen door de eenvoud van draadloze communicatie zal dit gedrag teruggevonden worden in een enorm scala aan producten. Van de auto tot de elektrische tandenborstel, maar ook van het implantaat voor gezichtsverbetering tot het toedienen van insuline. Het continu online zijn brengt met zich mee dat onze omgeving (en wijzelf) automatisch geüpgraded wordt, waardoor meer en betere mogelijkheden automatisch ter beschikking komen.

ADAPTIEF
Het adaptief zijn van onze omgeving betekent dat deze zich aan kan passen aan wijzigende omstandigheden. Upgradable zijn is hiervoor een basisvoorwaarde. Adaptief zijn kan iets heel simpels zijn. Als het gaat regenen, worden de dakramen een beetje verder dichtgezet of als de avond invalt, gaat de buitenlamp aan.
Interessanter wordt adaptiviteit als dit in het kader van ons veranderende leven wordt geplaatst. Met erg jonge kinderen zijn behoeften van ouders anders dan als zij tussen de pubers of de jonge adolescenten

zitten. Ad ultimum past de woonomgeving zich (automatisch) aan aan veranderende omstandigheden. In feite willen we dit van alle objecten om ons heen. De afwasautomaat moet zien wat hij aangeboden krijgt en zichzelf daarop instellen. Het is prettig als mijn stoel mijn activiteit en stemming ziet, zich aanpast en tevens aan de verlichting vertelt dat die zich anders moet instellen.

Er zijn enorm veel van dergelijke scenario's te beschrijven: een kamer die zich aanpast aan een familieavond, video kijken op de bank, een feestje, een gamende groep kinderen, baby's op de grond, opa en oma in huis. Om tegemoet te komen aan al deze scenario's moet onze omgeving, om adaptief te kunnen zijn, tevens intelligent worden.

INTELLIGENT

Intelligent gedrag, bijvoorbeeld: het is donker, dus de buitenlichten moeten aan, is niet genoeg. Gewenst is dat objecten in onze omgeving op basis van wat ze zien en herkennen, verschillen, overeenkomsten en wijzigingen vaststellen en op basis daarvan beslissen wat hun gedrag is. Daarnaast dienen ze te kunnen reageren op andere prikkels zoals emotie, taal, beweging, non-verbale communicatie en sfeer. Hiervoor is input nodig die wij als mensen ook primair gebruiken, zoals zien, horen, ruiken en voelen. Alle sensortechnologie hiervoor is al ontwikkeld. Een bijzondere toegevoegde waarde is dat deze apparaten anders met deze 'zintuigen' kunnen omgaan. Ze kunnen geluid horen dat wij niet horen (<40 Hz en >20.000 Hz), beeld zien dat wij niet zien (infrarood, ultraviolet), zaken ruiken die voor ons reukloos zijn (bijvoorbeeld koolmonoxidegas) en zaken voelen die voor ons niet waarneembaar zijn (bijvoorbeeld magnetische velden). Apparaten hoeven dus alleen in onze context hun 'zintuigen' leren gebruiken en kunnen ons dan extra helpen omdat ze zaken waarnemen die wij niet zonder hulpmiddelen kunnen waarnemen.

Intelligent gedrag betekent ook leren van anderen. Waarom zou ik elk omgevingselement dat ik als bewoner introduceer zelf moeten instrueren (programmeren)? Een nieuwe tv moet maar vragen aan het koffiezetapparaat, de meubels en de wanden wie we zijn en zich daar alvast op inrichten. Alleen specifieke zaken hoeven dan nog maar geleerd te worden.

Wat dicteren de mogelijkheden en onmogelijkheden voor het hiervoor genoemde gedrag? Om hier antwoord op te geven, kruipen we even in de huid van een computer. Een computer is in feite alleen een rekenmachine, dus goed in het snel manipuleren van getallen. Dit gegeven betekent: hoe beter we onze omgeving in getallen kunnen vertalen, des te beter en meer een computer ermee kan doen. De gevolgen hiervan zijn uit te drukken in een tweetal stellingen, zoals weergegeven in het kader.

> **Twee stellingen**
>
> *Stelling 1: Elke waarneming is om te zetten in een getallenreeks*
> Beeld, geluid, geur en tast worden nu al in grote mate gedigitaliseerd. Denk maar aan digitale foto's en film en cd-geluid. Met deze digitale zintuigen is dus de omgeving van een apparaat in kaart te brengen. Dit is echter alleen registratie. Lastiger wordt het hier interactief op te reageren. Hiervoor moeten uit de geur-, tast-, zicht- en gehoorinput (of onderdelen hiervan) conclusies worden getrokken. Bijvoorbeeld, wat is de context nu (werk, leisure, ruzie, liefde), wat zijn de emoties, welke non-verbale of verbale communicatie is aan de orde, wat is de samenstelling van de groep?
>
> *Stelling 2 Hoe sneller een machine kan rekenen, des te beter deze de detectie- en analyseproblemen genoemd onder 1 (in real-time) kan oplossen*
> Kortom, rekenkracht is de drijvende factor achter de mogelijkheden.
> Om tot een toekomstscenario te komen en dit op enigerlei wijze op een tijdslijn te plaatsen, is het interessant om het tempo van de ontwikkeling van rekenkracht te kennen.

In 1965 schreef Gordon Moore (een van de oprichters van Intel) een whitepaper waarin hij een wetmatigheid signaleerde in de ontwikkeling van rekenchips. De wetmatigheid beschrijft een periodieke verdubbeling van het aantal transistors op die chips en daarmee impliciet de verbetering van de rekenkracht. (Moore definieerde eerst 12 maanden, daarna 18. De gemeten realiteit is ongeveer 13 maanden). Deze wet houdt alleen rekening met hardwareversnelling, niet met slimmere software! Dit betekent dat uitgaande van een 12-maands cyclus de rekenkracht elke 10 jaar met ongeveer een factor 1000 toeneemt. Een wat tastbaardere vergelijking: als mijn auto in het jaar 2000 maximaal 150 km per uur reed, dan reed mijn auto in 2010 wel 150.000 km per uur. Conclusie is daarom dat de benodigde rekenkracht voor breed intelligent adaptief gedrag op basis van de huidige staat der dingen binnen een decennium ruim voorhanden is.

Opvallend is dat mensen zich enorm snel aanpassen aan de extra mogelijkheden van hun omgeving en daar vooral enorm op vertrouwen. Als we de rem induwen, dan stopt de auto. De bestuurder is zich echter volledig onbewust van de ketting van acties die hiermee gepaard gaat. Het is al lang niet meer zo dat de bestuurder letterlijk aan de remkabel trekt. Het is een computerremsysteem dat op basis van de wegconditie, de snelheid en het indrukken van de rem bepaalt hoe de auto remt. De chauffeur denkt echter dat hij het zelf doet. Dergelijk vertrouwen en overgave aan technologie is steeds meer te zien en wordt als normaal beschouwd, zelfs als we delen van ons lichamelijk functioneren over gaan laten aan denkende machines.

VOEDINGS- EN COMMUNICATIE-INFRASTRUCTUUR

Objecten die gaan nadenken, beslissingen nemen en communiceren, hebben hiervoor net als mensen bepaalde zaken nodig.
Ten eerste voedsel. Wanneer arbeid wordt verricht in welke zin dan ook, dan kost dit energie; voor computerapparaten is dat (nu nog) elektriciteit. Het afleveren van dit voedsel is nog steeds een probleem. Apparaten moeten aan het elektriciteitsnet gehangen worden of van batterijen voorzien worden. Voor apparaten die niet van batterijen zijn voorzien, betekent dit een mobiliteitsprobleem. Ze zitten met een draad aan het net vast. Apparaten met batterijen zijn mobiel, maar moeten regelmatig worden opgeladen. Om deze hindernissen te nemen, zal de energievoorziening voor apparaten in combinatie met batterijen steeds meer draadloos worden. Als bewoner kunnen we dan al onze zaken vrijelijk door het huis verplaatsen, terwijl ze gewoon gevoed blijven. Bijvoorbeeld: de televisie even buiten zetten, de interactieve stoel verplaatsen of de lampen verzetten, en dat alles zonder een probleem met een stroomkabel. Dit geldt ook voor andere mobiele middelen, zoals de elektrische auto, die alleen geparkeerd hoeft te worden en vervolgens laadt hij zichzelf op. Stopcontacten gaan dus verdwijnen in navolging van communicatiebedrading.

In de jaren tachtig van de vorige eeuw was het een hip verschijnsel om een nieuw huis met een homebus uit te rusten. Dit kwam erop neer dat er voldoende bedrading met aansluitpunten in elke kamer aanwezig was voor telefonie, televisie, radio en computernetwerk. Dit soort infrastructuur verdwijnt nu ten gunste van de mobiele mogelijkheden, zoals met name Wi-Fi. Intelligente producten in onze omgeving zullen volledig draadloos worden, zowel wat betreft voeding als communicatie, waardoor ze binnen onze habitat volledig mobiel in te zetten zullen zijn. Dit heeft gevolgen voor de eventuele aanleg van loze leidingen in het kader van uitbreidbaarheid van functionaliteit van een woning.

Hierna volgt een beperkt aantal exploraties op basis van de bovenstaande uitgangspunten. Hierbij wordt regelmatig geleund op reeds ontwikkelde technologie. Daarbij wordt bekeken hoe deze zich verder kan ontwikkelen en wat daar de betekenis van is.

Non-intrusive intelligent devices (new interactions)

Zonder erbij na te denken, passen we ons vrij makkelijk aan aan technologie. De interactie die we met technologie hebben, wordt dan gedicteerd door het apparaat (zoals een afstandsbediening, stuurwiel of keyboard). Apparaten snappen meestal onze natuurlijke interacties niet, laat staan dat ze op bijvoorbeeld non-verbale communicatie kunnen reageren. Dit is voor ons nog steeds zo gewoon dat we dat eigenlijk altijd accepteren. Hoe slimmer en adaptiever apparaten worden, hoe beter ze zich kunnen aanpassen aan onze natuurlijke methoden van interactie. Dit is al goed zichtbaar aan onder andere de wijze waarop tablets met touch-informatie omgaan. Het omslaan van een pagina is daarbij een natuurlijke beweging geworden.
We staan op het kantelpunt dat apparaten zich aan gaan passen aan de mens in plaats van andersom.

Onze omgeving zou emotie moeten kunnen herkennen en er iets mee doen. Apparaten zijn niet gewend te reageren op zaken als stress, blijdschap, verdriet en ontspanning. Tevens zou de context waarin deze emotie plaatsvindt herkend moeten worden. Het herkennen van emotie ('emotion sensing') en context (werk, ontspanning, et cetera) maakt het mogelijk dat de omgeving kan leren hoe in deze situaties te reageren, net zoals medemensen zouden doen. De verschillende apparaten kunnen dit vervolgens van elkaar leren en samen acteren op de emotie en de context. Dit kan op een 'non-intrusive' manier, dat wil zeggen dat men daarvoor niet aan knoppen hoeft te zitten, er geen meetapparatuur op het lichaam zit en men niet met draden ergens aan verbonden is. Uitsluitend door te observeren, leert de omgeving.

Een extra bijdrage aan non-intrusiveness van onze omgeving zal voortkomen uit de miniaturisering van diverse sensoren en rekeneenheden. Deze elementen worden zo klein dat ze eenvoudig weg te werken zijn of niet voelbaar zijn. Als ze tevens autonoom gedrag vertonen, dan hoeven ze niet vastgepakt te worden, hetgeen betekent dat ze nog kleiner kunnen worden. Dit biedt al mogelijkheden om sensortechniek in ons lichaam los te laten ter bestrijding van ziekten, maar ook voor diagnose of verbetering van fysieke functies.

RELAX!
Ik zit te werken, mijn kamer weet dat ik daglicht waardeer en simuleert de huidige status via het lichtgevende plafond. Ik zit achter een console en ben bezig mijn beleggingsportefeuille op te schonen. De resultaten zijn niet bemoedigend. Bij het bekijken van de resultaten loopt mijn stress op. De kamer herkent dit en reageert met een aantal lichtpatronen op de muur om me te kalmeren en me te waarschuwen. Ik erger me er eerst aan, maar begrijp het wel en kalmeer.

SLEEP TIGHT
De achterkleinkinderen liggen in bed. Het is een spannende dag geweest. De kamer detecteert de stress bij de kids wat betreft het verwerken van alle emoties. Het licht wordt aangepast en een rustgevend muziekje op de achtergrond wordt aangezet. Ook wordt er veel frisse lucht toegevoerd. De kamer ziet de kinderen ontspannen en dimt het licht iets verder, net als het muziekje. Even later slapen ze.

New interfacing and display (all's a display interface)

Van praktisch elk oppervlak is een display te maken, zoals van kleding, vloerbedekking, wandbekleding, tafeloppervlakken en meubels. Dit vormt tevens een interessant gegeven voor de verlichting die we willen aanbrengen. Mensen zijn visueel ingesteld, waardoor zogenaamde multi-surface displays een fantastisch palet aan mogelijkheden bieden.

DINNER
De schoonfamilie komt eten. Hiervoor hebben we net een nieuw sjiek servies geprint. Op de tafel worden enkele animaties getoond die de geserveerde gang ondersteunen. Om wat te plagen, vraag ik aan de tafel wat kakkerlakken te tonen die om het bord van mijn schoonmoeder rennen.

SHOW ME THE WAY
Ik kom aan in een gigantisch congrescentrum. Ik heb geen idee waar ik moet zijn voor mijn keynote. Echter, ik word door het gebouw her-

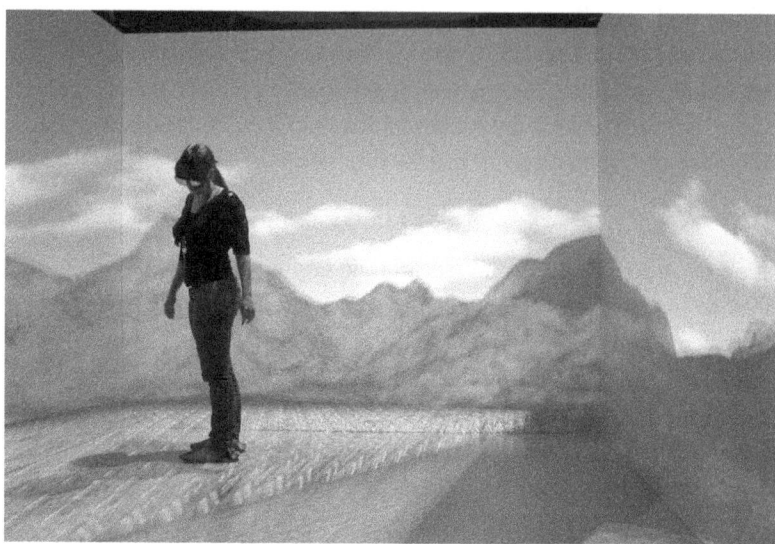

Figuur 15.1 Driedimensionale projecties in 'the Cave' bij Fontys Hogeschool ICT in Eindhoven: exploratie van de mogelijkheden van virtual reality en het ervaren ervan. Foto: Lotte van der Zanden.

kend, de vloer licht op en ik word naar de ruimte geleid waar ik moet zijn door een animatie op de vloer, terwijl ik door een zachte stem welkom geheten word. Om mijn stemming te verbeteren, ontstaan er om elke voetstap bloemen op de vloer.

ART
Kunst hoeft helemaal niet statisch en niet-interactief te zijn. Het grote object in de gang ziet wie er binnenkomt en draagt de binnenkomers op basis van hun uiterlijk op een bijdrage te leveren aan dit kunstwerk. Hiermee ontstaat een interactief kunstwerk waarin het basisdesign gehandhaafd blijft, maar waar iedere bezoeker een bijdrage aan heeft kunnen leveren. Het kunstwerk herkent zelfs regelmatige bezoekers en past zich daarop aan.

NEWSPAPERS AND MAIL
Klassieke papieren post verdwijnt. Ik ga in de ochtend aan de ontbijttafel zitten en vraag de tafel naar de krant. Deze wordt op de tafel getoond, net als een lijst van berichten die ik heb ontvangen. Via spraak en touch kan de krant gelezen worden en zo kan ook gereageerd worden op berichten. Eventueel wordt op basis van het bericht een video call afgegeven.

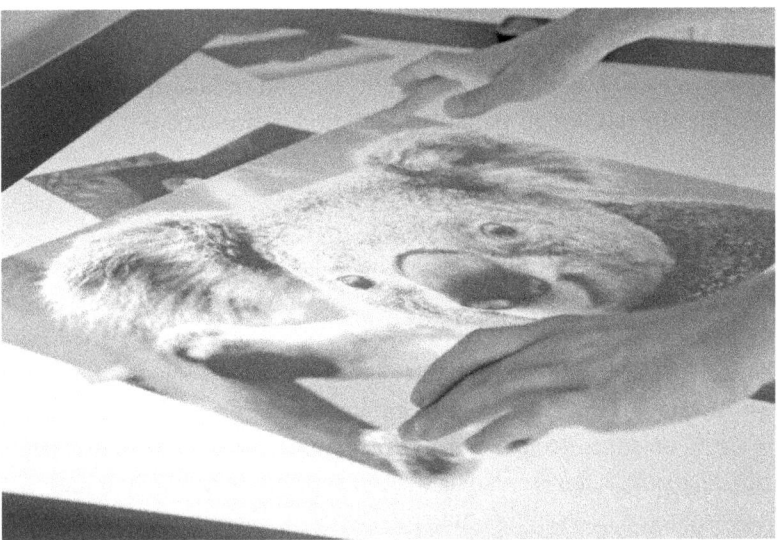

Figuur 15.2 Tafel projecteert afbeeldingen. Foto: Lotte van der Zanden.

Programmable matter

De exploraties tot nu toe zijn uitgegaan van redelijk statische omgevingselementen. Een stoel kan versteld worden, maar blijft een stoel. Spannender wordt het als objecten in onze omgeving van een soort elektronische klei gemaakt kunnen worden. Deze bestaat dan uit heel kleine elementen met intelligentie, die van kleur kunnen veranderen, samen elke vorm kunnen maken en tevens een bewegend object kunnen vormen.

MODELLEREN VAN DE OMGEVING
Programmable matter gaat het mogelijk maken alle elementen in onze omgeving vrijelijk van vorm te veranderen. Dus niet alleen een stoel waarvan de leuning beweegt, maar een meubilaircluster dat zich kan omvormen van werkplek naar zithoek naar eetkamer naar loungeomgeving. Hierbij kan tevens de kleur en textuur van deze elementen veranderen. Koppel dit aan non-intrusive ambient intelligence en de omgeving kan zich niet alleen wat betreft sfeer aanpassen, maar ook wat betreft vorm.

MENSELIJKE AFSTAND-INTERACTIE
Programmable matter kan ook bewegen, kleursensaties oproepen en textuur weergeven. Daardoor is het mogelijk op afstand een model van iemand anders neer te zetten dat exact doet wat het origineel doet. Het

verschil met een hologram zit hem in het feit dat het model aangeraakt kan worden, geluid kan weergeven en ook volledig driedimensionaal aanwezig is. Dat geeft de sensatie alsof iemand er daadwerkelijk is, waarmee interacties op afstand zeer menselijk worden.

De betekenis van home manufacturing

De wijze waarop gebruiksgoederen zoals kleding, servies en keukenapparatuur tot stand komen, is nu meestal nog gebaseerd op massaproductie. Distributie is kostbaar en het keuzepalet wordt hierdoor beperkt. Thuisproductie betekent dat het keuzepalet enorm vergroot wordt, dat er specifiek geproduceerd kan worden, zowel in aantal als in vorm, en dat er geen distributievraagstuk meer is. In het ideale geval zijn deze producten recyclebaar. Is een geprint object kapot of niet meer nodig, dan wordt het materiaal weer aan de printer teruggegeven en kunnen andere objecten worden gemaakt.

3D-printen (printen van ruimtelijke objecten) heeft deze belofte in zich. 3D-printers zullen zich zover ontwikkelen dat ze in staat zijn nagenoeg elk object te printen, ook met bewegende delen, als er maar een digitaal model van is. Gevolg is dat de handel zal verschuiven van producten naar modellen, waarbij de modellen binnen de door de designer aangegeven vrijheidsgraden aangepast kunnen worden aan eigen behoefte en smaak. Hiermee kan tevens aan zeer specifieke behoeften tegemoetgekomen worden, waarvan er hier enkele beschreven zullen worden.

HEY, I CAN MAKE A NEW SHOE
Schoenen zijn heel normale gebruiksvoorwerpen en over het algemeen in massa geproduceerd. Dit betekent dat personalisering van schoeisel of het maken van schoeisel voor mensen met 'moeilijke' voeten handwerk is. Met een scan kan een voet perfect opgemeten worden en op basis van een model kan daardoor exact geprint worden wat iemand wil. Schoenen worden dus niet alleen perfect zittend, maar ook personaliseerbaar en recyclebaar.

CREATING APPLIANCES
Het printen van objecten hoeft zich niet te beperken tot statische objecten zoals schoenen, servies, bestek of armaturen. Op die manier kunnen ook objecten met bewegende onderdelen, zoals een boormachine, worden gemaakt. Op basis van behoefte kunnen er appliances

geprint worden. Deze kunnen zeer specifiek zijn, afhankelijk van de vraag van een gebruiker.

3D-printen zorgt ervoor dat zeer specifieke persoonlijke behoeften afgedekt kunnen worden. Dit kan gaan van brillen en aparte opzetstukken voor een toilet tot elektromechanische apparaten voor persoonlijke ondersteuning.

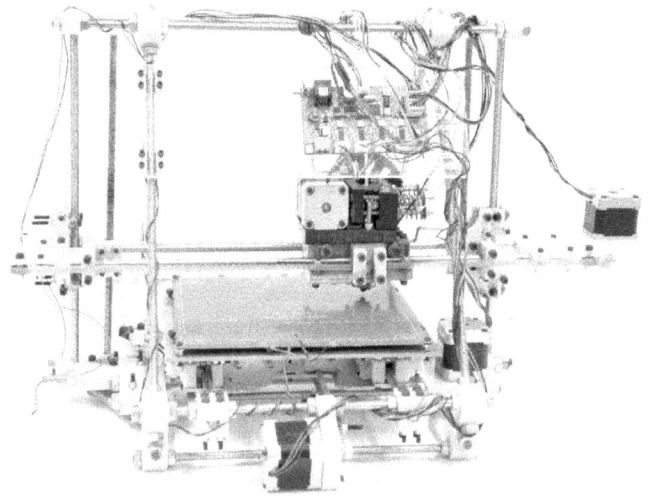

Figuur 15.3 *Een 3D-printer kan alles printen waarvan een digitaal model bestaat. Foto: Lotte van der Zanden.*

(Nano)robotics in a home environment

Slimme apparaten die autonoom en mobiel zijn in onze omgeving en zelf kunnen beslissen wat er moet gebeuren, komen binnen handbereik. Dit soort robots kan huishoudelijke taken verrichten, maar ook als maatje of virtueel huisdier optreden. Bekende voorlopers zijn AIBO de hond en Paro de zeehond, elektronische huisdieren die geconditioneerd gedrag kunnen vertonen. De bedoeling is dat robots ons leven prettiger maken door ons op allerlei manieren te helpen. Dat kan gaan van ondersteuning bij ziekte of immobiliteit en gezelschap tot het uitvoeren van huishoudelijk werk.

CLEAN WINDOWS
Robots hoeven niet per definitie groot te zijn. Heel kleine robots kunnen net zo behulpzaam zijn. Stel je een kolonie microrobots voor, die

in de hoek van het huiskamerraam leven. Ze voeden zich overdag met zonlicht. Als het donker wordt, worden ze actief en wandelen ze over het raam om dat gezamenlijk schoon te maken. Een soortgelijk scenario is denkbaar voor de vloer of de badkuip.

VACUUM THE FLOOR
Huishoudelijke taken als stofzuigen behoren net als afwassen snel tot het verleden. Dit soort huishoudelijke taken wordt steeds meer overgenomen door apparaten. De stofzuiger rijdt 's nachts als iedereen slaapt door het huis en, gevoed door draadloze stroom, zuigt hij de kamers waar niemand is. Zit de stofzak vol, dan meldt hij zich bij een afvalpunt en wordt leeggemaakt. Een dergelijke cyclus vindt ook plaats overdag in de andere ruimtes.

I WANT TO GET UP
Een robot kan een andere vorm hebben, zoals die van een bed. Hij helpt met in en uit bed stappen als je hier moeite mee hebt en maakt dit op deze manier pijnloos. Net als de douche na het opstaan. Deze snapt hoe je wilt staan of zitten en past zich aan.

Growing older...

Wat is de betekenis van al deze potentiële mogelijkheden die in voorgaande exploraties genoemd zijn?

SIGNALERING
De awareness van onze omgeving betekent dat signalering automatisch kan. Oma hoeft niet (en wil niet) met een personenalarmering om haar nek lopen waarvan zij de knop moet indrukken bij een calamiteit. De omgeving kan inschatten hoe ernstig het is en de juiste interventies plegen.

I FORGET, MY ROOM DOESN'T
Spullen kwijtraken, niet meer weten waar de sleutels liggen, medicijnen laten vallen of niet weten welke je moet innemen, dit alles kan aan de woning worden gevraagd. Die weet dit alles te traceren. Je huis ruimt voor je op en houdt je habitat in conditie en weet waar je spullen zijn.

HAPPY
De omgeving weet wie je bent, herkent je behoeften en zal hierop inspelen. Dit inspelen verandert mee met hoe je zelf verandert. Kortom,

de omgeving wordt adaptief. Dit zal gebeuren in termen van zowel meubels als verlichting, hulpverlening en (instrumentele) activiteiten van het dagelijks leven.

Technologie heeft de mens enorme welvaart gebracht. Iedereen kan zich een exoskelet genaamd auto, interactieve tv en mobiele communicatiemiddelen veroorloven. Over twintig jaar gaat dit zover dat eenieder een interactief huis heeft waar life-long living op basis van adaptie mogelijk wordt. Dit huis zal steeds slimmer worden omdat het upgradable is en alle opgedane kennis zal stapelen. Dit gaat nog volledig voorbij aan self-modification. Techniek maakt het mogelijk ons lijf langer actief en in goede gezondheid te houden. Dit begint in feite met het vullen van tanden en met contactlenzen. Maar dit zal een vervolg krijgen in actieve modificatie van organen en zintuigen.

Literatuur Deel 2

Aarts, E., Harwig, R. & Schuurmans, M. (2001). Ambient Intelligence. In P. Denning (ed.) *The invisible future: The seamless integration of technology into everyday life* (pp. 235-250). New York: McGraw Hill Companies.

Adlam, T., Faulkner, R., Orpwood, R., Jones, K., Macijauskiene, J. & Budraitiene, A. (2004). The installation and support of internationally distributed equipment for people with dementia. *IEEE Transactions on Information Technology in Biomedicine,* 8(3), 253-257.

Alzheimer Nederland (2011). *Informatie dementie.* Bunnik: Alzheimer Nederland. http://www.alzheimer-nederland.nl/informatie/wat-is-dementie/dementie.aspx.

Behandeling op afstand met tele-IC. www.olvg.nl/over_het_olvg/publicaties/entree/entree_mei_2011/behandeling_op_afstand_met_tele_ic.

Bakkes, S., Morsch, R. & Kröse, B. (2011). Telemonitoring for independently living elderly: inventory of needs & requirements. In J. Maitland, J.C. Augusto & B. Caulfield (eds.) *Proceedings of the Pervasive Health 2011 conference.*

Bronswijk, J.E.M.H. van, Hoof, J. van, Franchimon, F., Koren, L.G.H., Pernot, C.E.E. & Dijken, F. van (2005). De intelligente thuisomgeving. Een betaalbare zorg voor de lange duur. In E.A. Zuidema, P.G.J.J. Stevens, J.A.M. van Adrichem, H.S.M. Kort & G. Verbeek (red.). *Handboek Zorg Thuis* (pp. C 5.3-1-C 5.3-28). Maarssen: Elsevier gezondheidzorg.

Centraal Bureau voor de Statistiek (2008). *De Nederlandse samenleving.* Voorburg/ Heerlen: CBS.

Centrum voor ethiek en gezondheid (2004). *Signalering ethiek en gezondheid.* Zoetermeer: CEG.

Devlin, A.S. & Arneill, A.B. (2003). Health care environments and patient outcomes. A review of literature. *Environment and Behaviour,* 35(5), 665-694.

Graff, M.J.L., Vernooij-Dassen, M.J.M., Thijssen, M., Dekker, J., Hoefnagels, H.L.W. & OldeRikkert, M.G.M. (2007). Effects of community occupational therapy on quality of life, mood, and health status in dementia patients and their caregivers: a randomized controlled trial. *Journal of Gerontology: Medical Sciences,* 62(9), 1002-1009.

Hoof, J. van, Kort, H.S.M., Markopoulos, P. & Soede, M. (2007). Ambient intelligence, ethics and privacy. *Gerontechnology,* 6(3), 155-163.

Hoof, J. van, Kort, H.S.M., Rutten, P.G.S. & Duijnstee, M.S.H. (2011). Ageing-in-place with the use of ambient intelligence technology: perspectives of older users. *International Journal of Medical Informatics,* 80(5), 310-331.

Hoof, J. van & Schoutens, A.M.C. (2007). *Van voorlichting tot verlichting. Licht voor ouderen en mensen met dementie.* Utrecht: Vilans.

Jonas, W.B. & Chez, R.A. (2004). Toward optimal healing environments in health care. *The Journal of Alternative and Complementary Medicine,* 10, S1-S6.

Kasteren, T.L.M. van (2011). *Activity recognition for health monitoring elderly using temporal probabilistic models.* Proefschrift, Universiteit van Amsterdam, Amsterdam.

Kasteren, T. L.M. van, Englebienne, G. & Kröse, B.J.A. (2010). An activity monitoring system for elderly care using generative and discriminative models. *Personal and Ubiquitous Computing,* 14(6), 489-498.

Kort, H.S.M. (2005). *Vandaag de vraag, morgen het aanbod: vraaggestuurde zorg in ontwikkeling.* Utrecht: Hogeschool Utrecht.

Lauriks, S., Reinersmann, A., Roest, H.G. van der, Meiland, F.J.M., Davies, R.J. & Moelaert, F., et al. (2007). Review of ICT based services for identified unmet needs in people with dementia. *Aging Research Reviews,* 6(3), 223-246.

Nijhof, N., Gemert-Pijnen, J.E.W.C. van, Dohmen, D. & Seydel, E.R. (2009). Dementie en technologie. Een studie naar toepassingen van techniek in de zorg voor mensen met dementie en hun mantelzorgers. *Tijdschrift voor Gerontologie en Geriatrie*, 40(3), 113-132.

Nispen, B. van (2004). *Zorgdomotica. Een inventarisatie van knelpunten en struikelblokken met aanbevelingen om de grootschalige implementatie van zorgdomotica voor ouderen en mensen met functiebeperkingen in Nederland te versnellen en te verbeteren*. Den Haag: Nederlands Instituut voor Telemedicine.

Orpwood, R., Bjørneby, S., Hagen, I., Mäki, O., Faulkner, R. & Topo, P. (2004). User involvement in dementia product development. *Dementia*, 3(3), 263-279.

Provincie Utrecht (2006). Factsheet Toekomst Thuis. http://www.grebbeliniedag.nl/prvutr/internet/j20_10.nsf/files/factsheetstoekomstthuis8maartdef.pdf/$FILE/factsheetstoekomstthuis8maartdef.pdf.

Schweitzer, M., Gilpin, L. & Frampton, S. (2004). Healing spaces: Elements of environmental design that make an impact on health. *The Journal of Alternative and Complementary Medicine*, 10(1), S71-S83.

Stefanov, D.H., Bien, Z.Z. & Bang, W.C. (2004). The smart house for older persons and persons with physical disabilities: Structure, technology arrangements, and perspectives. *IEEE Transactions on Neural Systems and Rehabilitation Engineering*, 12(2), 228-250.

Ulrich, R., Quan, X., Zimring, C., Joseph, A. & Choudhary, R. (2004). *The role of the physical environment in the hospital of the 21st century: a once-in-a-lifetime opportunity*. Concord, CA: Center for Health Design.

Velde, F. van der, Cihangir, S. & Borghans, H.J. (2008). *E-health en domotica in de zorg: kans of risico?* Utrecht: Prismant.

Vreeze, N. de (red.) (2001). *6,5 miljoen woningen; 100 jaar woningwet en wooncultuur in Nederland*. Rotterdam: Uitgeverij 010.

Weiser, M. (1991). The computer for the 21st century. *Scientific American*, 265(3), 94-104. http://www.ubiq.com/hypertext/weiser/SciAmDraft3.html.

Deel 3 Huidige projecten

Eveline J.M. Wouters

In deel 1 is, in algemene zin, de plaats van domotica in de zorg, de noodzaak van het gebruik en de noodzakelijke veranderingen en overwegingen die het gebruik ervan met zich meebrengt, besproken. In het tweede deel kwamen vervolgens allerlei toepassingen van zorgdomotica in diverse zorgomgevingen aan bod; allerlei (reeds toegepaste en toekomstige) mogelijkheden passeerden de revue.

Deze mogelijkheden zijn in allerlei 'real life' situaties, zogenaamde living labs, getoetst. Immers, niet alleen de technologische mogelijkheden zijn bepalend voor het succes van domotica. Het wordt pas een succes als het ook werkt voor iedereen die ermee te maken krijgt, ofwel: de praktijk zal moeten leren of het echt succesvol is.

In Deel 3 worden daarom de projecten, waarin domotica zijn of worden toegepast, voor het voetlicht gebracht. In uiteenlopende settings, voor verschillende doelgroepen, wordt een aantal huidige domoticaprojecten beschreven.

Allereerst Zorg op Afstand (hoofdstuk 16), een mogelijkheid om met een beeld-geluidverbinding contact te krijgen met een zorgprofessional. Ook kunnen er speciale (welzijns)diensten op worden aangesloten. Beschreven wordt hoe dit momenteel bij 700 mensen (vooral ouderen) wordt toegepast en wat het betekent voor de mensen die op dit systeem zijn aangesloten. Vervolgens (hoofdstuk 17) wordt PAL4 besproken, waarbij, naast begeleiding van patiënten en cliënten op afstand, ook informatie en activiteiten voor uiteenlopende doelgroepen (ook kinderen) worden aangeboden. In hoofdstuk 18 wordt de toepassing van zorgtechnologie voor een groep jongeren met meervoudige beperkingen, die hierdoor zelfstandig kunnen wonen, beschreven. Het ROSETTA-project, dat gebruikmaakt van de zogenaamde derde generatie domotica, wordt in hoofdstuk 19 toegelicht. Het systeem maakt het mogelijk ondersteuning te bieden, veranderingen in het leefpatroon en noodsituaties te detecteren, waardoor mensen met dementie langer veilig thuis kunnen wonen. Daarna wordt Netcarity (hoofdstuk 20) besproken, een voorbeeld van technologieën en diensten die met en voor ouderen zijn ontworpen. Doelstelling daarvan was tevens de uitrol op grote schaal mogelijk te maken, waardoor het ontwerp duurzaam en toekomstbestendig kan worden. In hoofdstuk 21 wordt leefstijlmonitoring, tevens onderdeel van het ROSETTA-project, in detail besproken aan de hand van het QuietCare-systeem. Opvolging van alarmsituaties, dat met monitoring mogelijk is, geeft een aantal logistieke problemen: een zorgverlener die het alarm gaat opvolgen, moet de woning wel binnen kunnen. Het onderwerp 'sleutelproblematiek' en hetgeen technologie in dezen kan betekenen, volgt in hoofdstuk 22. In de hoofdstukken 23 en 24 worden twee settings besproken waarin technologie een belangrijke ondersteuning kan betekenen in het kader van (kleinschalig) wonen voor mensen met dementie. Hoofdstuk 25 behandelt de toepassing van domotica in het ziekenhuis. Bij het succesvol toepassen van technologie is de inbreng van de gebruiker, zoals ook blijkt in hoofdstuk 20 (Netcarity), van groot belang. Daarvoor is voor ouderen de domoticatoets ontwikkeld, die wordt behandeld in hoofdstuk 26. Personenalarmering is als onderdeel van verschillende projecten al eerder aan de orde geweest en wordt verder toegelicht in hoofdstuk 27. Een heel andere invalshoek voor het gebruik van technologie is de toepassing van licht in de ouderenzorg. Het gunstige effect van licht voor diverse fysiologische functies, en de theoretische achtergrond ervan, wordt ten slotte in hoofdstuk 28 besproken.

16 Zorg op Afstand

Dorien van den Heuvel

Zorg op Afstand: wat kan het betekenen?

De maatschappij verandert in rap tempo en mensen veranderen mee. We hebben te maken met een dubbele vergrijzing en tegelijkertijd met te weinig mensen die werken in de zorg. Zorg op Afstand zorgt ervoor dat ouderen/gehandicapten op een verantwoorde manier langer zelfstandig thuis kunnen blijven wonen. Mensen willen zo lang mogelijk de regie voeren over de hulp die ze nodig hebben. Met Zorg op Afstand is dit te realiseren.

> In haar huis in Waalre (Noord-Brabant) vertelt mevrouw Pietersen: 'Het is niet alleen een prettig, maar vooral een veilig idee dat ik een beetje in de gaten word gehouden. Je kunt ergens op terugvallen. Je hoort en leest zo vaak dat er weer eens iemand gevonden wordt. Dan is het fijn dat je weet dat er naar je omgekeken wordt.' Terwijl ze het zegt, laat ze het touchscreen zien waarmee ze iedere avond opgeroepen wordt (figuur 16.1). Iedere avond krijgt mevrouw Pietersen tussen acht en half negen een oproep van de zogenaamde goedenavondservice van de betrokken zorgorganisatie. Met één aanraking van het touchscreen kan zij de oproep beantwoorden en er wordt dan ook gevraagd of ze beeldcontact wil. Mevrouw Pietersen wordt opgeroepen door een verzorgende/verpleegkundige op de zorgcentrale en dat geeft een goed gevoel. Deze service maakt deel uit van een heel pakket dat geïntroduceerd is onder de naam Zorg op Afstand.

Zorg op Afstand is een rechtstreekse beeld-geluidverbinding met de zorgcentrale, in dit geval van ZuidZorg, een grote thuiszorgorganisatie

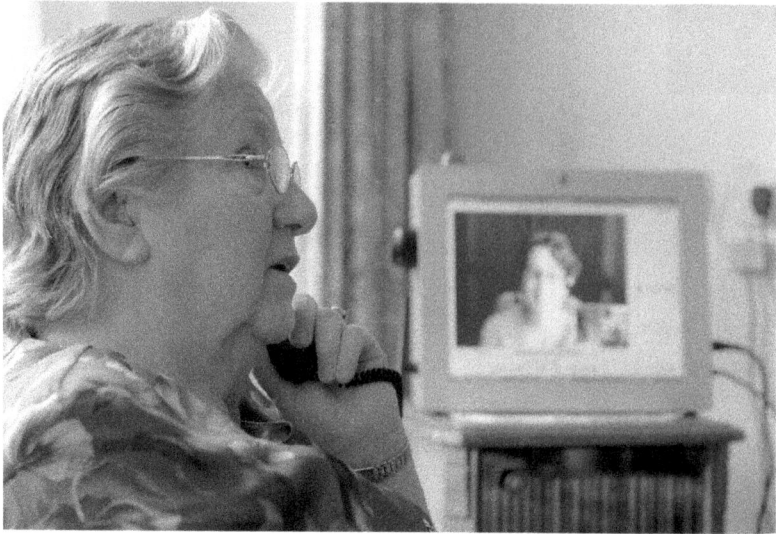

Figuur 16.1 Mevrouw Pietersen heeft via de beeld-geluidverbinding contact met de zorgcentrale.

in de omgeving van Eindhoven. Deze verbinding kan dag en nacht tot stand komen. Het contact loopt via een touchscreen of de televisie. Met één aanraking krijgt de cliënt verbinding en maakt daarmee contact met een verpleegkundige of verzorgende van ZuidZorg. Zo krijgt de cliënt steeds persoonlijke aandacht. Op dit moment zijn er 700 cliënten aangesloten op Zorg op Afstand. De zorgcentrale verzorgt 1900 oproepen per week. Met een groot deel van deze mensen wordt dagelijks een of meerdere keren contact gelegd. Dit kan gericht zijn op veiligheid en ter voorkoming van eenzaamheid, maar ook ter ondersteuning van zorg.
Als gebruiker van Zorg op Afstand heeft de cliënt ook een halszender om, waarmee vanaf elke plek in huis alarm geslagen kan worden waardoor contact wordt gemaakt met de zorgcentrale. Zo'n oproep wordt tot ongeplande zorg gerekend.

Veel mensen die gekozen hebben voor Zorg op Afstand maken ook gebruik van de 'goedendagservice'. Dit is een vorm van geplande zorg. Iedere morgen of avond neemt een verzorgende of verpleegkundige contact met de cliënt op. Gaat het niet goed, dan kan er afgesproken worden dat er later op de dag nog een keer contact wordt gelegd of dat er een verpleegkundige langskomt.

Maar er zijn nog meer diensten mogelijk met Zorg op Afstand. Zo kan er ook contact opgenomen worden om de cliënt te helpen herinneren aan de inname van medicijnen of aan belangrijke afspraken. Tevens kan met behulp van camera's ondersteuning geboden worden. Dit kan fijn zijn omdat op die manier meegekeken kan worden bij bepaalde handelingen, zoals bij het spuiten van insuline of het verwisselen van het stomazakje. Maar het kan ook ingezet worden, zoals in het geval van een slechtziende cliënt, voor het opwarmen van de maaltijd. Er wordt dan op afstand meegekeken hoe hij zijn magnetron bedient en hij kan hierdoor op ieder gewenst tijdstip een maaltijd opwarmen. Ook kan deze dienst helpen bij het bieden van structuur gedurende de dag.

De privacy is in alle gevallen gewaarborgd: de zorgcentrale maakt eerst alleen een geluidverbinding en vraagt aan de cliënt of er beeldcontact gemaakt mag worden.

Ook is het mogelijk om met behulp van sensoren bewegingen te observeren. Dit kan bijvoorbeeld van belang zijn als een cliënt een hoog valrisico heeft. Het kan ook ingezet worden voor een partner van een cliënt met dementie, zodat deze rustig kan slapen (zie kader).

> Mevrouw Van Agt heeft dementie. Zij gaat 's nachts weleens uit bed en soms gaat zij dan dwalen. De heer Van Agt hoort dit niet altijd, omdat hij 's nachts zijn gehoorapparaat uit heeft. De heer en mevrouw Van Agt hadden dit min of meer opgelost doordat iemand van de zorgorganisatie driemaal per nacht langskwam. Dan bleek mevrouw Van Agt echter vaak gewoon in bed te liggen en werd zij juist wakker van het bezoek. Daarom hebben zij met Zorg op Afstand een betere oplossing gevonden. Met bewegingssensoren wordt nu geregistreerd wanneer mevrouw Van Agt uit bed gaat. Wanneer zij binnen een afgesproken tijd nog niet terug is in bed wordt vanuit de zorgcentrale bekeken wat er aan de hand is. 'Dit geeft mij een gerust gevoel en hierdoor slaap ik beter', zegt de heer Van Agt.

De ontwikkeling om andere domoticatechnologie aan te sluiten op het technische systeem van Zorg op Afstand is in volle gang. Er worden voortdurend nieuwe technologieën uitgeprobeerd ten behoeve van de cliënt. Dit is geheel afhankelijk van de zorgvraag: als bijvoorbeeld meegekeken moet worden of insuline-injecties goed worden gedaan, dan is een goede camera belangrijker dan wanneer dat niet het geval is. De verwachting is dat deze nieuwe ontwikkelingen in de nabije toekomst eenvoudiger en veelvuldig zullen worden ingezet.

Zorg op Afstand: hoe kom je ervoor in aanmerking?

Een verzorgende/verpleegkundige met als aandachtsgebied Zorg op Afstand gaat op huisbezoek bij een geïnteresseerde cliënt. Zij of hij bekijkt samen met de cliënt wat de hulpvraag is en waar de cliënt of de mantelzorger thuis tegenaan loopt.

> De hulpvraag is bepalend, niet de technologie. Iedere situatie is uniek en ook weer anders (maatwerk).

Hierna wordt de aanvraag in behandeling genomen en wordt de procedure in gang gezet, van de aanvraag voor de verbindingslijn en het bestellen van de apparatuur tot de daadwerkelijke aansluiting. Dit proces duurt ongeveer vier weken. Na installatie van sensoren en/of camera's komt de verpleegkundige weer bij de cliënt thuis om het gebruik van de apparatuur met behulp van een eenvoudige handleiding uit te leggen. Ook al is de apparatuur eenvoudig te bedienen, extra uitleg is gezien de doelgroep in de praktijk toch vaak nodig. Ook voor de betrokken zorgverleners is goede uitleg van belang.

17 PAL4

Nienke Nijhof

> Tom is twaalf jaar en heeft al vanaf zijn zevende diabetes. Toch heeft Tom soms nog wat moeite met het op de juiste manier spuiten van zijn insuline. Zijn moeder vindt het koken voor het gehele gezin, waarbij wel gelet moet worden op het eten van Tom, soms wat lastig. Gelukkig hebben ze een paar maanden geleden een scherm gekregen van 123DeKinderkliniekthuis, waarop al dit soort zaken heel duidelijk beschreven staan. Tom vult zelfs dagelijks twee vragen in over diabetes en zo is zijn kennis over de ziekte al enorm toegenomen. Zijn moeder zoekt speciale recepten op via het scherm. Maar Tom speelt ook graag de leuke spelletjes of leest een tijdschrift op het scherm in de zogenaamde chillkamer. Daarnaast maakt Tom als hij iets niet weet even videocontact met de diabetesverpleegkundige. Erg makkelijk en fijn om even je vraag te kunnen stellen.

PAL4 staat voor 'persoonlijke assistent voor het leven' en is in 2006 met een viertal zorgorganisaties en het zorginnovatiebedrijf Focus Cura BV opgezet. Focus Cura zorgt ervoor dat PAL4 in partnerschap met de zorgorganisaties wordt aangeboden. Focus Cura verzorgt de techniek en logistiek en de zorgorganisaties de zorg (op afstand). PAL4 maakt het mogelijk om cliënten op afstand te begeleiden. PAL4 wordt gebruikt via de eigen pc, een touchscreen of iPad. Gebruikers van PAL4 kunnen videocontact leggen met medici, zorgverleners, lotgenoten en familieleden. Naast de mogelijkheid van dit videocontact kan de gebruiker onder andere spelletjes spelen, informatie opzoeken over de wijk, nieuws kijken en informatie lezen over ziektebeelden. PAL4 biedt zorgprogramma's voor chronisch zieken, aanvullende zorginformatie en virtuele en fysieke (sociale) activiteiten voor de deelnemers. Er is een redactie op het kantoor van PAL4 BV die al deze inhoud actueel houdt.

Tevens is er een zogenaamde PAL4 community (www.mijnpal4.nl), waarmee een levendige omgeving wordt geboden op internet voor serviceorganisaties, inwoners van aangesloten gemeenten of bewoners van woningcorporaties.

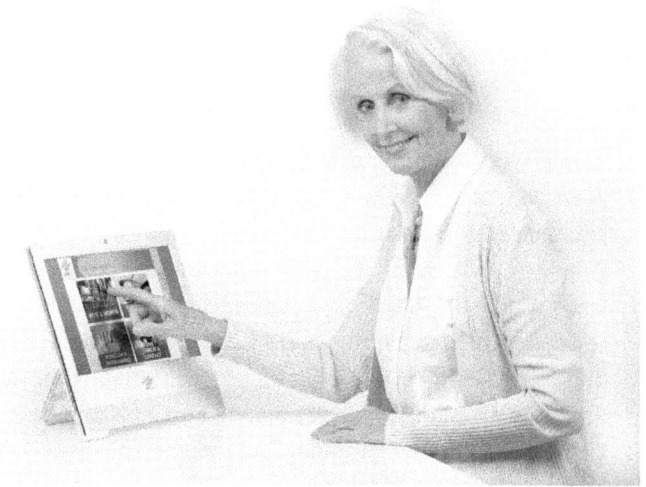

Figuur 17.1 *Gebruikers van PAL4 kunnen videocontact leggen met medici, zorgverleners, lotgenoten en familieleden. Bron: PAL4 BV.*

De doelgroep waarmee in 2006 als eerste werd gestart, bestond uit ouderen. Inmiddels kent PAL4 vele verschillende doelgroepen, van kinderen met een chronische ziekte, tot vitale 55-plussers, ouderen, maar ook mensen met COPD, diabetes, hartfalen, dementie en zelfs cliënten die palliatief worden behandeld. Voor elk van deze doelgroepen wordt de inhoud in PAL4 specifiek afgestemd op de wensen en behoeften van die specifieke doelgroep.

In dit hoofdstuk worden enkele projecten van PAL4 beschreven om een beeld te krijgen van de toepassingsmogelijkheden.

123 DeKinderkliniekthuis

In dit project worden kinderen met diabetes, astma of obesitas begeleid door verpleegkundigen van DeKinderkliniek te Almere. Zo is er een dagelijks spreekuur via 123DeKinderkliniekthuis (PAL4), maar kunnen kinderen ook contact zoeken met het *chillmaatje* (voor een gezellig gesprekje). De kinderen kunnen spelletjes spelen, maar ook informatie opzoeken over hun ziekte. De inhoud is helemaal op maat gemaakt voor kinderen; zo wordt er gewerkt met verschillende 'kamers'. Voor de kinderen met obesitas is er een moestuinkamer ontwikkeld, waarbij kinderen alles leren over voeding. Voor de kinderen met astma is er een zogenaamde ademkamer. Tevens is er een speciale vragenlijstmodule ontwikkeld waarmee kinderen dagelijks enkele vragen over hun kennis met betrekking tot hun ziekte krijgen voorgelegd, om ze zo spelenderwijs ook meer begrip over hun ziekte en behandeling bij te brengen.

PAL4 Palliatieve zorg

Dit project bij het UMC St Radboud in Nijmegen richt zich op medische en ethische vraagstukken ten aanzien van virtuele e-consultatie in de huiskamer van de patiënt die palliatief behandeld wordt. Het doel is enerzijds de kwaliteit van leven van patiënten te vergroten, zodat zij ook in de laatste fase van hun leven thuis kunnen verblijven. Anderzijds wil men de kosten verlagen, wat bereikt wordt doordat een ziekenhuisbed wordt bespaard. Maar nog belangrijker is het contact met de arts in het ziekenhuis of hun huisarts door middel van de videoverbinding.

PAL4 COPD

In dit project bij zorgorganisatie Aveant (Utrecht) wordt PAL4 gebruikt om mensen met COPD te ondersteunen en te monitoren. Zo vullen cliënten afhankelijk van hun situatie wekelijks, driewekelijks of in een andere frequentie een vragenlijst in en tevens is er meerdere malen per week een beeldspreekuur met een gespecialiseerd longverpleegkundige. Ook hierbij is de inhoud weer specifiek gemaakt voor de doelgroep met informatie over hun ziektebeeld.

PAL4 Voor je het vergeet (dementie)

Binnen dit project is een speciale module ontwikkeld voor mensen met dementie. Zo kunnen mantelzorgers op afstand een agenda, levensalbum en dagboek vullen voor de cliënt, om daarmee enige dagelijkse structuur te kunnen bieden. Tevens kan de cliënt verschillende geheugenspelletjes spelen en informatie opzoeken.

PAL4 Zorg op afstand

Ook zijn er meerdere zorgorganisaties die op een algemenere manier gebruikmaken van PAL4 voor zorg op afstand. Cliënten met een zorgindicatie van de thuiszorg krijgen beeldschermzorg op gebieden die de verpleegkundige geschikt voor hen acht. Het kan gaan om het herinneren aan medicatie, maar ook om een goedemorgen- of goedenavondservice.

PAL4 ter bevordering van de levenslust

PAL4 is er echter niet alleen voor zorg op afstand. Hoewel zorg een belangrijk facet is van het langer zelfstandig thuis kunnen blijven wonen, zijn sociale contacten met vrienden en familie minstens zo belangrijk. Ook begeleiding rondom eenzaamheidsvraagstukken, zingeving of gewoon het welzijn 'om even een praatje te kunnen maken' wordt door PAL4 Welzijn gefaciliteerd. Voorbeelden zijn het beeldbelloket van PAL4 voor deelnemers en diverse activiteiten, waaronder het wekelijkse hoogtepunt voor veel deelnemers: PAL4 Bingo op afstand.

PAL4 Community

Zoals hiervoor al aangegeven, is de community een soort interactief zusje van PAL4. Mensen kunnen lid worden van de PAL4 community via de organisatie waarmee zij erop aangesloten zijn (bijvoorbeeld een serviceorganisatie van een thuiszorginstelling). Via deze community kan men verschillende gezondheidscoaches benaderen, bijvoorbeeld een beweegcoach of een stoppen-met-rokencoach. Daarnaast is het ook bedoeld in de letterlijke zin van het woord, namelijk om contacten met elkaar te leggen. De eerste fietsmaatjes zijn op deze manier al gevonden en ook leesclubjes zijn al ontstaan.

Inmiddels is de financiering van de zogenaamde beeldschermzorg ook structureler van aard geworden. Beeldschermzorg kan een behoorlijke efficiencywinst opleveren voor deelnemende organisaties, zoals minder ziekenhuisbezoeken door de cliënten, maar ook het minder heen en weer reizen door thuiszorgmedewerkers.

18 Zorg op afstand voor jongeren

Paul Merkx, Niek van den Boomen

Een groep ouders van 18 jongeren met een meervoudige beperking heeft zich in 2000 verenigd in het WIN (Woon Initiatief Nuenen) met als doel het realiseren en in stand houden van een kleinschalige woonvoorziening voor hun kinderen. Uiteindelijk heeft dit initiatief in 2011 geleid tot de opening van het Jo van Dijkhof-complex in Nuenen (figuur 18.1), waar jongeren met een beperking wonen en van alle nodige zorg worden voorzien.

Zorgtechnologie en zorgdomotica spelen in deze omgeving een belangrijke rol om invulling te kunnen geven aan de wensen rondom zorg, veiligheid en gemak. In nauw overleg met een woningbouwvereniging en een zorgorganisatie is door Simac het Vicasa Woon- en Zorgconcept voor het WIN geïmplementeerd. Dit hoofdstuk gaat nader in op hoe Vicasa wordt ingezet.

Over Vicasa

Simac is al veertig jaar actief in de informatie- en communicatietechnologie. Simac Zorg, onderdeel van Simac, biedt onder de naam Vicasa een geïntegreerde oplossing voor beeldcommunicatie en zorgalarmering die geheel is gebaseerd op IP (internetprotocol). Het systeem stelt zorginstellingen in staat om klantgericht te kunnen werken in de zorgomgeving. Daarnaast is Simac als system-integrator in staat om oplossingen van verschillend fabricaat tot één geheel te smeden en het implementatie- en nazorgtraject vorm te geven. Ook de 7x24-uurs dienstverlening wordt door Simac ingevuld.

Zorg

De belangrijkste voorwaarde voor het zelfstandig kunnen wonen van de 18 jongeren is de aanwezigheid van een betrouwbaar zorgalarmeringssysteem. Door middel van draadloze halszenders en trekschakelaars wordt de zorgverlening via een DECT[1]-handset gewaarschuwd. De zorgverlener kan met één druk op de knop een gesprek aangaan met de bewoner van een zorgwoning om te horen wat de reden van de oproep is. Ook kunnen automatisch alarmen worden gegenereerd. Zo is er gedurende de nacht een akoestische bewaking actief met instelbare geluidsdrempels, waarbij het zorgpersoneel op de DECT-handset de geluidsopname te horen krijgt die het alarm veroorzaakte. Maar ook componenten als een bedmat (gevoelig voor epilepsieaanvallen) en deurcontact (bedoeld voor cliënten die 's nachts kunnen gaan dwalen) zorgen voor een melding bij de verzorging.

Een andere toepassing van Vicasa is het toezicht houden op medicatiegebruik. Om er zeker van te zijn dat de bewoners tijdig hun medicatie krijgen, ook bij een wisselende bezetting van de zorg, worden herinneringsmeldingen naar de handsets gestuurd.

De actieve interactie met het systeem door de bewoner vindt plaats via de Vicasa-thuispost. De thuispost is een handheld computer met een aanraakscherm die door Simac zelf ontwikkelde software bevat. Het schermpje is in de woning gemonteerd en stelt de bewoner in staat om de verzorging op te roepen en een beeldgesprek te voeren. Ook de bewoners zelf kunnen op deze manier onderling communiceren. Eén aanraking van het scherm is voldoende om een oproep uit te doen gaan. Omdat Vicasa een breed scala aan beeldapparaten ondersteunt (beeldtelefoons, video-deurintercoms, camera's en webgebaseerde beeld-belapplicaties), vindt deze touchscreen vooral ook toepassing op het vlak van veiligheid en gemak.

Veiligheid

Naast de zorg is er in het Vicasa-concept een breed scala aan veiligheidsvoorzieningen beschikbaar. Voorbeelden hiervan zijn: toegangscontrole, branddetectie en dwaaldetectie.

Het toegangscontrolesysteem voorziet in het openen van centrale deuren en appartementen met een pasjessysteem. Afhankelijk van de rechten en het tijdstip geeft de pas al dan niet toegang. Voor de zorgverleners is een 'loper' beschikbaar, die conform het zorgprotocol te gebruiken is en invulling geeft aan de wens op maximale privacy.

1 Digital enhanced cordless telecommunications. DECT is een standaard voor digitale draadloze telefoons, bedoeld voor thuis- of kantoorgebruik. DECT kan tevens gebruikt worden voor dataoverdracht.

Daarnaast kunnen bewoners de deur van het appartement op afstand openen vanaf het scherm of met een druk op de draadloze halszender. Bezoekers kunnen zich melden via de intercom bij de voordeur. Een dergelijke melding komt meteen op de DECT-handset van de verzorging binnen, die vervolgens eventueel ook de deur kan openen. Voor bezoekers van de jongeren is er daarnaast een belnavigator beschikbaar. Hiermee kan de bezoeker een beeldoproep op het scherm in de woning plaatsen. De bewoner kan de bezoeker zien en spreken en daarna binnen laten, ook vanaf het scherm.

De brandmeldcentrale is gekoppeld aan het verpleegoproepsysteem. Dit betekent dat bij een brandmelding meteen op de DECT-handset zichtbaar is om welke locatie het gaat, waardoor effectief ontruimd kan worden.

Dwaaldetectie maakt het mogelijk om met beperkte inzet aan zorgpersoneel op de hoogte te blijven van de bewegingen van de bewoners. Zo wordt er een bericht naar de DECT-handsets gestuurd wanneer 's nachts een terrasdeur geopend wordt. Ook is er naar wens van enkele bewoners videobewaking aangebracht, waarmee het zorgpersoneel 24 uur per dag een oogje in het zeil kan houden.

Gemak

Het beeldscherm in de woning vormt het platform voor diensten op afstand. Behalve het eerdergenoemde 'beeldbellen' met de zorg en bewoners onderling, is ook beeldcontact met familie, vrienden en/of mantelzorger eenvoudig mogelijk te maken. Hiervoor zijn verschillende mogelijkheden beschikbaar, variërend van een beeldtelefoon tot een webapplicatie op pc, laptop of tablet. Ook zal beeldcommunicatie met smartphones op korte termijn mogelijk zijn.

Voor alle vormen van contact wordt een standaard internetverbinding gebruikt. Uitgangspunt is een vaste internetaansluiting, maar waar deze niet (of niet tijdig) beschikbaar is, wordt mobiel internet gebruikt. Hierdoor is het uitrollen van het concept relatief gemakkelijk en snel te realiseren.

Verdere ontwikkelingen

Omdat er altijd een koppeling met internet voorhanden is, zijn allerlei web-based diensten te ontsluiten via het Vicasa-scherm. Onder de naam MyVicasa is een portaal beschikbaar waarop een divers en steeds verder groeiend aantal gemaksdiensten is ondergebracht. Voorbeelden hiervan zijn de buienradar, nu.nl, internet-tv en -radio, maaltijdservice, e-learning en bewegingsprogramma's. Tevens is hier een aantal functies beschikbaar dat het gebruik van het scherm leuk maakt: spelletjes, een digitale fotolijst en koppelingen naar social media zoals Twitter en Facebook.

Mantelzorgers spelen een steeds belangrijkere rol in de zorg. ShareCare, sinds medio 2011 onderdeel van Simac, heeft daarom de Zorgsite ontwikkeld, een persoonlijke (en beveiligde) website rondom een zorgvrager, waarop alle betrokkenen informatie delen over deze persoon. In een agenda worden zorgtaken geplaatst, waarop mantelzorgers (vaak familie en buurtgenoten) kunnen intekenen. Alle aspecten die een rol spelen rondom een zorgvrager worden via de Zorgsite op een zeer gebruiksvriendelijke manier ondersteund. De Zorgsite wordt geïntegreerd met Vicasa, zodat mantelzorgers desgewenst ook een beeldcontact met de zorgvrager of onderling kunnen opzetten.

Of alle genoemde functies de komende jaren in de Jo van Dijkhof worden toegepast, zal afhangen van de toegevoegde waarde die daarmee geleverd wordt voor zorgvragers, professionele zorgverleners en mantelzorgers.

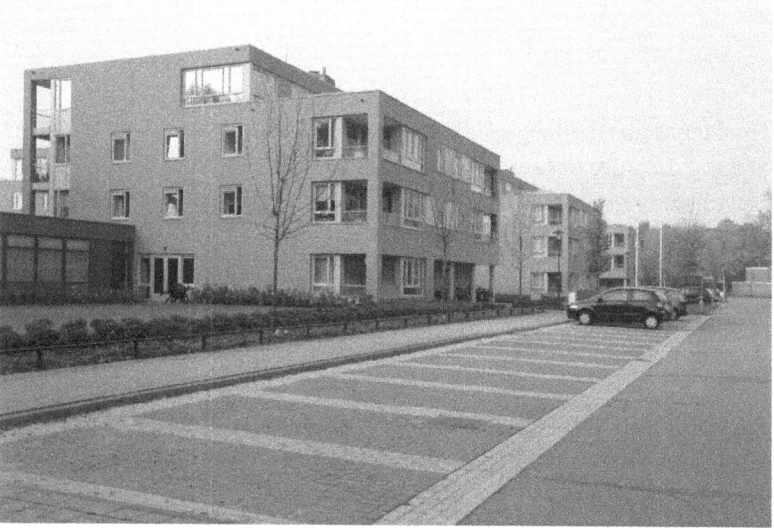

Figuur 18.1 De Jo van Dijkhof in Nuenen.

19 ROSETTA – ondersteunende technologie voor mensen met dementie en hun verzorgers

Franka J.M. Meiland, M.E. de Boer, T. Overmars-Marx, S. Verhaeghe, M. van Blanken, I. Stalpers-Croeze, P.W.G. Ebben, C.M. Snoeck, J. van der Leeuw, I. Karkowski, R.M. Dröes

Casus
Mevrouw De Wit is een alleenstaande vrouw van 75 jaar, bij wie twee jaar geleden de ziekte van Alzheimer is vastgesteld. Ze woont zelfstandig, maar heeft enige hulp van één van haar dochters. Onlangs kon mevrouw De Wit vanaf haar zangclub de weg terug naar huis niet meer vinden. Hier werd ze heel onzeker van en haar dochter Els vond het ook een eng idee. De laatste tijd vallen meer veranderingen op. Zo merkt Els dat levensmiddelen soms onaangeroerd zijn en ze twijfelt dan ook of haar moeder voldoende eet. Kan haar moeder nog wel verantwoord alleen blijven wonen?

De komende jaren zullen steeds meer mensen de diagnose dementie krijgen. Verwacht wordt dat er in Nederland in 2050 een half miljoen mensen met dementie zijn. Het is de wens van veel ouderen om zo lang mogelijk op zichzelf te blijven wonen, met hulp van naasten en zo nodig professionele hulp. Steeds vaker wordt hierbij ook gebruikgemaakt van ondersteunende technologie. In het Europese ROSETTA-project[1] (2009-2012) worden elektronische hulpmiddelen ontwikkeld voor mensen met lichte tot gevorderde dementie.

---

1 Het ROSETTA-project wordt grotendeels gefinancierd vanuit de Ambient Assisted Living Joint Programme-regeling. In het project participeren organisaties uit Nederland, België, Duitsland en Italië: Vilans, TNO, VUmc, Avics, Zorgpalet Baarn-Soest, Novay, Eaton, Landsbond der Christelijke Mutualiteiten, Fraunhofer, CIBEK, Westpfalz-Klinikum Kaiserslautern en I-plus.

Ontwikkeling en functies van het ROSETTA-systeem

De verschillende functies van het ROSETTA-systeem zijn in nauw overleg met mensen met dementie, hun mantelzorgers, professionele hulpverleners en experts op het gebied van dementie ontwikkeld, alsmede op basis van ervaringen in voorgaande projecten.[2] Het systeem biedt hulp bij het herinneren, het contact onderhouden met familie en vrienden, bij recreatieve activiteiten, en bij het vergroten van de objectieve en ervaren veiligheid, doordat zorgverleners en behandelaars relevante informatie over het functioneren van personen met geheugenproblemen en dementie krijgen of een alarm ontvangen over een noodsituatie.

Het ROSETTA-systeem bestaat uit drie onderdelen die in één geïntegreerd systeem worden aangeboden. Afhankelijk van het ziekteproces, de behoeften en wensen van de gebruikers kunnen onderdelen van het systeem worden ge(de)activeerd. De drie onderdelen zijn:

1 Een elektronische assistent (Elderly Day Navigator; EDN), waarmee mensen met lichte dementie ondersteund worden in hun dagelijks functioneren. Zij krijgen een computer met aanraakscherm in huis, met daarop een aantal functies, zoals een agenda en pop-ups van geheugensteuntjes ('U hebt om 15 uur een afspraak met uw zangclub'), een fototelefoon, een digitaal fotoboek en een helpknop. Ook kunnen, met behulp van sensoren in huis, op het scherm waarschuwingsberichten worden getoond ('U hebt de koelkastdeur open laten staan, wilt u deze sluiten?'). Doordat het ROSETTA-systeem gebruikmaakt van deze sensoren, is het ook mogelijk een waarschuwing te geven als een bepaalde activiteit, zoals het bereiden van een maaltijd, niet wordt uitgevoerd. Omgekeerd zal er geen geheugensteuntje voor het bereiden van een maaltijd worden gegeven als het systeem heeft gedetecteerd dat dit al gebeurt. Sommige van deze functies zijn ook beschikbaar op een mobiel apparaat met aanraakscherm, dat tevens de mogelijkheid biedt hulp te krijgen bij het vinden van de weg naar huis indien de persoon met dementie is verdwaald.

2 Een systeem om veranderingen in functioneren vroegtijdig op te sporen (Early Detection System; EDS). Met behulp van sensoren

---

2 De EDN is ontwikkeld op basis van opgedane kennis met de COGKNOW Day Navigator, die is ontwikkeld in het COGKNOW-project (www.cogknow.eu), op basis van ervaringen in onder meer het EMERGE-project (www.emerge-project.eu/), en het UAS/AAPS-systeem is door TNO Technical Sciences ontwikkeld en wordt binnenkort op de markt gebracht.

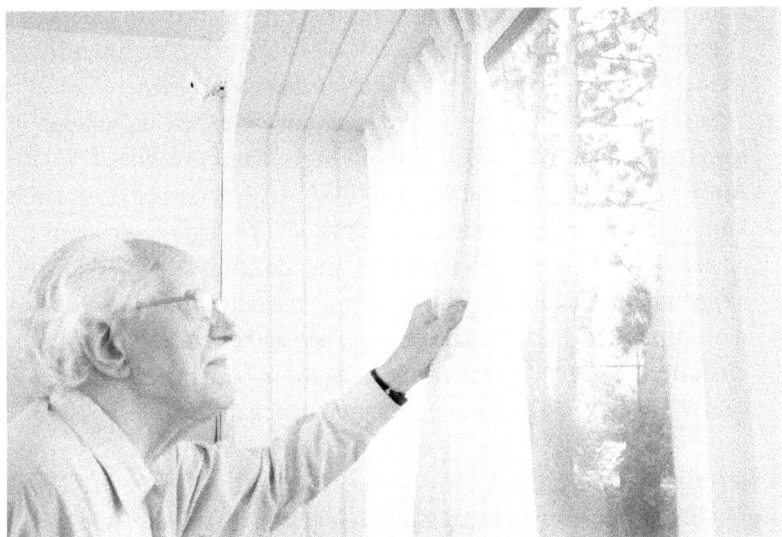

Figuur 19.1 Sensoren of camera's in huis bij mensen met het ROSETTA-systeem (linksboven).

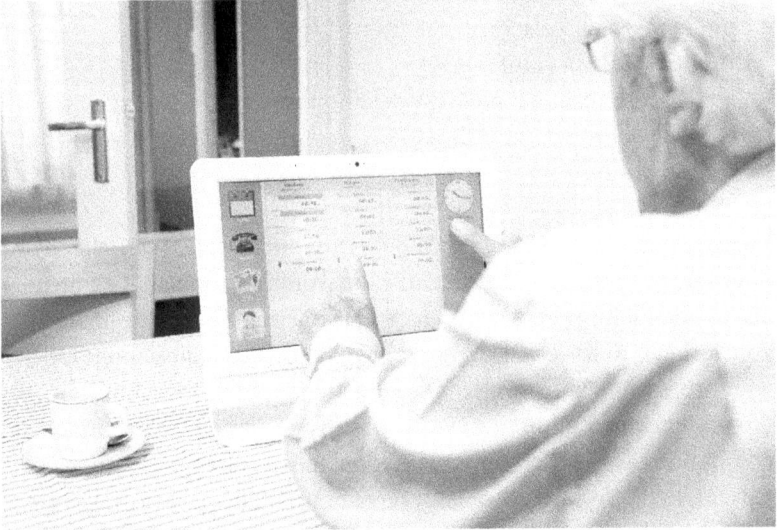

Figuur 19.2 Ook een computer met aanraakscherm is onderdeel van het ROSETTA-systeem.

worden diverse dagelijkse activiteiten gemonitord, bijvoorbeeld gebruik van keukenapparatuur, 's nachts het bed verlaten en frequentie van gebruik van de badkamer. Veranderingen in het dagelijkse leefpatroon worden geregistreerd en mantelzorgers of professionele hulpverleners kunnen deze veranderingen inzien op hun com-

puter. Op basis hiervan kan de zorg zo nodig worden aangepast. Hiermee wordt beoogd beter afgestemde zorg te bieden, waardoor wellicht verdere problemen kunnen worden voorkomen.
3 Voor mensen met meer gevorderde dementie is er een alarmdetectiesysteem (Unattended Autonomous Surveillance/Advanced Awareness and Prevention Service; UAS/AAPS), waarmee valsituaties kunnen worden opgespoord met behulp van bewegingssensoren en een camera. In geval van een noodsituatie krijgt de professionele zorgverlener een tekstbericht via de mobiele telefoon. Zorgverleners kunnen via hun mobiele telefoon een spreek-luisterverbinding opstarten of in huis kijken via een in de woonkamer gemonteerde camera en op grond daarvan inschatten of er actie nodig is.

TECHNOLOGIE

Het ROSETTA-systeem bestaat technisch gezien uit de volgende componenten, die in de woning van de persoon met dementie worden geplaatst:
- draadloze sensoren (bewegingsmelders, magneetcontacten, elektriciteitsmeters, bedsensor, watermeter), figuur 19.1;
- camera met schakelactor;
- Domotica Access Point (DAP);
- Video Home Terminal met USB-telefoonhoorn (VHT);
- mobiele telefoon;
- wireless router.

Daarnaast is er een centrale server, de Domotica Server (DS), die relevante gegevens van de verschillende woningen ontvangt en de alarmafhandeling verzorgt (door de alarmberichten naar de juiste zorgverlener te sturen). Daarnaast biedt de DS een aantal interfaces voor professionele zorgverleners en mantelzorgers, voor monitoring (spreek-luisterverbinding en video-observatie via een smartphone) en configuratiedoeleinden (bijvoorbeeld instellen geheugensteuntjes). De DAP in de woning is het centrale punt waar alle data van de sensoren binnenkomen. Deze sensordata worden geanalyseerd door de UAS/AAPS-software op de DAP, die in staat is om volledig automatisch ongewenste situaties in de woning (zoals vallen en dwalen) te detecteren en een alarm te genereren. Daarnaast worden deze sensordata vertaald naar een hoger niveau en vervolgens doorgestuurd naar de zogenaamde Information Broker op de VHT.
De Information Broker is de centrale component die alle relevante data beschikbaar maakt voor andere componenten in het systeem. Elke andere component kan zich abonneren op bepaalde onderwerpen

en krijgt dan bericht zodra er nieuwe informatie over het onderwerp beschikbaar is (publish/subscribe). Ook is het mogelijk om rechtstreeks informatie over een onderwerp op te vragen (query). Naast de Information Broker draait op de VHT ook software voor het analyseren van gedrag (om vroegtijdige veranderingen in het gedrag van mensen met dementie op te sporen) en hierop is ook alle software voor de elektronische assistent geïnstalleerd.

De elektronische assistent heeft een aanraakscherm waarop men kan kiezen voor vier functies: agenda, fototelefoon, fotoboek of help (figuur 19.2). Daarnaast worden op dit scherm herinneringen en waarschuwingen gegeven en kan het tevens worden gebruikt voor alarmverificatie (om onnodige alarmering te voorkomen). De telefoonhoorn die aan de VHT is bevestigd, kan gebruikt worden voor het voeren van telefoongesprekken via internet (SIP). Het selecteren van de foto van de persoon die men wil bellen is voldoende om de verbinding tot stand te brengen. De fototelefoon en helpfunctie, evenals alle herinneringen, waarschuwingen en alarmverificatie, zijn ook beschikbaar op een mobiele telefoon met aanraakscherm. Deze telefoon detecteert tevens wanneer de persoon met dementie het huis verlaat, en gebruikt dan GPS-technologie om de locatie te bepalen. Indien de persoon met dementie verdwaald is, volstaat een druk op de Help-knop op de telefoon om contact te leggen met een mantelzorger of professionele zorgverlener, die vervolgens op een webpagina een kaart met de locatie van de persoon met dementie kan bekijken en hem/haar via de telefoon instructies kan geven om weer thuis te komen.

De Information Broker op de VHT communiceert met een Information Broker op de DS. Terwijl de Information Broker op de VHT alleen de beschikking heeft over data van de betreffende persoon met dementie, bevat de Information Broker op de DS alle (relevante) data van alle cliënten. Professionele zorgverleners, die verantwoordelijk zijn voor meerdere cliënten, kunnen via de monitoring-interface op de DS de gedragspatronen van hun cliënten bekijken en zo bijvoorbeeld trends in gedrag (zoals toename van de nachtelijke onrust) in een vroeg stadium signaleren en daarop inspelen. Voor de mantelzorgers is er een configuratie-interface, waarmee afspraken in de agenda gepland kunnen worden, waarschuwingen in- of uitgeschakeld kunnen worden, en foto's en contactpersonen kunnen worden toegevoegd. Nadat de configuratie is opgeslagen, stuurt de IB op de Domotica Server deze configuratie naar de IB op de VHT in de juiste woning. De elektronische assistent op de VHT is geabonneerd op dit soort berichten en zal de configuratie dan ook direct aanpassen.

Onderzoek naar het ROSETTA-systeem

Vanaf 2011 heeft een aantal mensen met geheugenproblemen en dementie het ROSETTA-systeem gedurende maximaal acht maanden thuis gekregen, waarbij wordt onderzocht wat zij vinden van de gebruiksvriendelijkheid en bruikbaarheid van het systeem. Eveneens wordt gekeken of het gebruik van invloed is op hun gevoel van autonomie en hun kwaliteit van leven. Ook wordt het effect onderzocht op de belasting, het gevoel van competentie en de kwaliteit van leven van de mantelzorgers. Bij professionele hulpverleners wordt nagegaan of het gebruik van dit systeem hun werkbeleving beïnvloedt.

Na het zien van het systeem waren de eerste reacties van mensen met dementie over de herinneringsfunctie zoal: 'Dat is wel fijn', terwijl een ander grapte dat haar partner nu 'wel kan gaan' omdat het systeem haar nu helpt. Er waren ook aarzelingen zoals: 'Daar word ik heel nonchalant van.' Potentiële gebruikers gaven aan de camera en sensoren in hun huis te accepteren, omdat zij verwachten dat deze hen kunnen helpen. Mantelzorgers vinden het geruststellend dat hun naaste 'een beetje in de gaten wordt gehouden' en ook willen ze graag meer zicht krijgen op wat hun naaste in huis doet (zie inleidende casus bij dit hoofdstuk). Daarnaast vinden mantelzorgers het zinvol dat er een camerasysteem is voor mensen die niet meer in staat zijn zelf alarm te slaan wanneer zij vallen. De geheugenondersteuning werd als prettig ervaren door mantelzorgers; zij verwachten daarmee niet meer voor elke afspraak hun naaste te hoeven bellen. Er werd geopperd dat het zinvol zou kunnen zijn als het systeem waarmee veranderingen in gedrag kunnen worden opgespoord (EDS), ook ingezet zou kunnen worden om duidelijk te maken bij de zorgverzekeraar en/of degene die een indicatie voor zorg afgeeft dat een situatie verslechterd is, waardoor meer hulp wenselijk is.

Professionele hulpverleners geven aan vaak achter de feiten aan te lopen bij veranderingen in gedrag en hopen met dit systeem beter inzicht in het functioneren van hun thuiswonende cliënten te krijgen. Ook geven zij aan dat het voor mensen met gevorderde dementie moeilijk is adequaat alarm te slaan, wat blijkt uit onnodige alarmen en het nalaten te alarmeren wanneer het nodig is. Zij zien het genereren van alarmen door het ROSETTA-systeem als positief. De professionele hulpverleners hebben echter ook enige bedenkingen bij de inzet van de ondersteunende technologie. Zo vragen zij zich af of zij zelf via de camera's gecontroleerd worden in de uitoefening van hun vak en of een dergelijk systeem straks het menselijke contact met mensen met dementie gaat vervangen.

In de zomer van 2012 zijn de resultaten beschikbaar van het onderzoek naar de ervaringen van gebruikers (mensen met dementie, mantelzorgers en professionals), die het systeem dan daadwerkelijk voor een langere periode hebben gebruikt.

Netcarity: welzijn, onafhankelijkheid, veiligheid en gezondheid thuis

Ilse Bierhoff

> In februari 2011 zijn ouderen verhuisd naar een nieuw appartementencomplex in Nuenen. Dit complex is voorbereid op het leveren van zorg-, welzijn- en comfortdiensten die de bewoners naar wens kunnen gebruiken. Om de nieuwe bewoners niet te veel te belasten met informatie, is gekozen voor geleidelijke implementatie van de beschikbare diensten. Via huisbezoeken worden alle mogelijkheden uitgelegd en geoefend. Een van de nieuwe bewoonsters, mevrouw Dijkstra, ontdekte al voor het huisbezoek welke diensten er beschikbaar zijn, zoals de welzijnsmelding, een virtueel prikbord en beeldcontact met familie en vrienden. Enthousiast heeft zij haar medebewoners van de nieuwe mogelijkheden op de hoogte gebracht.

Netcarity staat voor: 'NETworked multisensor system for elderly people: healthCARe, safety and securITY in the home environment'. Netcarity is een door de Europese Unie gesubsidieerd onderzoeksproject waarbinnen technologieën en diensten voor ouderen zijn onderzocht, getest en uiteindelijk geïnstalleerd in woningen, om hun welzijn, onafhankelijkheid, veiligheid en gezondheid in de eigen woonomgeving te vergroten. Het gesubsidieerde project is gestart op 1 februari 2007 en eindigde op 1 oktober 2011.

Smart Homes onderzocht in dit project eisen en wensen van bewoners, mantelzorgers, professionele hulpverleners en andere stakeholders ten aanzien van te ontwikkelen technologieën en gepersonaliseerde diensten. Smart Homes vertaalde deze in concrete oplossingen, die vervolgens zijn getest met verschillende gebruikers en in technische zin. Dit had als doel technologie en diensten aan te brengen in de woon- en leefomgeving. Vanuit Nederland is naast Smart Homes zorgorganisatie Archipel (Zorggroep die zorg, welzijn en wonen biedt) partner in het project. De diensten zijn dan ook ontwikkeld en aangeboden in nauwe samenwerking met het servicepunt van Archipel en in de woonomgeving getest door cliënten van Archipel.

Kern van het project is het ontwikkelen van diensten voor en door ouderen, vanuit de overtuiging dat iedereen (ouderen, mantelzorgers, professionele hulpverleners en overige stakeholders betrokken bij dienstverlening) een waardevolle bijdrage kan leveren aan het ontwerpproces. Een concreet voorbeeld van deze benadering is dat ouderen de rol van ontwerper op zich hebben genomen en dat ontwerpers hebben ervaren wat het is om te leven met een beperking. Nadrukkelijk is in dit project gekeken naar mogelijkheden voor het in stand houden van de ontwikkelde diensten na afloop van het project. Echte impact op het leven van ouderen kan alleen bereikt worden door al tijdens het ontwerpproces de uiteindelijke implementatie vorm te geven. Samen ontwikkelen betekent dan ook niet alleen ouderen betrekken, maar iedereen die uiteindelijk een rol gaat spelen in het aanbrengen, aanbieden, gebruiken, onderhouden en financieren van de te ontwikkelen diensten.

Reeds ontwikkelde diensten in dit project zijn deur-videocommunicatie, videocontact met familie en vrienden, radiodienst, welzijnsmelding met videocontact, prikbord, spelletjes, nieuwsberichten, valdetectie, branddetectie en koppeling met woningbesturing. Een aantal aanvullende diensten als eenvoudige e-mail, social media, informatie over lokale activiteiten, weersvoorspelling, videodienst en een digitale agenda is op dit moment in ontwikkeling.

Iteratief ontwerpen

Tijdens het project is gebruikgemaakt van een iteratief ontwerpproces (zie ook hoofdstuk 30) waarbij de gebruiker centraal staat, ook bekend onder de naam user-centred design. Het proces bestaat in grote lijnen uit vier stappen: analyseren, genereren, realiseren en evalueren (figuur 20.1). In de eerste stap worden behoeften of problemen van de gebruikers geanalyseerd. Op basis hiervan worden in de tweede stap samen met gebruikers ideeën gegenereerd. In de derde stap worden deze ideeën of concepten gerealiseerd om vervolgens in de vierde stap door de gebruikers geëvalueerd te worden. Bij het ontwerpen van de Netcarity-diensten is deze cyclus meerdere malen doorlopen, vanaf het allereerste idee tot de uiteindelijke installatie van het dienstenplatform in appartementen. De gebruiker centraal stellen betekent niet dat alle ideeën ook afkomstig moeten zijn van gebruikers; het gaat nadrukkelijk om het gezamenlijke ontwerpproces waarin alle deelnemers ideeën kunnen aandragen.

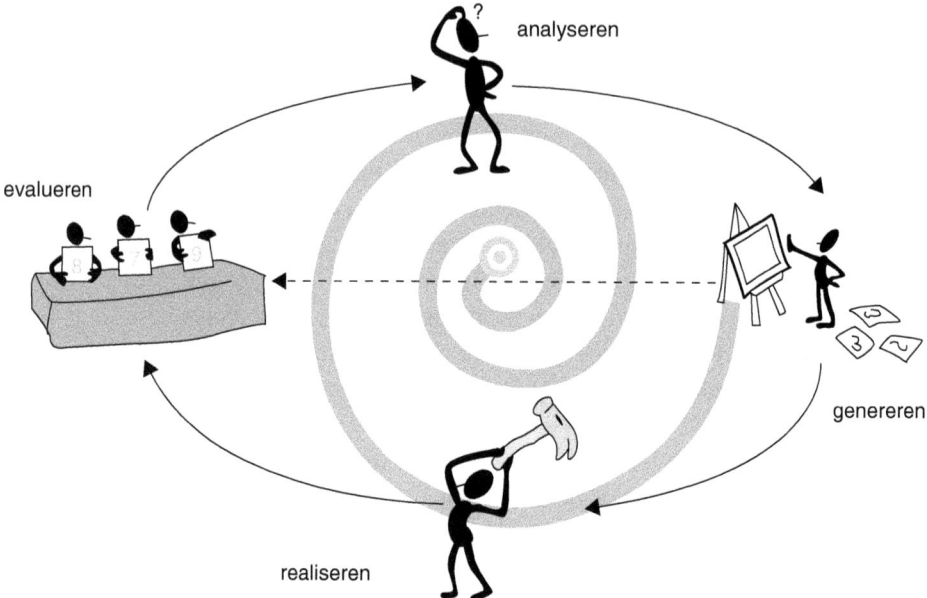

Figuur 20.1 *Het iteratief ontwerpproces.*

Tijdens het onderzoek is naar voren gekomen dat gebruikers een goede inbreng hebben in het ontwerpproces zolang het doel van het gebruikersonderzoek maar aansluit bij de status van de ontwikkelde producten en diensten. Kort gezegd komt dit neer op het goed omgaan met de verwachtingen van de deelnemers. Elke stap in het ontwerpproces vereist een andere benadering. In een ontwerpfase is het gebruik van papieren prototypes gewenst om gebruikers te vragen naar verbeteringen en wensen voor het ontwerp. Wanneer je mensen uitnodigt in een omgeving die lijkt op een woning, gaan zij ervan uit dat de technologie werkt. Dat moet dan ook het geval zijn, zodat deze benadering het best werkt wanneer het project zich in een demonstratiefase bevindt. Na het tonen van het gebruik van het uiteindelijke platform en gekoppelde diensten kunnen gebruikers meedenken over de impact van een dienst of mogelijke kosten.

Onderdeel van het ontwerpproces waren ook ethische overwegingen en de focus op een grootschalige uitrol van de diensten. Ethiek is

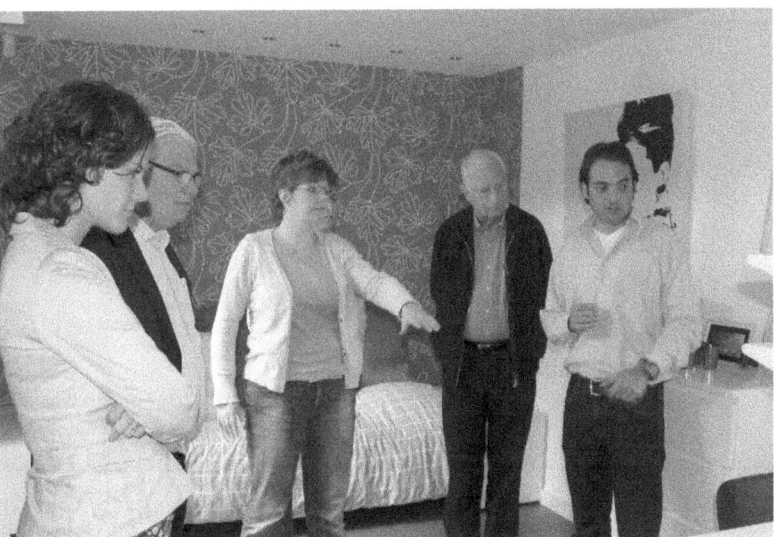

Figuur 20.2 Discussie tijdens een rondleiding in een Netcarity-woning.

veel meer dan alleen toestemming geven om technologie bij je thuis te laten installeren. Aan het gebruik van diensten kunnen mogelijke risico's kleven, bijvoorbeeld inbreuk op de privacy of bang zijn de controle over de eigen woning te verliezen. Door je bewust te zijn van de risico's kan het systeem zo ontworpen worden dat risico's geminimaliseerd worden. Dit kan bereikt worden door bijvoorbeeld de eindgebruiker zelf te laten bepalen wanneer de camera wel en niet aan is en gebruikers de mogelijkheid te bieden diensten zelf in en uit te schakelen. Verder is het van belang al tijdens het ontwerpproces na te denken over het onderhoud en mogelijkheden voor het personaliseren van het systeem. Dit zijn typische verzoeken die bij een grootschalige uitrol aan de orde komen. Door in een vroeg stadium in het ontwerpproces hierover al na te denken kunnen problemen worden voorkomen (figuur 20.2).

Venster naar de wereld

De visie van Netcarity is dat een eenvoudige, herkenbare en attractieve gebruikersinterface de drempel verlaagt om de nieuwe technologie te gebruiken. De Netcarity-diensten zijn te bedienen via een touchscreen dat in de woning is aangebracht. Dit scherm wordt gezien als het venster naar de wereld dat de gebruiker in staat stelt deel uit te maken van de samenleving en dat wanneer gewenst ook ondersteuning biedt.

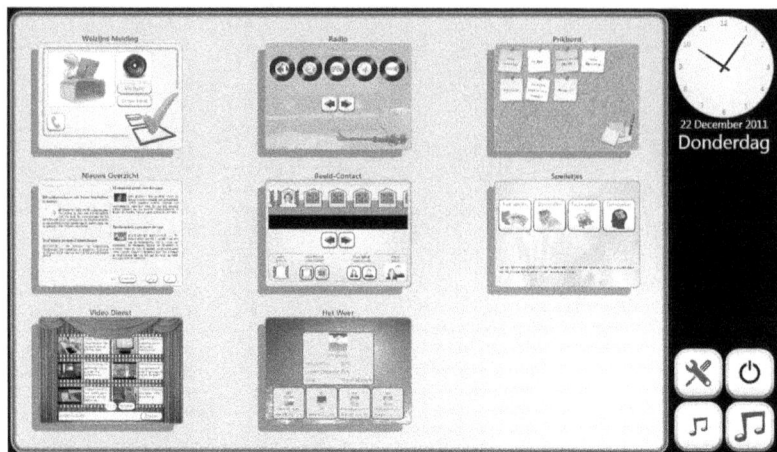

Figuur 20.3 Een eenvoudige interface maakt nieuwe technologie toegankelijk.

Vertrouwdheid, intuïtie en consistentie zijn de kernwoorden van het ontwerp van de interface. Tijdens het gebruikersonderzoek bleek dat ouderen de directe wijze van interactie met een aanraakscherm waarderen. Door gebruik te maken van interactie gebaseerd op zoomen is directe feedback aanwezig bij selectie van een onderdeel op het scherm.

Gebruikers worden ondersteund om te weten waar ze zich bevinden in de interface, door na selectie van een onderdeel onderliggende lagen vervaagd weer te geven zodat die onderliggende lagen nog wel herkenbaar zijn. De bovenste laag wordt wel geprojecteerd over de bedieningsknoppen van onderliggende lagen om verkeerd gebruik te voorkomen.

Diensten worden als een herkenbare miniatuur weergegeven (figuur 20.3), waardoor ze eenvoudig van elkaar te onderscheiden zijn. Een onderscheid is gemaakt tussen het gebruiken van een dienst en het bewerken van de instellingen van een dienst. Dit is gedaan om ervaren gebruikers de kans te geven het systeem naar eigen wens in te stellen, maar onervaren gebruikers daarmee niet te veel te belasten.

Zorg met een gezicht

Het servicepunt van Archipel is de aanbieder van een gedeelte van de Netcarity-diensten. Het sociale aspect van dienstverlening is in hun visie bepalend voor de kwaliteit van de zorg die geleverd wordt (figuur

20.4). Medewerkers gaan op zoek naar de beste manier om een cliënt te helpen door verder te kijken dan de vraag die gesteld wordt en zich te richten op het levensverhaal van de cliënt. Wat iemand heeft meegemaakt maakt de persoon tot degene wie hij is. Zorgverleners bieden hulp, maar het zijn de cliënten die eindverantwoordelijk blijven voor beslissingen. De relatie tussen zorgverlener en cliënt is gebaseerd op respect en wederzijds vertrouwen.

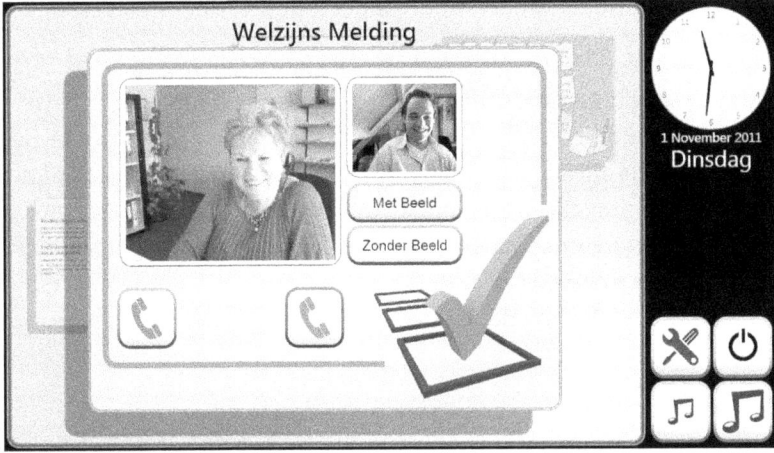

Figuur 20.4 Het sociale aspect van dienstverlening is bepalend voor de kwaliteit van de zorg.

De ontwikkelde Netcarity-diensten leveren een bijdrage aan de realisatie van deze visie. Medewerkers van Archipel waren niet alleen verantwoordelijk voor het verlenen van zorg, maar vervulden ook een rol als ambassadeur van het project. Zij waren beschikbaar voor het beantwoorden van vragen, het rapporteren van problemen en het motiveren en stimuleren van bewoners om de diensten uit te proberen. De veranderende rol van de zorgverlener binnen dit soort projecten illustreert dat het toepassen van technologie in de zorg niet alleen een productinnovatie maar zeker ook een procesinnovatie is.

Open dienstenplatform

In technische zin was de doelstelling van Netcarity het opzetten van een open dienstenplatform. Open betekent dat het platform kan worden uitgebreid met diensten van andere leveranciers. Het is dan ook mogelijk gemaakt dat dienstenleveranciers eenvoudig hun eigen dienst kunnen toevoegen aan het Netcarity-platform. Er zijn richtlijnen opgesteld waar dienstverleners zich aan moeten houden om hun dienst te mogen integreren. Hierdoor kan Netcarity op een gecontroleerde manier gekoppeld worden aan bestaande diensten en systemen.

Een concreet voorbeeld van de integratie met bestaande infrastructuur is de aansturing van verlichting, audio/video en zonwering in De Slimste Woning van Nederland. Een specifieke dienst is gewijd aan de aansturing van verschillende scenario's. Hiermee wordt geïllustreerd dat het mogelijk is het Netcarity-platform te gebruiken om de woning te bedienen.

Door de scheiding tussen wonen en zorg, die op dit moment in Nederland plaatsvindt, zal de vraag naar diensten die geleverd worden bij de bewoner thuis alleen maar toenemen. Er is dan behoefte aan een platform dat het mogelijk maakt om diensten van verschillende leveranciers te integreren zonder dat de bewoner gebruik hoeft te maken van verschillende interfaces. Het Netcarity-platform biedt deze mogelijkheden. De waardevastheid van het platform is hiermee gegarandeerd.

De ware uitdaging

Doel van het Netcarity-project was niet alleen om voor onderzoeksdoeleinden diensten te ontwikkelen, maar juist om een platform te creëren dat toekomstwaarde heeft. Van het huidige dienstenaanbod is een aantal diensten al bijna marktrijp en een aantal diensten moet nog verder uitgewerkt worden, mede op basis van reacties van de deelnemers aan het veldonderzoek van Netcarity. Deelnemers aan het veldonderzoek waren ouderen, mantelzorgers, zorgverleners, medewerkers van zorgcentrales, gemeenten, installateurs, dienstenleveranciers en onderwijsinstellingen. Voor deze brede groep is gekozen omdat ze allemaal een rol spelen bij het in stand houden en de uitbreiding van het Netcarity-platform.

De ware uitdaging van het project was het aanbrengen van de bijna marktrijpe diensten in een nieuwbouwcomplex met 84 appartementen genaamd Jo van Dijkhof in Nuenen (zie ook hoofdstuk 18). Pas toen kwamen alle praktische zaken rondom het aanbrengen van infrastructuur en het gebruiken van diensten aan het licht. Een intensieve samenwerking vond plaats tussen Smart Homes, Archipel, de woningbouwcorporatie, system-integrator, installateur en niet te vergeten de bewoners. Het uitrollen van het Netcarity-project bij de bewoners van de Jo van Dijkhof was een unieke kans. Daarbij werd veel gevraagd van mensen die met een belangrijke stap in hun leven bezig zijn: verhuizen van het woonhuis waar ze hun leven lang aan gehecht waren en een nieuw leven beginnen in een andere omgeving. Om dan ook nog ruimte te maken voor mensen die allerlei dingen willen met technologie, is een hele opgave.

Archipel geeft aan als zorgorganisatie geleerd te hebben in het omgaan met netwerkachtige samenwerkingsvormen doordat er bij de realisatie meerdere partijen betrokken waren. Naast het zoeken naar en vinden van structuren in samenwerkingsvormen was er ook veel behoefte aan flexibiliteit en improvisatie, waartoe partijen gelukkig bereid waren.

De diensten die nog niet helemaal 'marktrijp' waren, zijn getoond in De Slimste Woning van Nederland. Deze diensten, zoals valdetectie met een 3D-sensor en detectie van brand via een gassensor, zijn wel op dezelfde manier behandeld als de diensten die al wel 'klaar' waren voor de markt. Ze maken allemaal deel uit van het Netcarity-platform, zodat deze diensten hieraan snel toegevoegd kunnen worden wanneer de gebruikte sensoren uitontwikkeld zijn.

Het merendeel van de deelnemers aan het veldonderzoek is positief over het platform en de mogelijkheden die het ouderen biedt om langer zelfstandig te wonen. Zij onderstreepten onder meer het belang van het zelf kunnen bepalen welke diensten gebruikt worden, evenals de mogelijkheden tot personalisatie van het systeem. De resultaten van het veldonderzoek worden meegenomen bij het verbeteren van het Netcarity-platform. Dit is de volgende stap in het iteratieve ontwerpproces, die na afloop van de gesubsidieerde periode plaatsvindt.

Monitoring van activiteiten: leefstijlmonitoring

Charles G. Willems

Het op afstand monitoren van de leefstijl vanuit het perspectief van de professionele hulpverlener
Mevrouw Peeters, wijkverpleegkundige, vertelt:
'Mijn cliënt, de heer Pieterse, woont zelfstandig. Hij zorgt voor zichzelf en maakt drie keer per week gebruik van tafeltje-dek-je. De overige maaltijden maakt hij zelf. Zijn vriendin woonde drie straten verder. Daar ging hij regelmatig naartoe. Soms deelden ze ook de avondmaaltijd. Zijn vriendin is onlangs echter gevallen en is nu in een revalidatie-instelling opgenomen. Meneer Pieterse zelf gaat een keer per week naar de dagopvang.
Meneer Pieterse heeft het een beetje moeilijk met deze verandering in zijn leven, nu hij zijn vriendin niet meer regelmatig ziet. Bij de dagopvang hebben ze het idee dat meneer zichzelf een beetje verwaarloost, niet meer regelmatig eet en minder actief geworden is. Meneer voelt er niet veel voor om vaker naar de dagopvang te gaan. Toegegeven, pas na enig aandringen van mijn kant stemt hij ermee in dat Zorg op Maat door Leefstijlmonitoring bij hem thuis wordt ingezet. Het doel voor mij is vast te stellen of hij regelmatig blijft eten en dat hij op tijd zijn medicijnen (bloedverdunners) blijft innemen.
De informatie vanuit het systeem gaat rechtstreeks naar mij. Afgesproken is dat ik pas na een wezenlijke verandering in zijn activiteiten (drie opeenvolgende gele meldingen) met hem contact opneem. Zo blijft hij in staat zijn zelfredzaamheid te behouden en krijgt hij van mij ondersteuning als het daadwerkelijk niet goed dreigt te gaan. Gedurende de eerste weken nadat de apparatuur was geplaatst, was er voor mij regelmatig aanleiding om contact met meneer op te nemen. Maar na enige weken bleek dat de heer Pieterse een nieuw evenwicht had gevonden en hoefde ik minder

vaak contact met hem op te nemen. Wel heb ik geregeld dat tafeltje-dek-je nu iedere dag een maaltijd bij hem aflevert. Door Zorg op Maat door Leefstijlmonitoring voel ik mij meer betrokken bij het welbevinden van de heer Pieterse.'

Zoals aangegeven in het hoofdstuk over domotica en smart homes (hoofdstuk 7) is wonen te kenschetsen als het verrichten van activiteiten in een thuisomgeving. Vanuit de analyse van het menselijk handelen wordt daarbij een onderscheid gemaakt tussen algemene dagelijkse levensverrichtingen (ADL), zoals persoonlijke verzorging, aankleden, eten, drinken, en huishoudelijke dagelijkse levensverrichtingen (HDL), zoals maaltijden bereiden, afwassen en stofzuigen. Gebleken is dat ieder van ons een eigen patroon van activiteiten heeft. De wijze waarop we deze activiteiten uitvoeren (dag- en weekritme) geeft een indruk van ons functioneren. In geval van ziekte leidt dat veelal tot een verstoring van ons activiteitenpatroon. In sommige situaties treden veranderingen van dat patroon heel geleidelijk op. Zo is bij mensen met dementie een geleidelijke verschuiving in het dag-nachtritme aangetoond. De nachtelijke rustperiode wordt verkort, bij het voortschrijden van het ziekteproces zelfs zozeer dat ervan een nachtelijke rustperiode in het geheel geen sprake meer is. Deze veranderingen kunnen zelfs zo geleidelijk plaatsvinden dat een mantelzorger ze pas na geruime tijd waarneemt. Met behulp van sensoren zijn activiteiten in een woonomgeving goed waar te nemen. Zo kan met infraroodsensoren worden geregistreerd wat iemand aan bewegingen verricht. Met behulp van aan- en uitschakelaars als sensor kan inzicht verkregen worden in het gebruik van apparatuur. En met behulp van deurcontacten is bijvoorbeeld het betreden en verlaten van de woning te registreren. Wanneer met behulp van een dergelijk instrumentarium de uitvoering van activiteiten in een woning wordt gemeten, is het ook mogelijk om veranderingen daarin te signaleren. En dat zou dan weer een aanleiding kunnen zijn voor het oproepen van ondersteuning. Op basis van deze redenering hebben Glascock en Kutzik een systeem ontworpen dat inmiddels door General Electric op de markt gebracht wordt: het QuietCare-systeem. Onderzoek uitgevoerd in nauwe samenwerking met enkele thuiszorgorganisaties in Limburg is erop gericht na te gaan of dergelijke technologie ingezet kan worden bij de ondersteuning van thuiszorgmedewerkers bij hun dienstverlening naar hun cliënten. In dit hoofdstuk wordt eerst een korte beschrijving gegeven van de gebruikte technologie. Vervolgens wordt beschreven langs welke stappen de introductie in de thuiszorg heeft plaatsgevonden.

Activiteitenmonitoring via QuietCare

Het systeem bestaat uit een aantal eenvoudige infraroodsensoren. Op basis van de specifieke kenmerken van de te meten grootheden worden deze op een specifieke plaats in de woning geplaatst. Een standaard arrangement bestaat uit een vijftal sensoren die geplaatst worden op de volgende plaatsen: binnen en buiten de badkamer, in de slaapkamer, in de koelkast en in het medicijnkastje. Aanvullend kunnen nog sensoren worden geplaatst bij de buitendeur. Voorts wordt centraal een thermometer geplaatst plus een eenheid waarmee gegevens kunnen worden doorgegeven naar een elders geplaatste server. Hiervoor wordt tot nu toe een telefonieprotocol gebruikt. Op deze manier worden gegevens verzameld over activiteiten, uit te splitsen naar het tijdstip van de dag, frequentie en verblijfsduur in de badkamer, frequentie en tijdstippen van activiteiten in de keuken gerelateerd aan het koelkastgebruik, van medicijngerelateerde handelingen en van activiteiten gedurende de nacht. Door het algoritme wordt op basis van de uitgevoerde activiteiten in een eerste meetperiode een soort basislijn vastgesteld. Hiervoor is een periode van twee weken het uitgangspunt. Wanneer na verloop van die eerste periode verandering in het activiteitenpatroon optreedt (bijvoorbeeld later dan gebruikelijk opstaan, meer of minder maaltijdgerelateerde beweging, langer verblijf in de badkamer of op ongebruikelijke tijdstippen), kan een door het algoritme ingestelde grenswaarde gepasseerd worden. Afhankelijk van het betreffende kenmerk wordt dan een vervolgactie ondernomen. De inschatting van de ernst van de verandering van activiteit bepaalt de urgentie van de vervolghandeling. De resultaten van deze analyse worden weergegeven via een cliëntspecifieke webpagina. Als alles in orde is, dan wordt een groene code gehanteerd. Een niet-urgente verandering (zoals het later naar bed gaan) wordt met een gele codering weergegeven. Wordt een urgente verandering geconstateerd (zoals een mogelijk valincident), dan wordt op de webpagina een rode codering gebruikt. Aansluitend daaraan wordt via een voicemailcontact ook een melding gegeven aan een medewerker van een meldcentrale. Deze krijgt die melding zodra het algoritme de verandering heeft geconstateerd. De betrokken medewerker van de meldcentrale, die natuurlijk moet beschikken over de relevante gegevens van de cliënt, kan dan een vervolgactie initiëren. Op deze wijze is een snelle reactie op een acute wijziging mogelijk. Met behulp van deze infrastructuur werden cliënten van de thuiszorgorganisatie Proteion Thuis (een thuiszorgorganisatie in Noord- en Midden-Limburg) ondersteund.

De toepassing door de thuiszorg

Om de in de vorige paragraaf beschreven werkwijze van het QuietCaresysteem mogelijk te maken, werd eerst in een pilot een aantal condities uitgetest om na te gaan of de inzet in Nederland mogelijk is. De installatie van de apparatuur bij cliënten thuis werd gevolgd door het versturen van de benodigde gegevens naar een meldcentrale die continu bereikbaar is. Deze zorgt voor de initiële opvang van de gegenereerde meldingen. Ook werden medewerkers van Proteion Thuis geïnstrueerd in het gebruik van de apparatuur en kregen zij de mogelijkheid vertrouwd te raken met de inschatting van de gegevens verkregen via de webpagina. Op basis van de mogelijk te verwachten meldingen werden protocollen opgesteld met daarin aangegeven hoe in geval van een urgente of niet-urgente melding te handelen. Deze condities zijn ook vastgelegd in het zorgarrangement zoals dat met de cliënt is afgesproken. Nadat deze condities voor iedereen tot volle tevredenheid waren gerealiseerd, werd begonnen met de werving en selectie van de cliënten die in een eerste pilot van zes maanden betrokken zouden worden. Het doel van deze pilot was inzicht te krijgen in de technische werking van het systeem en een indruk te krijgen van de bruikbaarheid via de gebruiksgegevens van de cliënten. Deze pilot werd begeleid vanuit toepassingsgericht onderzoek om op die manier de ervaringen vast te leggen. De resultaten lieten zien dat toepassing goed mogelijk is: er werd een beperkt aantal incidenten geregistreerd die goed konden worden afgehandeld. Cliënten voelden zich door de inzet van deze technologie ondersteund; het gaf hen het gevoel dat zij hiermee op de vertrouwde manier konden blijven wonen in hun eigen huis. Bij de thuiszorgmedewerkers werden verschillende reacties gesignaleerd, deels positief en deels negatief. Sommigen vonden de extra informatie over het functioneren van de cliënt bruikbaar. Anderen vonden dat het eigenlijk niets toevoegde en bleven het een heel bewerkelijke toepassing vinden. De thuiszorgorganisatie constateerde dat de technologie werkte en dat de verkregen ervaringen het verdere gebruik van de technologie rechtvaardigden en besloot door te gaan met deze toepassing en opschaling na te streven.

Opschaling

Na een eerste positieve pilot van de toepassing van nieuwe technologie breekt veelal een kritische fase aan. In hoeverre is het mogelijk om het gebruik van de technologie daadwerkelijk op te schalen? Veelal ontbreken daarvoor de middelen. De bewijskracht van de nieuwe benadering is nog niet sterk genoeg om de huidige werkwijze structureel te veranderen en de groep die er ervaring mee heeft opgedaan, is nog maar betrekkelijk klein. Alle reden dus om een grootschaliger vervolg te initiëren. Maar dan met het doel om de bereikte meerwaarde ook onderdeel te laten worden van het reguliere handelen. Hoe dat te bereiken in een organisatie waarin een variëteit aan ondersteuning wordt geboden aan een diversiteit van cliënten met een technologie die ontworpen is om geleidelijke gedragsveranderingen te signaleren? Proteion Thuis en Hogeschool Zuyd zijn daarvoor op zoek gegaan naar externe middelen. Via het Transitieprogramma in de Langdurende Zorg konden deze gevonden worden. Daarbij was het streven om een zo groot mogelijk deel van de cliënten van de thuiszorg te ondersteunen via de inzet van deze technologie. Immers, alleen dan leren medewerkers de meerwaarde van deze technologie als onderdeel van hun handelen te waarderen. Om dit te bereiken, werd de opschaling uitgevoerd door de inzet te laten plaatsvinden bij cliënten van een tweetal teams van thuiszorgmedewerkers. Dat zou dan de gelegenheid bieden om een relatief groter gedeelte van de cliënten waarvoor die teams verantwoordelijk zijn te ondersteunen met behulp van deze technologie. Om draagvlak te verwerven bij medewerkers voor het gebruik van technologie is het van belang dat zij de meerwaarde ervan beseffen ten aanzien van hun professioneel handelen. De informatie die de activiteitenmonitoring oplevert, dient hun handelen te ondersteunen. Teneinde daar inzicht in te krijgen, wordt aan medewerkers gevraagd hun overwegingen bij de interpretatie van de monitoringsgegevens vast te leggen zodat ze onderdeel kunnen worden van collegiaal overleg. Om dit te bereiken werd een registratiesysteem ontwikkeld (de HCIS-assistant) waarin per cliënt gegevens kunnen worden gerapporteerd. Deze gegevens zijn vervolgens besproken tijdens het reguliere medewerkersoverleg. Figuur 21.1 toont een voorbeeld van gegevens geplaatst in de HCIS-assistant.

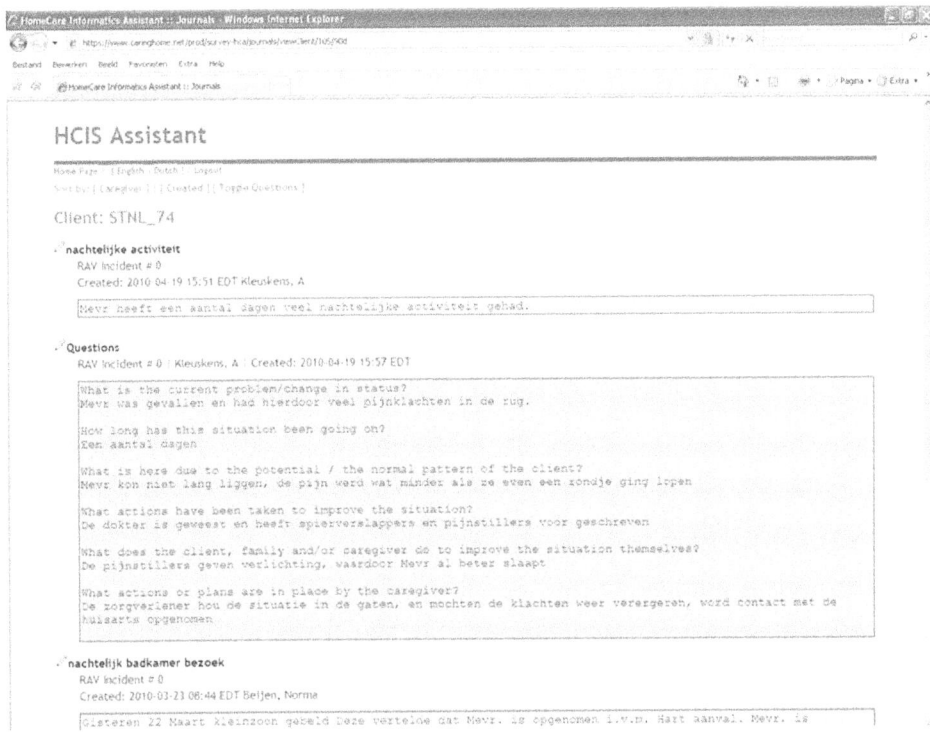

Figuur 21.1 Voorbeeld van de HCIS-assistant.

Gebruiksgegevens

Aan de hand van de opschaling kon een fors groter aantal cliënten worden ondersteund met behulp van het QuietCare-systeem. Analyse van de gegevens laat zien dat in een veelheid van cliëntsituaties de toepassing van het systeem betekenis heeft voor het verpleegkundig handelen. Daarbij is gebruikgemaakt van de analyse van de meldingen die vanuit het systeem worden georganiseerd en waarop door medewerkers van de zorgcentrale en door medewerkers van de thuiszorg is gereageerd. Ook mantelzorgers van cliënten bij wie de apparatuur is geplaatst, kunnen onder bepaalde voorwaarden inzage krijgen in de gegevens. Met name in situaties waarin de hoeveelheid zorg die men verleent als belastend wordt ervaren, bieden de gegevens vanuit de activiteitenmonitoring verlichting. Op het moment dat medewerkers of anderen daar behoefte aan hebben, kunnen zij inzicht krijgen in de cliëntsituatie. Technisch gesproken worden er verbeterpunten geconstateerd, door zowel de mantelzorgers als de thuiszorgmedewerkers, die een beter gebruik van het systeem in de Nederlandse situatie mogelijk maken. Zo is tot op dit moment de voertaal van het systeem Engels, iets wat door de meeste thuiszorgmedewerkers als zeer lastig wordt ervaren. Ook zijn er nog te veel fout-positieve meldingen die niet verklaard kunnen worden door de wijze waarop het systeem wordt gebruikt. De meeste medewerkers zijn tevreden over het gebruik van de activiteitenmonitoring. Het is echter nog geen standaardtoepassing.

Financiering van activiteitenmonitoring

Verwacht wordt dat deze toepassing aan kracht kan winnen wanneer ze preventief kan worden ingezet. Dat wil zeggen wanneer de gedragsveranderingen nog niet manifest zijn. Dat is nu nog niet mogelijk. Immers, het wordt nu (situatie 2011) gefinancierd vanuit de AWBZ. De beleidsveranderingen die op dat gebied worden ingevoerd, maken het waarschijnlijk dat een financieringsregeling via de Wmo (Wet maatschappelijke ondersteuning) noodzakelijk zal zijn. Uit analyse van de bekostigingsstructuur van deze toepassing blijkt dat verschillende financieringsmechanismen betrokken zijn: de regeling zorginfrastructuur voor de bekostiging van de technologie en de alarmopvolging, de productiekosten van de thuiszorg voor de plaatsing van de apparatuur en de inzet van zorgverleners als onderdeel van de reguliere zorgverlening, additionele projectfinanciering voor de begeleiding van het onderzoek, alsook de algemene financiering van de thuiszorg voor de introductie en scholing van de medewerkers. In een onderzoek naar de bekostiging zijn deze kosten opgenomen in de 'organisatorische case'. Ook is een analyse gemaakt van de betrokken doelgroepen. Voorts is een analyse van het rendement van deze toepassing uitgevoerd. Daarbij zijn de tot nu toe verzamelde gebruiksgegevens aangevuld met literatuurgegevens. Gezamenlijk vormt dit de 'maatschappelijke businesscase'. Zie de schematische weergave hiervan in figuur 21.2. Deze gegevens zijn gebruikt om de condities te identificeren waaronder een sluitende exploitatie van de toepassing mogelijk wordt. Vooralsnog heeft dit ertoe geleid dat in de regio Noord- en Midden-Limburg de inzet van deze technologie als onderdeel van de thuiszorg voortgezet kan worden. Immers, met steun van het zorgkantoor heeft een viertal zorgorganisaties afgesproken verder te werken met deze technologie en zo ervaringen op te blijven doen met activiteitenmonitoring. Gezamenlijk werken zij aan de voorwaarden die een structurele inzet hiervan mogelijk maken. Deze ervaring kan worden gebruikt om vanuit de praktische toepassing die situaties te herkennen die klinische relevantie hebben. Indien inmiddels technische verbeteringen mogelijk zijn in de werkwijze van de monitoring zelf (het gebruikte algoritme) loont het wellicht de moeite om in QuietCare ook verbeteringen aan te brengen of dan over te stappen op een andere technologie.

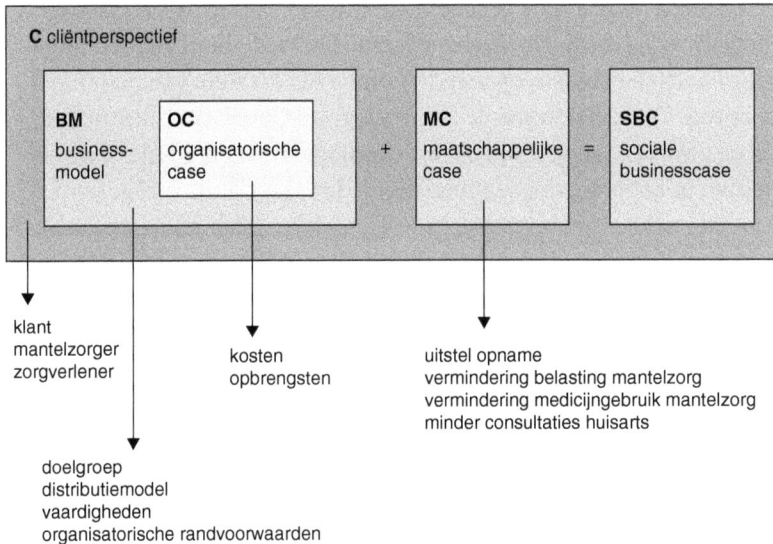

Figuur 21.2 Schematische weergave van de maatschappelijke businesscase.

Van pilot tot routinematige toepassing

Deze beschrijving van de toepassing van activiteitenmonitoring als onderdeel van de thuiszorg laat zien dat het inpassen van technologie als onderdeel van de zorg niet vanzelf gaat. Het hier geschetste traject is van start gegaan in de loop van 2007. Het vertrekpunt was een in de Verenigde Staten ontwikkelde technologie. Zonder dat aan de technologie zelf veranderingen zijn aangebracht, is geleidelijk aan een toenemend aantal cliënten hiermee ondersteund gedurende een langere periode. Ook is een toenemend aantal medewerkers bekend geraakt met de mogelijkheden. Bij de gehanteerde implementatiestrategie moest feitelijk op meerdere niveaus tegelijkertijd actie worden ondernomen. De introductie bij cliënten, bij zorgmedewerkers, het inspelen op verandering in de werkwijze van medewerkers, de verandering in financiering, dat alles is in eenzelfde periode aangepakt. Tegelijkertijd zijn gegevens verzameld aangaande de effectiviteit van een dergelijke technologie ter overtuiging van de betrokkenen.

Het is juist die samenloop van omstandigheden die de implementatie van technologie in de zorg zo lastig maakt, omdat het gaat om de introductie van verandering van werkwijze en verwachtingen. Van alle betrokkenen bij dit proces wordt verwacht dat zij de stappen meemaken in de analyse en de uitvoering van deze vernieuwing. Alleen dan is te verwachten dat een implementatie effectief kan zijn. Broens et al. hebben in hun literatuuranalyse over de ontwikkeling van telediensten de factoren op een rijtje gezet die van invloed zijn op de succesvolle toepassing daarvan. De meeste pilots die in Nederland worden uitgevoerd halen de eindstreep niet; ze komen het stadium van pilot niet te boven. Ten aanzien van de toepassing van QuietCare is het nog te vroeg om te constateren of deze technologie wel kan worden opgenomen in het palet van de thuiszorgmedewerker. Er is veel geleerd van het werken met implementatiestrategieën. Maar op basis van de ervaring die tot nu toe is opgedaan bij dit traject mag verwacht worden dat activiteitenmonitoring een blijvertje zal blijken te zijn. Het zal een welkome aanvulling zijn, die zodanig inzicht geeft in het functioneren van zelfstandig wonende zorgvragers dat de inzet van zorgverlening efficiënt en effectief kan worden georganiseerd.

22 Oplossingen voor sleutelproblematiek

Johan van der Leeuw

> Een thuiszorgteam beheert voor 35 cliënten de huissleutels. Vooral de afgelopen twee jaar zijn er veel cliënten bij gekomen. Volgens de leidinggevende is het beheer van de sleutels niet meer verantwoord uit te voeren. Behalve dat er meer cliënten zijn, is in verhouding ook het aantal zorgverleners toegenomen dat bij een cliënt thuis komt. De helpenden, de verzorgenden, de verpleegkundigen, mensen van het specialistisch team en verpleegkundig consulenten komen allemaal in huis. De sleutel van de cliënt moet steeds worden overgedragen en logistiek geeft dat veel problemen.

Sleutelproblematiek

Mensen blijven tegenwoordig steeds langer thuis wonen, ook als ze alleen zijn en intensieve zorg nodig hebben. Het aantal cliënten dat gebruikmaakt van thuiszorg neemt toe. Deze cliënten hebben ook intensievere zorg nodig dan een aantal jaren geleden. Dit zijn redenen waarom steeds meer cliënten hun sleutel in beheer van de zorgorganisatie geven.

Meestal worden deze sleutels in afgesloten ruimten bewaard. De sleutels zijn gecodeerd en deze code komt overeen met het adres van de cliënt. Wanneer zorgverleners naar de cliënten gaan, moeten zij eerst langs de sleutelposten om de sleutels op te halen. Het grootste probleem van het op deze wijze beheren van de sleutels is dat het veel tijd kost. Vooral bij een ongeplande zorgvraag is het ophalen van de sleutel erg lastig. Het kan gebeuren dat de zorgverlener zijn ronde maakt en bij een ongeplande vraag weer terug moet om de sleutel van de cliënt op te halen. Dit kost te veel tijd en de cliënt moet langer wachten voordat hij hulp krijgt.

De mogelijke oplossingen

Veel instellingen en bedrijven werken aan oplossingen voor het sleutelprobleem. Bij de keuze moet rekening gehouden worden met de volgende factoren:
- De wensen en mogelijkheden van de cliënt. Kan de cliënt zelf de deur opendoen of niet?
- De type woning van de cliënt. Bij een huis is meestal één sleutel nodig, bij een wooncomplex meerdere.
- Het cliëntsysteem, de familie. Met name bij een oplossing die een verandering van een slot met zich meebrengt, moet ook de familie hierin gekend worden.
- Geplande of ongeplande zorg. Er zijn situaties waarbij regelmatig op onverwachte momenten zorg verleend wordt.
- De duur van zorg. Als zorg voor een kortere periode wordt gegeven, lonen aanpassingen wellicht niet.

Een aantal voorbeelden van oplossingen voor de sleutelproblematiek wordt hierna gegeven. Bij deze oplossingen wordt duidelijk of er een aanpassing van het slot van de deur van de cliënt noodzakelijk is en of de zorgverlener iets mee moet nemen om de woning van de cliënt binnen te gaan.

Kluis met code

> Meneer Haver is gevallen. Het is al laat in de avond. Gelukkig kon hij nog net bij de telefoon en belt hij de thuiszorg. De centrale van de thuiszorg schakelt de dienstdoende verzorgende Jannie in. Jannie is net klaar met mevrouw Kort en is niet ver verwijderd van de woning van meneer Haver. Zij krijgt van de centrale de code door van de kluis waarin de voordeursleutel van meneer Haver is opgeborgen. Jannie is er binnen tien minuten. Meneer Haver heeft gelukkig niets ernstigs. Vroeger zou Jannie eerst naar de wijkpost hebben moeten gaan. Dit scheelt haar bijna 20 minuten rijden.

Aan de buitenkant van de voordeur van de woning van meneer Haver is een kluis geplaatst. In deze kluis zit de sleutel waarmee de deur kan worden geopend. Het openen van de kluis gebeurt met een pincode. Deze pincode ontvangt de zorgverlener wanneer zij bij de woning van de cliënt staat en met de centrale (algemene centrale van de zorginstelling en/of centrale personenalarmering) belt. De pincode kan korte tijd geldig zijn (slechts voor één bezoek) of langere tijd (bij zorg die gedurende een bepaalde periode wordt gegeven).

Kastje in huis

> Meneer De Vries woont alleen. Als hij 's avonds al in bed ligt, komt hij er niet gemakkelijk meer uit. Hij heeft onlangs een kast in de woning achter de voordeur laten plaatsen, zodat de hulp naar binnen kan. Het kastje voor de sleutel aan de binnenkant van de woning is van buiten niet zichtbaar. Het gaat anderen in de buurt immers niets aan dat hij hulp nodig heeft.

Het kastje zit aan de binnenkant van de voordeur van de woning van de cliënt. In dit kastje zit de sleutel van de voordeur. De sleutel wordt vrijgegeven doordat de zorgverlener belt met een geautomatiseerde, onbemande centrale. De onbemande centrale controleert het nummer of pincode en gaat na of de sleutel gebruikt mag worden. Zo ja, dan komt vanaf de centrale een signaal naar de kast in de woning en valt de sleutel van het haakje en 'naar buiten', zodat de zorgverlener erbij kan om de deur te openen.

Ontgrendelen met een pasje

> Thuiszorgmedewerker Jeanine vertelt: 'Vroeger liep ik met een grote bos sleutels rond. Ik voelde me net een cipier. Ik herinner mij dat ik vooral bang was om de sleutels te verliezen. Bovendien stond ik vaak minuten voor de deur te rommelen voordat ik de juiste sleutel had. Nu we werken met het pasjessysteem ben ik van die problemen verlost. Mijn cliënten hebben wel allemaal hun voordeursloten moeten aanpassen, maar de meesten vonden dat geen probleem.'

Bij de cliënt wordt het bestaande slot aangepast tot een elektronisch slot. Bij de deur wordt een kaartlezer geplaatst. De zorgverlener heeft een pasje. Wanneer de zorgverlener dit pasje voor de kaartlezer houdt, worden de gegevens naar de centrale gestuurd. De centrale controleert automatisch de gegevens en opent de deur.

Loper die past op meerdere sloten

De voordeur van de cliënt is voorzien van een nieuw slot met een lopersysteem. De zorgverlener opent dit slot met een speciale sleutel, de zogenaamde loper. Deze loper past op meerdere sloten van meerdere cliënten, zodat het aantal verschillende sleutels wordt beperkt. De cliënt heeft echter een sleutel die alleen maar op het slot van de eigen woning past.

Deur openen met zender of code

De cliënt kan het deurslot ontgrendelen met een elektronische sleutel, of op afstand met een zendertje en eventueel een code. Wanneer de zorgverlener aanbelt, kan de cliënt via de zender de deur openen. Groot voordeel is dus dat de cliënt zelf kan bepalen of hij de deur opent als er wordt aangebeld en dat hij de deur op afstand kan openen. De zorgverlener kan het slot ook bedienen met een eigen zendertje en eventueel een code. Via één zender (en verschillende codes) kunnen meerdere deuren worden geopend.
Nadelen zijn de in het algemeen hogere kostprijs van dit type oplossingen en de wijze van programmering: de elektronische sleutel of het zendertje moet ergens naartoe om deze te herprogrammeren.

Samenvatting

Inmiddels is er een groot aantal verschillende oplossingen voor de sleutelproblematiek. Vooralsnog is er eigenlijk geen 'beste' oplossing. Met diverse factoren moet rekening worden gehouden, zoals die zijn beschreven. Het is dan afhankelijk van de situatie wat de 'beste' oplossing is.
Een zorgorganisatie kan wel vanuit het oogpunt van efficiënt beheer kiezen voor één bepaalde oplossing die voor alle cliënten wordt toegepast.

23 Domotica in kleinschalig wonen

Johan van der Leeuw

Mevrouw Vermeulen woont samen met vijf andere mensen met dementie in één van de groepswoningen van De Wiekslag III van de zorgorganisatie Zorgpalet Baarn-Soest. Zorgpalet is een organisatie voor ouderenzorg binnen en buiten de muren van een verzorgings- en verpleeghuis.
Mevrouw Vermeulen is 's nachts onrustig en staat daarbij regelmatig op uit bed. Omdat mevrouw Vermeulen een valrisico heeft, is bij haar de zogenoemde opsta-alarmering geactiveerd. Deze geeft een melding als iemand uit bed opstaat. De melding uit de kamer van mevrouw Vermeulen gaat naar de slaapwacht in het naburige verzorgingshuis, die de melding ziet binnenkomen op een kleine handcomputer. Via een link in de melding kan de slaapwacht het beeld van een camera oproepen die in het woonslaapvertrek van mevrouw Vermeulen is aangebracht. Hiermee kan de slaapwacht verifiëren wat de situatie is en wordt haar mogelijk een overbodige wandeling vanuit het verzorgingshuis naar de groepswoning bespaard.

Kleinschalig wonen

De Wiekslag III waar mevrouw Vermeulen woont, vertegenwoordigt de hedendaagse vormgeving van het kleinschalig groepswonen voor mensen met dementie. Dit is begonnen in de jaren negentig van de vorige eeuw, met De Wiekslag I als een van de eerste projecten. Inmiddels wordt vrijwel alle nieuwbouw en verbouw van verpleeghuiszorg voor mensen met dementie gerealiseerd in de vorm van het kleinschalig groepswonen.

Het concept behelst dat zes tot acht mensen met dementie met elkaar een groep vormen. Overdag en in de avond is er per groep één integrale medewerker die volgens het ideale concept samen met de groep kookt, de was doet enzovoort. Hiermee is het 'instellingskarakter' van een verpleeghuis met bijvoorbeeld een centrale keuken en restaurant zo veel mogelijk naar de achtergrond verdwenen. Het gaat om het creëren van een zo huiselijk mogelijke omgeving. De uiterlijke vormgeving is die van zes tot acht woon-slaapvertrekken gegroepeerd rond een gezamenlijke huiskamer met keuken.

DOMOTICA IN HET KLEINSCHALIG WONEN

De eerste gedachten over het toepassen van domotica in kleinschalig wonen zijn pas in 2000 op papier gezet, waarna de eerste pilotprojecten vanaf 2003 volgden. Pas vanaf 2010 is er een grotere belangstelling ontstaan voor domotica in het kleinschalig wonen voor mensen met dementie.
In de zorg voor gehandicapten is het op kleinere schaal wonen of groepswonen al langer gebruikelijk. Ook gebruikt men hier al langer domotica.

De belangrijkste drijfveer voor het toepassen van domotica in het kleinschalig wonen voor mensen met dementie is de betaalbaarheid. Maar vooral doordat met domotica bespaard wordt op de nachtzorg is de exploitatie rond te krijgen. De vervanging van de wakende wacht door een slaapwacht bij De Wiekslag is hiervan een voorbeeld. Andere voorbeelden zijn een personeelsstop op de nachtzorg bij de realisatie van drie groepswoningen bij een verpleeghuis (Lückerheide, Kerkrade) of de inkrimping van het nachtzorgpersoneel van 3 op 72 cliënten naar 2 op 72 (Leo Polak, Amsterdam; zie hoofdstuk 24).

Bijkomend voordeel is dat domotica een 'lichter' alternatief biedt voor onaangename, meer fysieke maatregelen van vrijheidsbeperking. De opsta-alarmering voor mevrouw Vermeulen is bijvoorbeeld een alternatief voor een bedhek of onrustband. Onrustbanden of zogenoemde Zweedse banden werden tot voor kort nogal eens gebruikt in zowel de gehandicaptenzorg als de ouderenzorg. In de zorg voor mensen met dementie heeft dit een directe relatie met de nachtelijke onrust die bij mensen ontstaat vanaf het stadium van matige dementie. Het gebruik van met name de onrustbanden is inmiddels flink teruggebracht, mede naar aanleiding van een aantal dodelijke ongevallen en de wetgeving hieromtrent. Domoticavoorzieningen zoals opsta-alarmering en verlatenkamermelding spelen hierbij een rol.

WELKE FUNCTIES?
Het toepassen van domotica begint met het opstellen van een functioneel programma van eisen (PvE). In het functioneel PvE voor het kleinschalig wonen voor mensen met dementie zijn de volgende vier groepen te onderscheiden:
1 bewakingsfuncties bij mogelijke noodsituaties overdag en/of in de nacht;
2 preventie en detectie bij dwalen;
3 functies omtrent licht;
4 algemeen.

Bewakingsfuncties

In verband met de nachtelijke onrust bij mensen met dementie is de belangrijkste bewakingsfunctie de opsta-alarmering: het maken van een melding zodra de cliënt uit bed opstaat dan wel na een ingestelde tijd niet is teruggekeerd in bed. De tot nu toe meest gebruikte oplossing is een enkelvoudige bewegingsmelder die bij het bed wordt geplaatst. Vanwege het relatief grote aantal valse alarmen zijn diverse zorgorganisaties bezig met alternatieven, zoals een bedmat onder het matras, een nachtlichtcamera met beeldinterpretatie gericht op het bed of een reeks bewegingsmelders met software erachter.

Een wat lichter alternatief voor de opsta-alarmering is de 'verlatenkamermelding'. Deze werkt door middel van een magneetcontact of een gerichte bewegingsmelder aan de binnenzijde van de kamerdeur. Zeker bij de verlatenkamermelding maar ook bij de opsta-alarmering is een risico dat zorgpersoneel zelf een vals alarm veroorzaakt door de kamer binnen te lopen. Dit is op te lossen door gebruik van bijvoorbeeld een chipkaart of een tag (elektronische sleutel) voor het openen van de kamerdeur, waarbij de bewaking automatisch wordt uitgeschakeld.

Met name in de zorg voor mensen met een verstandelijke beperking, maar in toenemende mate ook in de ouderenzorg, wordt akoestische bewaking toegepast in de nacht. Dit behelst dat er een melding wordt gemaakt als een geluid een bepaalde ingestelde drempelwaarde overschrijdt. Ondanks de betrouwbaarheid van de technologie, doen zich in de praktijk nogal wat valse meldingen voor. Vandaar dat er van oudsher in de gehandicaptenzorg wordt gewerkt met nachtzorgcentrales die als zeef fungeren. Deze ontbreken echter meestal in de ouderenzorg.

Cameratechnologie wordt ook in toenemende mate toegepast. In de eerste plaats om op afstand een melding te verifiëren. Dit voorkomt dat het zorgpersoneel onnodig in actie moet komen.

Een camera kan echter ook worden toegepast voor een andere nuttige functie: een zorgmedewerker op afstand kan daarmee de bewoners die overdag in de woonkamer zitten in de gaten houden als die ene integrale medewerker bij een andere groep in de groepswoning bezig is. Een tweede belangrijke bewakingsfunctie overdag is dat de bewoner zich kan terugtrekken in zijn/haar eigen woon-slaapvertrek en daar vervolgens bewaakt wordt. Dit gebeurt meestal via inactiviteitsmeting door middel van een bewegingsmelder.

Dwaaldetectie

Mensen met dementie kunnen weggloopgedrag vertonen. Dwaaldetectie geeft een melding als een dergelijke bewoner een deur nadert, waarbij tevens die deur automatisch op slot wordt gehouden. Het wordt meestal toegepast op kritische plaatsen van een zorggebouw, bij de centrale uitgangen bijvoorbeeld. Het kan ook gebruikt worden om een selectieve doorgang binnen een zorggebouw mogelijk te maken, waarmee het gedwongen karakter van een geheel gesloten afdeling enigszins kan worden versoepeld voor cliënten die daarvoor in aanmerking komen. Immers, een deel van de bewoners die op een gesloten afdeling met groepswoningen moeten verblijven, kan dan eventueel toch de afdeling af.

De apparatuur heeft de vorm van een polsband en bestaat uit een RFID[1]-chip plus batterij voor voldoende zendvermogen. Mensen met dementie kunnen hiermee grote moeite hebben omdat zij niets op het lichaam willen dragen. Vandaar dat er alternatieven zijn in de vorm van een RFID-chip zonder batterij die in de hak van de schoen wordt aangebracht. Dit type systemen werkt met een detectielus onder de vloer voor de strategische deur, waardoor het kortere zendbereik van de chip zonder batterij geen probleem meer vormt.

Verlichting

De succesvolste toepassing is de nachtoriëntatieverlichting. Mensen met dementie kunnen langer zelf naar het toilet toe gaan zonder hulp als er bij het uit bed opstaan automatisch verlichting wordt aangeschakeld op de route naar het toilet. Als het toilet zich buiten op de gang bevindt, is het van belang dat de eigen kamerdeur weer wordt verlicht

---

1 Radio-frequency identification

als de bewoner het toilet weer verlaat. Het is afhankelijk van de cliënt met dementie of dit wel of niet toegepast kan worden, omdat niet iedere persoon met dementie dit begrijpt of er zelfs bang van wordt.

Algemeen
Een voorbeeld van een algemene voorziening is het gebruik van een elektronisch sleutelsysteem door het zorgpersoneel om toegang te krijgen tot ruimten die wel voor het zorgpersoneel toegankelijk zijn, maar niet voor de bewoners.

Concluderend

Domotica in het kleinschalig wonen voor mensen met dementie kan een belangrijke bijdrage leveren aan de kwaliteit van leven van de bewoners. Bijvoorbeeld doordat onaangename fysieke maatregelen voor vrijheidsbeperking in de nacht, zoals bedhekken of een onrustband, erdoor overbodig kunnen worden. Het 'lichtere' domotica-alternatief is dan bijvoorbeeld de opsta-alarmering. Op de gesloten afdeling biedt het ook de mogelijkheid dat niet de hele groep meer collectief opgesloten hoeft te zijn. De zorgorganisatie heeft dan de mogelijkheid bewoners te selecteren die ervoor in aanmerking komen het 'cluster van groepswonen' te verlaten.

Deze vorm van domotica ondersteunt ook het zorgpersoneel. Met name het nachtzorgpersoneel krijgt hiermee als het ware een paar 'extra oren en ogen'. Bijkomend voordeel hierbij is dat, afhankelijk van de situatie, op de inzet van dit nachtzorgpersoneel bespaard kan worden.

Leo Polakhuis: domotica bij ouderen met dementie

Joost van Hoof

Het Leo Polakhuis in Amsterdam biedt kleinschalig wonen aan mensen met dementie. Hier verblijven 72 bewoners verdeeld over 12 groepen met 6 bewoners per groep. Bewoners hebben gezamenlijk sanitair en een woonkamer annex keuken. Het Leo Polakhuis ging in 2002 van start en is nog steeds een sprekend voorbeeld van het gebruik van domotica in de psychogeriatrie. De controle over de domoticasystemen ligt echter bij de zorgprofessionals.

De specifieke doelen van de zorgdomotica in het Leo Polakhuis waren drieledig:
1 het verhogen van de kwaliteit van leven (meer bewegingsvrijheid zonder dwalen, verbeterde verlichting en ondersteuning van de autonomie);
2 ondersteuning van zorgverleners, bijvoorbeeld door monitoring;
3 het verhogen van de efficiency van de zorg, vooral tijdens de nacht.

De rol van het individu en diens zelfstandigheid stonden centraal bij de installatie van de zorgdomotica. Daarnaast diende de domoticatechnologie een aanvulling te zijn op de zorg in plaats van een vervanging ervan en diende tevens in een behoefte te voorzien.
De volgende systemen werden geïnstalleerd:
- dynamische verlichting en automatische schakelingen (met handmatige controle) in woonruimten op basis van een digitaal bewonersprofiel;
- oriëntatieverlichting voor de toiletgang;
- automatische 'verlenging' van de dag in de winter door het verhogen van de verlichtingssterkte;
- automatische en handmatige zonwering;

- automatische 'leefzones' voor de bewoners (vrije toegang tot ruimten), die gemonitord en aangepast kunnen worden door medewerkers via schermen en DECT[1]-handsets (figuur 24.1);
- akoestische nachtbewaking;
- activiteiten- of bewegingsdetectie in de nacht op basis van een digitaal bewonersprofiel;
- brandalarmering;
- toegangscontrole door personeel;
- automatische schakeling van fornuis;
- handsets voor communicatie en alarmering.

De meeste van deze systemen zijn optioneel en alleen in gebruik als dat gewenst is.

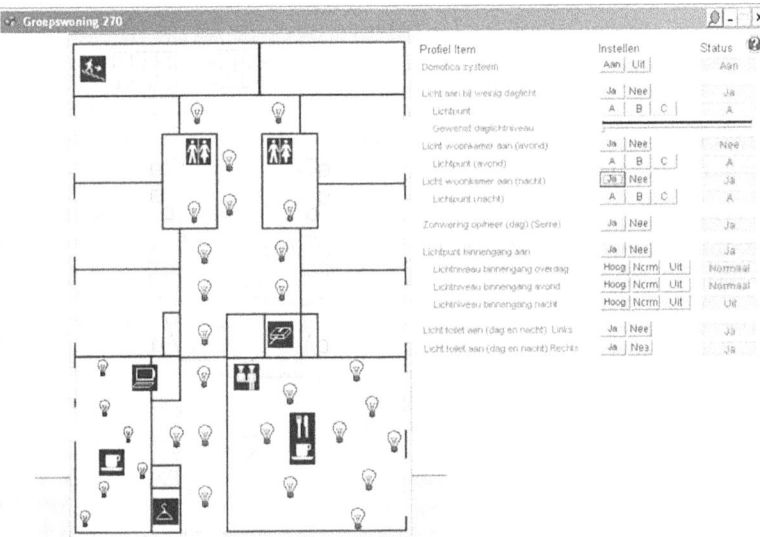

Figuur 24.1 *Profiel van een groepswoning.*

De interactie tussen domotica en de gebruiker vindt plaats door middel van computerschermen en DECT-handsets. Deze worden bediend door het zorgpersoneel. Om de bewoners te kunnen monitoren en om de automatische deuren en verlichting te kunnen regelen, zijn zowel bewoners als personeel uitgerust met RFID[2]. Deze RFID is ingebouwd in een polsband en in andere kledingstukken. Zo houdt een centrale server bij of een bepaalde persoon gemachtigd is door een deur te

1 Digital enhanced cordless telecommunications
2 Radio-frequency identification

gaan. In het geval van ongewenste dubbele doorgangen (twee personen gaan tegelijkertijd door een openstaande deur) gaat een alarm. Bij dubbele doorgangen waarbij een personeelslid is betrokken, is doorgang toegestaan. Het gebruik van RFID maakt het gebruik van persoonlijke profielen voor de toegangscontrole en het binnenmilieu mogelijk. Naast de RFID maakt het systeem ook gebruik van infraroodbewegingsdetectoren, deurcontacten en akoestische sensoren, die een integraal deel vormen van de gedeelde en private ruimten.

De totale investering van de zorgdomotica bedroeg € 737.000 oftewel € 10.000 per bewoner. Dit is meer dan bij soortgelijke projecten in Nederland. Tijdens de nacht kan worden bespaard op zorg doordat twee in plaats van drie personeelsleden dan voldoende zijn. Dit geeft een besparing van ongeveer € 64.000 per jaar. Het succes van de technologie heeft dus geleid tot een lagere druk op de nachtzorg, hoewel technologie in beginsel geen vervanging mocht zijn van zorg. Lauriks et al. hebben onderzoek gedaan naar de verdere effecten van de zorgdomotica op de bewoners en het personeel. Indien de domotica wordt bediend door het personeel, kan dit leiden tot minder gevoelens van sociaal isolement en minder valincidenten doordat zorgprofessionals eerder ter plekke zijn indien er iets mis dreigt te gaan.

Het Leo Polakhuis laat zien dat door inzet van domotica meer efficiëntie in de zorg kan worden bewerkstelligd en dat bepaalde aspecten van kwaliteit van leven kunnen worden verbeterd.

25 Zorgdomotica in ziekenhuizen

Chris Meijs

In ziekenhuizen wordt gebruikgemaakt van een aantal bekende domoticatoepassingen, die ook in andere zorggerichte gebouwen worden gebruikt. Hiertoe behoren onder andere alarmering, branddetectie, klimaatregeling en toegangscontrole van ruimten. Voor bepaalde patiëntengroepen worden specifieke toepassingen ingezet zoals dwaaldetectie, sensormatten en therapeutische verlichting. Daarnaast zijn er bijzondere ontwikkelingen gaande in het zorgproces van patiënten die voor behandeling steeds korter in het ziekenhuis verblijven. Sinds het begin van deze eeuw vervaagt de scheiding tussen de zorg thuis en die in het ziekenhuis steeds verder. Cure en care gaan in elkaar over, mede dankzij verschillende combinaties van ICT en medische producten. Dit zien we bijvoorbeeld bij de patiënten met chronisch hartfalen, die minder vaak naar het ziekenhuis gaan voor behandeling, maar thuis gemonitord worden op een aantal indicatoren. Andere voorbeelden van dergelijke producten zijn USB-sticks met een EPD (elektronisch patiëntendossier), lab-on-a-chiptechnologie, robotica, social media en telegeneeskunde. Het fenomeen telegeneeskunde komt aan het eind van dit hoofdstuk uitgebreid aan de orde.

EPD-stick

Omdat een uitwisseling van patiëntgegevens via netwerken niet altijd mogelijk is, zijn er ook kleine medische EPD-sticks die patiënten bij zich kunnen dragen met daarop hun essentiële medische gegevens, zoals het medicijngebruik, eventuele implantaten, enzovoorts. Deze zijn speciaal geschikt voor noodgevallen in het buitenland of voor patiënten met een chronisch gezondheidsprobleem die tijdens vakantie een ander ziekenhuis bezoeken. Deze mobiele mini-EPD's bevatten naast de algemene medische informatie van de patiënt ook mogelijkheden voor detailinformatie, zoals eventuele problemen op het gebied van cardiologie of nefrologie en bij diabetes. Hiermee verbeteren deze EPD-sticks de zelfbeschikking van patiënten, verhogen ze de patiëntveiligheid en vergemakkelijken ze het werk van het (multidisciplinair) team of behandelaar buiten de eigen regio. Bovendien zijn noodgegevens inclusief foto's direct overal beschikbaar. De EPD-stick die het medische dossier bevat, is eventueel verpakt in een aantrekkelijk hals- of armsieraad, maar wel internationaal herkenbaar voor hulpverleners.

Lab-on-a-chip

Lab-on-a-chip is een klein draagbaar apparaatje, dat het mogelijk maakt om bacteriën en virussen te detecteren: bijvoorbeeld MRSA[1] in ziekenhuizen of een norovirus[2] in een verpleeghuis. Het apparaatje bevat een plastic strip met een chip. Op die chip wordt een sample aangebracht. Vervolgens treedt in de chip een chemische reactie op en na 25 minuten is de uitslag op de chip digitaal uit te lezen. Als de chip geen signaal afgeeft, dan is de gezochte bacterie niet aanwezig.

Tevens biedt lab-on-a-chip mogelijkheden voor thuisdiagnostiek. Daarbij wordt gebruikgemaakt van menselijke uitscheidingsstoffen (bijvoorbeeld bloed, urine, speeksel, feces, ademhalingsgassen) om afwijkingen te detecteren. Zo kunnen patiënten met bipolaire stoornissen (een vorm van ernstige depressie) die lithium gebruiken tegenwoordig thuis het lithiumgehalte in hun bloed meten. Daarvoor hoeven ze niet meer naar een ziekenhuis.

Bij een andere toepassing van deze technologie ten slotte kunnen biosensoren in het lichaam fysiologische veranderingen detecteren in cellen, in reactie op pathogenen (virussen, bacteriën), verontreinigingen en biologisch actieve stoffen, waaronder medicijnen.

Robotica

Robots zijn er in verschillende vormen in ziekenhuizen. In het Jeroen Bosch Ziekenhuis in 's-Hertogenbosch zijn diverse robots actief in de ondersteuning van het facilitaire proces. Het gaat om zogenoemde automatisch geleide voertuigen (AGV's). Een dergelijk AGV lijkt op een

---

[1] De meticillineresistente *Staphylococcus aureus* (MRSA) bacterie is resistent voor meticilline, een antibioticum dat wordt gebruikt bij de bestrijding van stafylokokkeninfecties.

[2] Norovirussen zijn zeer besmettelijke virussen die buikgriep veroorzaken.

heftruck, maar dan zonder bestuurder. Het zoekt zijn weg via reflectoren op de wand en een laser bovenop het wagentje. De robot vervoert voedsel en bestellingen uit het magazijn, zoals beddengoed.

Een geheel andere toepassing van een robot is Paro, de robotzeehond (figuur 25.1). Deze wordt gebruikt op kinderafdelingen in Nederlandse ziekenhuizen en in verpleeghuizen als gezelschap voor ouderen met dementie. De robot heeft sensoren en reageert daardoor op aanrakingen van de gebruiker. De robotzeehond beweegt bijvoorbeeld zijn staart en opent en sluit zijn ogen. Ook reageert hij op geluiden en kan hij stemmen herkennen. Paro kan emoties tonen zoals verbazing, blijdschap en boosheid.

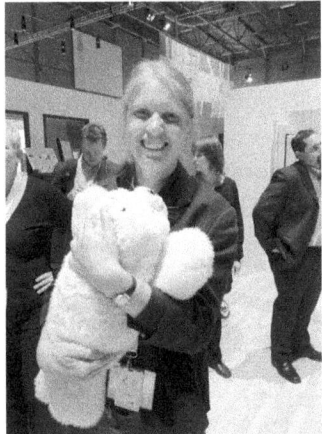

Figuur 25.1 Paro, de robotzeehond.

Een andere ontwikkeling op het gebied van hulpmiddelen is die van ortheses en exoskeletten voor medische doeleinden. Dit zijn uitwendig gedragen hulpmiddelen ter correctie van standsafwijkingen of abnormale beweeglijkheid van gewrichten of van de wervelkolom. Deze hulpmiddelen kunnen twee verschillende functies vervullen:
1 een ondersteunende functie, bijvoorbeeld roboticapakken om CVA[3]-patiënten bij de revalidatie te ondersteunen;
2 een corrigerende functie (tegengaan van kromgroeien van de wervelkolom).

3 CVA: cerebrovasculair accident is een medische term voor beroerte.

Social media

Veel ziekenhuizen gebruiken tegenwoordig ook nieuwe media voor de verspreiding van informatie. Voorbeelden zijn YouTube met instructiefilmpjes voor trombosepatiënten, Twister voor aankondigingen van onderhoud aan toegangswegen en LinkedIn voor vacatures van de afdeling Personeelszaken.

Het zorgproces van thuis naar ziekenhuis

Domoticatoepassingen en medische hulpmiddelen worden door patiënten zowel thuis als in ziekenhuizen gebruikt. Vanuit de zorgvragers is er een aantal stappen en niveaus naar het ziekenhuis te onderscheiden:
- Hulp in de eigen woonomgeving wordt de 'nulde lijn' genoemd als niet-professionele hulpverleners een zorgbehoevende op weg helpen naar de eigenlijke gezondheidszorg of elkaar ondersteunen in de zorg. Mantelzorgers spelen hierbij een belangrijke rol in de ondersteuning van de zorgvrager. Verder valt te denken aan de gymnastiekdocent die problemen met de motoriek van een kind vermoedt en de ouders aanzet tot het raadplegen van een arts. Tot de nulde lijn kunnen ook de zelfhulpgroepen en lotgenotencontacten worden gerekend, waar groepen patiënten met elkaar ervaringen delen. Een voorbeeld hiervan in het Nijmeegse UMC St Radboud is de digitale IVF-kliniek,[4] waar lotgenoten tips uitwisselen voor hun thuissituatie.
- De eerstelijnsgezondheidszorg is rechtstreeks toegankelijke hulp, veelal gevestigd in een praktijkcentrum in een dorp of wijk. Elke zorgvrager kan hier een beroep doen op verschillende mogelijke hulpverleners, waaronder huisarts, tandarts, psycholoog of het algemeen maatschappelijk werk.
- De tweedelijnsgezondheidszorg wordt gevormd door hulpverleners die slechts na verwijzing kunnen worden geconsulteerd. Bijvoorbeeld de specialist in het ziekenhuis, naar wie de huisarts verwijst, of een klinisch psycholoog, naar wie een psycholoog in de eerste lijn heeft doorverwezen.
- De derdelijnsgezondheidszorg is de dienstverlening waar professionele hulpverleners een beroep op kunnen doen voor hun zorgverstrekking, zoals gespecialiseerde laboratoria of een expertisecentrum van een academisch ziekenhuis.

---

4   IVF: in-vitrofertilisatie, ook wel reageerbuisbevruchting genoemd.

In figuur 25.2 zijn de verschillende niveaus in de gezondheidszorg en het primaire zorgproces weergegeven. Het generieke primaire zorgproces van een zorgvrager kan opgesplitst worden in zes stappen, te weten:

1 preventie;
2 diagnose;
3 behandeling;
4 nazorg;
5 re-integratie;
6 palliatieve zorg.

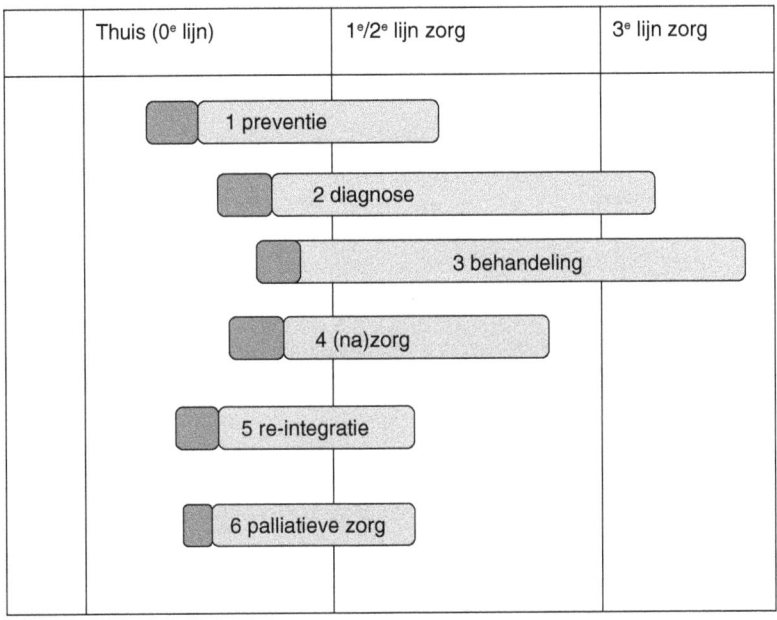

Figuur 25.2 *Generiek primair zorgproces van een zorgvrager.*

Figuur 25.2 geeft een verschuiving van het zorgproces naar links (nuldelijns zorg) aan (door de donkere en lichtgrijze blokjes). Deze verschuiving wordt mede mogelijk gemaakt door domotica en het op grotere schaal toepassen van geavanceerde technologie thuis. Door het gebruik van de health buddy bijvoorbeeld kan de cliënt zijn gezondheidstoestand veel meer thuis monitoren. De zorgvraag komt steeds meer in het linkerdeel van de figuur te liggen, doordat geavanceerde technologie ook thuis meer en meer in te zetten is.

Mevrouw De Jong is gevallen in de badkamer
Mevrouw De Jong woont sinds ze in 1970 is getrouwd met Cor op hoeve De Zandakkers. Sinds de dood van haar echtgenoot woont ze alleen op de monumentale hoeve. Mevrouw De Jong heeft een personenalarmering en dat komt van pas als ze op een dag in de badkamer ten val komt. De huisarts is binnen 10 minuten ter plaatse en stelt de diagnose heupfractuur. Mevrouw De Jong wordt via de spoedeisende hulpafdeling van het ziekenhuis opgenomen op de afdeling Chirurgie en ondergaat een heupoperatie. Ze wordt binnen een week na de geslaagde behandeling ontslagen. Waar gaat mevrouw De Jong nu voor de nazorg naartoe?

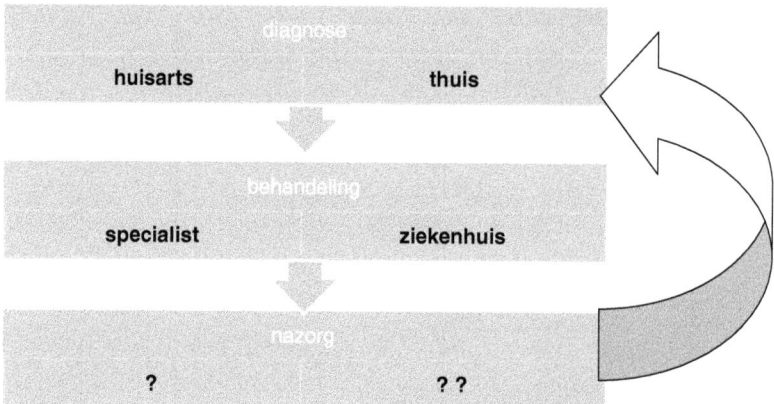

Figuur 25.3 *Detaillering zorgproces, met betrokken zorgprofessionals en locaties.*

Alvorens mevrouw De Jong na twee maanden nazorg in het verpleeghuis teruggaat naar huis, wordt nog kritisch gekeken naar mogelijke preventieve maatregelen in haar huis. Voor senioren zijn er vele risico's voor vallen: drempels, slechte verlichting, losliggende vloerkleedjes of een verminderde gezondheid (vooral balansverstoring, verminderde mobiliteit). Van de zelfstandig wonende ouderen boven de 70 jaar valt minstens 25% één keer per jaar en 15% twee keer of vaker.

In de ketenzorg spelen andere zorgaanbieders dan het ziekenhuis een rol in het totale zorgproces van de patiënt. Voorbeelden zijn een zorghotel, verpleeghuis of TOP-kamer[5] van een zorgcentrum. Het referentiemodel in figuur 25.3 kan verder gedetailleerd worden voor keuzen die gemaakt worden voor het zorgproces van individuele patiënten en voor de noodzakelijke gegevensuitwisseling in de keten van samenwerkende organisaties.

In figuur 25.2 geven, zoals aangegeven, de donkergrijze rechthoeken aan dat de processen naar links opschuiven: steeds meer vanuit de tweede lijn naar de eerste- of nuldelijnszorg. Gespecialiseerde zorg thuis of in de eerste lijn zal de komende jaren vaker voorkomen. Deze vorm van verpleegkundige zorg thuis is uit de AWBZ gehaald en ondergebracht in de Zorgverzekeringswet. In april 2009 heeft de NZa[6] een regeling vastgesteld waardoor deze zorg voortaan onder de verantwoordelijkheid van de specialist in het ziekenhuis valt en de specialist ook de indicatie voor gespecialiseerde zorg thuis stelt. Op talloze terreinen zal de zorg thuis de komende jaren toenemen: infusietherapie, parenterale toediening van voeding en medicatie, pijnbestrijding, transfusies, sedatie en pijnbehandeling van terminale patiënten, sondevoeding, nierfunctievervangende therapie, chemotherapie, katheterisatie, monitoring van risicozwangeren thuis en chronisch hartfalen. Hierna worden voorbeelden van telegeneeskunde die daarbij een rol zullen spelen verder uitgewerkt.

Telegeneeskunde tussen patiënt en zorgverlener

Hieronder enkele voorbeelden van telegeneeskunde waarbij de patiënt gegevens die hij zelf heeft vastgesteld met zijn arts of verpleegkundige uitwisselt.
- Hartfalen
  Hierbij kunnen mensen ook thuis zelf hun bloeddruk monitoren. De verenigingen van hypertensiespecialisten bevelen het thuis meten van bloeddruk aan boven het meten in een polikliniek of huisartsenpraktijk omdat een vertrouwde omgeving geruststellend werkt en reëlere waardes laat zien. Saturatiemeters bieden verder de mogelijkheid om zelf het zuurstofniveau in het bloed te meten.

5   TOP: tijdelijke opnameplaats
6   NZa Nederlandse Zorgautoriteit

- Telepulmonologie
Ademhalingsproblemen kunnen thuis gemeten worden met spirometers, peakflow-meters en capnografen.[7] Hierdoor is voor mensen met COPD telemonitoring beschikbaar. Daarbij worden zorgverleners ontlast doordat patiënten voor kleinere vragen, zoals wat te doen bij een opkomende verkoudheid, niet naar de longarts of longverpleegkundige hoeven te gaan. Ook de ernstige aandoening slaapapneu kan tegenwoordig thuis gemonitord worden door een combinatie van sensoren die de ademhaling, het hartritme en de zuurstofsaturatie meten.

> **Casus COPD-zorg**
> Mevrouw Van Wanten kan 24 uur per dag via een beeld- en spraakverbinding contact opnemen met een verpleegkundige op het medisch service centrum (MSC). De verbinding vindt plaats via de televisie van mevrouw Van Wanten, via een simpele druk op de knop. Mevrouw Van Wanten heeft met haar behandelend arts afgesproken om eenmaal per week op een vaste tijd contact op te nemen met het MSC om te kijken hoe het met haar gaat (periodieke monitoring). Wanneer mevrouw Van Wanten dat doet, neemt een verpleegkundige met haar de Clinical COPD Questionnaire (CCQ-vragenlijst) door. De CCQ bestaat uit tien vragen in drie categorieën: klachten, de functionele status (dat wat patiënten nog kunnen en doen) en de mentale status (hoe ze zich daarbij voelen). Daarnaast verricht mevrouw Van Wanten zelf longfunctiemetingen. De waarden worden opgeslagen in een dossier zodat gedurende een langere periode de gezondheidsituatie van mevrouw in de gaten kan worden gehouden. Daarnaast gebruikt mevrouw Van Wanten het systeem wanneer zij een vraag heeft of wanneer ze benauwd is. Met deze beeld- en spraakverbinding voelt mevrouw zich erg veilig. Daarnaast is zorgverlening voor haar beter toegankelijk. Voor vragen of wanneer het iets slechter gaat met haar gezondheid hoeft mevrouw Van Wanten nu niet meer iedere keer naar het ziekenhuis. Wanneer zij zich niet lekker voelt, is direct zorg bereikbaar en kan een verslechtering vroegtijdig worden gesignaleerd.

---

7 Capnografie: grafische weergave door middel van infraroodanalyse van het kooldioxidegehalte in de uitademingslucht.

Telegeneeskunde tussen zorgverleners

Ook in de tweede lijn heeft telegeneeskunde een functie. Hiermee kan tussen zorgverleners informatie worden uitgewisseld en kan men elkaar consulteren.
- Teledermatologie
  Bij teledermatologie bekijkt de dermatoloog huidafwijkingen op afstand. Het Amerikaanse leger is destijds in Irak en Afghanistan gestart met teledermatologie voor die gevallen van huidziekten waarvan de artsen ter plaatse vonden dat een dermatoloog deze moest beoordelen. Foto's van de huidafwijking van een patiënt met eczeem, infecties, slangenbeten, allergieën of zonverbrandingen werden via internet verzonden.
- Tele-ic
  Met behulp van tele-ic (tele-intensive care) kan bij kleine ic's van perifere ziekenhuizen de kwaliteit van de intensieve zorg 24 uur per dag worden geborgd (zie ook hoofdstuk 10). Door de techniek, met een hoge resolutie van beeld en geluid, zijn belangrijke data en middelen op afstand beschikbaar om de patiënt 'realtime' te beoordelen en te behandelen. Bij dreiging van een acute situatie bij een patiënt in Lelystad bijvoorbeeld, kunnen medisch specialisten en verpleegkundigen in MC Zuiderzee door middel van tele-ic de hulp inroepen van intensivisten van het Amsterdamse Onze Lieve Vrouwe Gasthuis (OLVG). Vanuit het Amsterdamse ziekenhuis houdt de intensivist het overzicht en stuurt het team in Lelystad aan.
  Voor zowel de patiënt als de familie is dat een voordeel omdat er dan geen sprake is van vertraging in de behandeling of de noodzaak tot overplaatsing naar een ander ziekenhuis. Het verplaatsen van een patiënt in kritieke toestand kan levensbedreigende risico's met zich meebrengen.

Tot slot

Samengevat kan dus gesteld worden dat ook in ziekenhuizen steeds meer domotica- en ICT-toepassingen en andere innovatieve hulpmiddelen beschikbaar komen voor cliënten en zorgprofessionals. Door de combinaties van domotica en hulpmiddelen kunnen cure en care verder samenwerken, waarbij de cliënt voor een deel van het zorgproces ook thuis geholpen kan worden.

Met de domoticatoets de vraag in beeld

26

Henk Langes

> **Casus**
> Mevrouw Siebelink is een actieve vrouw van 73 jaar. Haar man is enige jaren geleden overleden. Ze woont al enige tijd in de gemeente Lochem. Mevrouw heeft veel sociale contacten door haar vrijwilligerswerk.
> In haar eigen buurt heeft ze een eigen kringetje. In een contact met een ouderenadviseur van de Stichting Welzijn Ouderen komt het onderwerp wonen aan de orde. Mevrouw Siebelink geeft aan dat ze zich in toenemende mate onzeker voelt in de huidige woning. Ze heeft geen kinderen om met haar mee te denken over haar toekomst in de huidige woning.
> Mevrouw Siebelink wordt uitgenodigd door de ouderenadviseur voor de informatiemarkt 'Wonen met een plus'. Ze staat als een van de eersten op de stoep bij de drukbezochte markt. Op deze markt laat ze zich uitgebreid informeren over de mogelijkheden van de thuiszorg en allerlei bouwkundige en technische maatregelen om het wonen makkelijker te maken. Ook doet ze tijdens de infomarkt een domoticatoets. Een paar dagen later meldt mevrouw Siebelink tijdens een vrijwilligersbijeenkomst aan de ouderenadviseur dat ze inmiddels een verhoogde toiletpot heeft besteld. Ingegeven door het invullen van de domoticatoets heeft ze personenalarmering aangevraagd. Ook laat ze binnenkort de buurman een buitenlamp met bewegingsmelder aanbrengen.

Nederland vergrijst, zo ook de bevolking van de provincie Gelderland. Dit betekent dat naast nieuwbouw bestaande woningen geschikter gemaakt moeten worden, zodat ouderen en mensen met een beperking zo lang mogelijk zelfstandig kunnen blijven wonen, ook al omdat ze dat zelf graag willen. Vanuit de eigen verantwoordelijkheid en zelfredzaamheid is de inzet van vraagvolgende instrumenten noodzakelijk. Preventie staat hierbij centraal. Uiteindelijk leiden lokale initiatieven met inzet van instrumenten zoals de Gelderse huistest, domoticatoets en woontechniekhulp tot zelfgekozen bouwkundige en thuistechnologische aanpassingen. De manier waarop de provincie Gelderland deze beleidsdoelstelling vorm en inhoud geeft, wordt hierna beschreven.

De provincie stimuleert, faciliteert en ondersteunt. Zij stapelt geen stenen en levert geen zorg, maar brengt wel verschillende partijen samen. Dit gebeurde onder andere op een provinciale marktdag in 2002. Meer dan 20 voorbeeldprojecten op het gebied van wonen, welzijn en zorg werden op deze dag gepresenteerd. Deze projecten waren gerealiseerd met steun van de provincie. Op verzoek van bezoekers van deze markt werd in 2003 de Slimste Woning van Nederland van Smart Homes naar Gelderland gehaald.
De woning trok meer dan 3000 bezoekers, variërend van bestuurders en beleidsmedewerkers van gemeenten, woningbouwcorporaties, zorg- en welzijnsinstellingen, bouwbedrijven, ontwikkelaars, ouderen en studenten. En met deze woning werd domotica op de provinciale agenda geplaatst.

Hierdoor vormde domotica een belangrijk thema in provinciale programma's zoals Ontgroening en Vergrijzing (2004-2008) en, de opvolger daarvan, Thuisgeven (2008-2012) met als centrale doelstelling het langer zelfstandig wonen.
Concrete initiatieven van woningbouwcorporaties, zorg- en welzijnsinstellingen en gemeenten op het gebied van domotica werden financieel ondersteund. Deze initiatieven varieerden van projecten van zelfstandig wonende ouderen zonder zorgvraag, tot projecten van ouderen met dementie en projecten voor mensen met een beperking. Kortom een scala van initiatieven. Kennis en ervaring die zijn opgedaan door deze initiatieven worden gedeeld. Dit gebeurt door middel van themabrochures van gerealiseerde projecten, expertmeetings en een domoticabeurs. Tot en met 2011 zijn er meer dan 100 domoticaprojecten door de provincie Gelderland van een stimuleringssubsidie voorzien.

In de periode 2004-2008 was de inbreng van ouderen nihil. Ouderen werden niet betrokken bij de keuze van domoticatoepassingen. Om domotica een gezicht te geven en ouderen bewuster te maken van hun toekomstige woonsituatie, kreeg TNO in 2007 de opdracht een domoticatoets te ontwikkelen. Dit werd een applicatie op internet (www.

domoticatoets.nl). De toets presenteert stap voor stap de huidige mogelijkheden van slimme thuistechnologie. De gebruiker kan naar eigen keuze de thema's aanklikken en aangeven over welke onderwerpen hij meer wil weten. Zo stelt hij zelf een persoonlijk advies samen voor de mogelijke technologische aanpassingen in de woning, met informatie over de producten en tegen welke prijs.

Daarnaast wordt voor elk product aangegeven of dit door de gebruiker zelf geïnstalleerd kan worden, met de hulp van anderen of door een professional.

De domoticatoets stelt vragen en beschrijft vanuit de thuissituatie de thema's veiligheid, gemak en comfort, gezond zijn en slim communiceren. Domotica kan een bijdrage leveren aan een veiliger huis. Niet alleen om ongenode gasten buiten te houden, maar ook om ongelukken te voorkomen. Hierbij kan worden gedacht aan goede verlichting, personenalarmering, elektronische sloten, inbraakalarmering en rookmelders.

Het huis voorzien van alle gemak en comfort laat mogelijkheden zien van huisautomatiseringssystemen. Hierbij kunnen personenalarmering, inbraakalarmering en het huis aan- en uitschakelen in een systeem worden gecombineerd. Slimme technologie kan een bijdrage leveren aan een gezonde woonomgeving. Hierbij kan gedacht worden aan ventilatie en zonwering.

De ontwikkelingen rond communicatietechnologie gaan snel. Thuis slim communiceren laat de mogelijkheden zien van telefonie, computer, internet en digitale televisie. De gebruiker kan naar eigen keuze de thema's aanklikken en aangeven over welke onderwerpen hij meer wil weten. Zo stelt men zelf een persoonlijk advies samen voor de mogelijke technologische aanpassingen in de woning.

Buiten de inzet van de domoticatoets blijkt dat mensen met concrete vragen op het gebied van domotica en thuistechnologie nergens terechtkunnen. Om aan deze vraag tegemoet te komen, kreeg de stichting Trivici in 2010 de opdracht om een instrument te ontwikkelen waarmee mensen vanuit hun eigen situatie vragen kunnen stellen en problemen kunnen aandragen met het verzoek om na te gaan welke technologische oplossing hiervoor mogelijk zou zijn. Aangezien niet iedereen over een internetaansluiting of computer beschikt of het lastig vindt de vraag op deze manier te stellen, is een telefonische hulplijn opgezet.

Op de site www.woontechniekhulp.nl kunnen bezoekers ook zelf informatie vergaren. Dit instrument is ook geschikt voor mantelzorgers en professionals.

Naast technologische aanpassingen thuis zijn bouwkundige aanpassingen in de bestaande woningvoorraad misschien nog wel belangrijker. Bouwkundige aanpassingen vormen vaak het vertrekpunt voor mensen om langer zelfstandig te blijven wonen.
In opdracht van de provincie Gelderland, het Aedes-Actiz Kenniscentrum Wonen-Zorg en het voormalige ministerie van VROM is in 2007 een meetinstrument ontwikkeld waarmee potentieel geschikte eengezinswoningen eenvoudig kunnen worden 'opgespoord'. Met dit meetinstrument kan een gemeente aan de hand van gegevens uit haar eigen WOZ-administratie (Wet waardering onroerende zaken) achterhalen hoeveel en welke woningen potentieel geschikt zijn. Een corporatie kan de potentiële geschiktheid achterhalen met behulp van gegevens uit haar woningwaarderingssysteem. Dit meetinstrument wordt de Doorzonscan genoemd. In de provincie Gelderland is 75% van de totale woningvoorraad onderzocht. Een kwart van de huurwoningenvooraad en bijna 60% van de koopwoningenvoorraad is potentieel geschikt.
Aan de hand van deze resultaten zijn – met steun van de provincie – in een vijftal gemeenten voorbeeldtrajecten gestart om na te gaan op welke manier 'opplussen' in de markt gezet en geborgd moet worden. In navolging hiervan zijn er tot nu toe twintig vergelijkbare lokale initiatieven gestart.
Via de site www.geldersehuistest.nl kunnen mensen nagaan welke bouwkundige aanpassingen noodzakelijk zijn om langer zelfstandig te kunnen blijven wonen. Deze applicatie is door de provincie aangekocht via Huistest.nl. Opvallend is dat in een aantal van deze lokale initiatieven de koppeling tussen opplussen en domotica wordt gemaakt.

Ouderen willen zolang mogelijk zelfstandig blijven wonen. Comfort en gemak vormen het startpunt. Vanuit deze bewustwording zijn bouwkundige en thuistechnologische aanpassingen in de woning noodzakelijk. Door de inzet van de Gelderse huistest, de domoticatoets en woontechniekhulp in lokale trajecten bepalen ouderen welke aanpassingen in de woning noodzakelijk zijn. Op het moment dat zorgdomotica in beeld komt, zullen deze ouderen hiervoor ontvankelijker zijn, want hierdoor kunnen ze zolang mogelijk zelfstandig blijven wonen.

Personenalarmering

Johan van der Leeuw

> Mevrouw Schipperen is 86 jaar en woont nog zelfstandig. Als gevolg van een lichte beroerte is ze echter niet helemaal meer vast ter been. Buitenshuis gebruikt ze daarom een rollator. Maar als ze thuis is, voelt ze zich ook niet helemaal veilig meer. Ze is namelijk een keer gevallen in de badkamer. Mevrouw kon toen nog wel overeind komen en haar dochter bellen. Op aanbeveling van haar dochter heeft ze nu personenalarmering gehuurd bij de thuiszorg. Als er zich nu een noodsituatie voordoet, kan ze overal vanuit huis op de rode knop van de halszender drukken en komt er hulp. Dat geeft toch een gerust gevoel.

Basisprincipe

Personenalarmering is als technologie ter ondersteuning van het langer zelfstandig blijven wonen al ontwikkeld in de jaren zeventig van de vorige eeuw. Het basisprincipe is nog steeds hetzelfde als destijds en heeft de volgende kenmerken.
- Een kastje met een rode alarmknop, een groene resetknop plus microfoon en een luidspreker worden aangesloten op de telefoonlijn. Bij dit kastje hoort standaard een personenalarmeringssysteem in de vorm van een halszender. Hierop is ook een rode knop aangebracht. Met deze halszender kan vanuit elke plek in de woning een melding worden gedaan.
- Deze melding wordt over de telefoonlijn verzonden naar een centrale. Bij een binnenkomende melding verschijnt automatisch het bestand met de persoonlijke gegevens van degene van wie de melding binnenkomt.

- De centralist opent de spreek-luisterverbinding. In het alarmeringsapparaat in huis bevindt zich een gevoelige microfoon die ook verder 'open' kan worden gezet. In combinatie met de luidspreker tracht de centralist contact te krijgen met de gebruiker.
- Afhankelijk van de situatie zoals die beoordeeld wordt, wordt geen actie ondernomen, een familielid of kennis gewaarschuwd die relatief dichtbij woont, een professionele zorgverlener van bijvoorbeeld de thuiszorg gestuurd of, bij vermoeden van een acute noodsituatie, een ambulance opgeroepen.
- Gedurende de tijd dat hulp onderweg is, blijft de spreek-luisterverbinding intact zodat de centralist de situatie in de gaten kan houden en de gebruiker zo nodig geruststellen.

In verzorgings- en verpleeghuizen (zorgcentra) wordt personenalarmering meestal standaard aangeboden en maakt het deel uit van een systeem voor het gehele zorgcomplex, zoals een verpleegoproep- of zorgoproepsysteem. In dat geval is het geen kastje dat bij het telefoontoestel is geplaatst, maar heeft het de vorm van een losse unit op de muur.

Verspreiding

Een dergelijk systeem voor personenalarmering is op zich de meest gebruikte op elektronica gebaseerde technologie onder thuiswonende ouderen. In Nederland maakt circa 3% van de zelfstandig wonende 65-plussers gebruik van personenalarmering. In een stad als Amsterdam ligt dit aanzienlijk hoger, namelijk boven de 10%. Het wordt in de vorm van een abonnement aangeboden door vrijwel alle thuiszorgorganisaties en door veel organisaties voor intramurale ouderenzorg. Daarnaast zijn er commerciële aanbieders en stichtingen (Welzijn Ouderen) die het aanbieden.

Personenalarmering vertoont een overeenkomst met de zogenoemde sleutelproblematiek. Als er professionele alarmopvolging wordt aangeboden door bijvoorbeeld de thuiszorg, moet een zorgmedewerker wel de woning binnen kunnen. Met 3% tot lokaal meer dan 10% van de ouderen als gebruiker kan het gaan om grote aantallen sleutels. Het snel de woning binnen kunnen zonder ergens de sleutel op te hoeven halen, is dan een probleem dat opgelost moet worden. Zie hoofdstuk 22 voor oplossingen voor de sleutelproblematiek.

Voor- en nadelen

Het grote voordeel van deze vormen van alarmering is dat het ouderen en andere doelgroepen, zoals mensen met een beperking, een gevoel van veiligheid geeft. Dit legt op zijn beurt weer de basis voor het gevoel langer zelfstandig te kunnen blijven wonen. Voorwaarde is wel dat de halszender gedragen wordt, anders heeft het weinig zin. Hier zit een structureel zwak punt: gebleken is dat circa 50% van de gebruikers de halszender niet of niet altijd draagt. De halszender ligt dan bijvoorbeeld in de slaapkamer op het nachtkastje.

Bovendien zijn er ouderen en mensen met een beperking die geen personenalarmering kunnen gebruiken, omdat ze niet (meer) in staat zijn op een alarmknop te drukken op het moment dat dit nodig is. Behalve bepaalde personen met een verstandelijke en/of lichamelijke beperking, zijn dat mensen met dementie die het eerste milde stadium van dit ziekteproces voorbij zijn. Het gaat hierbij om relatief omvangrijke groepen.

Tevens is een gebleken nadeel dat het aantal meldingen dat geen betrekking heeft op een daadwerkelijke noodsituatie hoog tot zeer hoog is, namelijk tot circa 90% van het totaal. Dit hoeven niet allemaal echt 'valse' meldingen te zijn, maar het betekent wel dat al deze meldingen eerst naar een centrale gaan die 7 dagen per week en 24 uur per dag bemand is en die ze eerst zeeft via bijvoorbeeld de spreek-luisterverbinding voordat de meldingen doorgegeven worden aan mantelzorgers of professioneel zorgpersoneel.

Passieve alarmering

Personenalarmering wordt ook wel aangeduid als actieve alarmering: de cliënt moet zelf actief iets doen om een noodsituatie naar buiten te communiceren. De cliënt moet namelijk op een knop drukken. Tegenover actieve alarmering staat passieve alarmering: de cliënt hoeft niets te doen om een noodsituatie naar buiten te communiceren. Een voorbeeld is akoestische bewaking gebaseerd op het overschrijden van geluidsdrempels, zoals dit veel in de gehandicaptenzorg in de nacht wordt toegepast. Een geavanceerde vorm van passieve alarmering, maar dan voor het gehele etmaal, is het Unattended Autonomous Surveillance-systeem (UAS). Dit is één van de drie onderdelen van het ROSETTA-systeem voor mensen met dementie (zie hoofdstuk 19).

Financiering

Actieve personenalarmering werd tot voor kort gefinancierd door de zorgverzekering of door de gemeente via de Wet maatschappelijke ondersteuning (Wmo). Dit is veranderd: de financiering loopt vanaf 1 januari 2012 geheel via de Wmo.
De passieve alarmering kan gefinancierd worden uit de beleidsregel zorginfrastructuur van de Algemene Wet Bijzondere Ziektekosten (AWBZ). Mensen die om wat voor reden dan ook geen alarmknop meer kunnen bedienen zijn immers meestal zodanig zorgbehoeftig dat zij een AWBZ-indicatie hebben.

Concluderend

Personenalarmering is al tientallen jaren de meest gebruikte technologie op basis van elektronica door en voor ouderen. Dit is niet voor niets: het legt veelal de basis voor een algemeen veiligheidsgevoel wat weer de grondslag is om langer zelfstandig te kunnen blijven wonen, wat de meeste ouderen het liefst willen.

Verlichting in de ouderenzorg

28

Nancy Westerlaken

> **Casus**
> Meneer Willems heeft zich aangekleed en schuifelt naar de woonkamer. Daar beginnen zijn kleindochters meteen te giechelen: 'Opa, je hebt twee verschillende sokken aan!' En nu hij voor het raam in het volle daglicht staat, ziet meneer Willems het ook; hij heeft een bruine en een blauwe sok aangetrokken. Verdraaid, denkt meneer Willems. Bij het licht van het schemerlampje in de slaapkamer leken ze toch echt allebei grijs. Tegen zijn kleindochter zegt hij: 'Jij hebt nog jonge ogen, pak jij voor opa eens gauw twee grijze sokken uit de kast!'

De Romeinen in de oudheid wisten het al: licht draagt bij aan gezondheid en welzijn van de mens. Daarom namen zij 'plaatsen die de zon vangen' ofwel solaria op in de ontwerpen van hun gebouwen. In de eeuwen die volgden, werd (op een enkele architect na) het belang van licht steeds minder meegenomen bij het ontwerpen van gebouwen. Tegelijkertijd zijn we steeds meer binnenshuis gaan leven. Blootstelling aan goede en voldoende verlichting is daarmee niet langer vanzelfsprekend. De laatste jaren komt er weer meer aandacht voor de positieve effecten van licht. Uit onderzoeken blijkt dat voldoende licht op het juiste moment positief bijdraagt aan het gevoel van welzijn en gezondheid, wat het langer zelfstandig thuis wonen kan ondersteunen.

Gevoel van welzijn hangt voor ouderen voor een groot deel samen met het goed kunnen uitvoeren van de dagelijkse taken. Goed waarnemen is hierbij belangrijk voor taken die betrekking hebben op persoonlijke verzorging (zoals het innemen van medicatie en het kiezen van de juiste kleding) en het uitvoeren van huishoudelijke taken (zoals schoonmaken, koken). Ook het uitoefenen van hobby's (zoals handwerken, lezen, computeren en tv-kijken) zijn oogtaken die bijdragen aan een gevoel van welzijn wanneer ze zo lang als men wil uitgevoerd kunnen worden. Bij traplopen en het oriënteren van de ene naar de andere ruimte in de woning hebben ouderen baat bij ondersteuning door een goede verlichting. Wanneer de verlichting niet in orde is, komen problemen als vallen en struikelen, ongelukken bij gebruik van scherpe voorwerpen, verkeerde inname van medicijnen en klachten als hoofdpijn, vermoeidheid en prikkelende en waterige ogen vaker voor, zeker bij oudere mensen.

Een tweede belangrijk effect van een goede verlichting is dat het slaap-waakritme wordt ondersteund. Bij mensen met dementie heeft dit een dubbel effect: de dementerende heeft een beter dag-nachtritme waardoor nachtelijke onrust afneemt en de (mantel)zorger zal hierdoor minder belast worden.
Dit hoofdstuk gaat aan de hand van voorbeelden in op hoe een goede verlichting voor ouderen eruit kan zien, waarbij eerst de theoretische achtergrond naar voren wordt gehaald.

Achtergronden

FYSIOLOGIE VAN HET OOG
Op het netvlies bevinden zich zintuigcellen (fotoreceptoren) die het zichtbare licht opvangen en het via een fotochemische reactie omzetten in zenuwprikkels. Er zijn drie soorten fotoreceptoren: *kegeltjes* (voor het zien van kleuren en details), *staafjes* (voor het zien van contrast) en een *derde receptor* die diverse niet-visuele gebieden in het brein (waaronder de biologische klok) van lichtinformatie voorziet waardoor tal van lichaamsprocessen worden aangestuurd.

Door de veroudering van het oog valt er minder licht op het netvlies, neemt het contrast van het waargenomen beeld af, verschuift de spectrale gevoeligheid van het oog, nemen de gezichtssterkte en het kleuronderscheidend vermogen af en worden er minder prikkels aan de hersenen doorgegeven. Een ouder oog heeft in vergelijking met het oog van een jongvolwassene daarom meer licht nodig voor eenzelfde resultaat.

LICHT VOOR ZICHT
Licht is nodig om onze omgeving te kunnen waarnemen. De hoeveelheid licht die nodig is voor een goede visuele prestatie (de visuele

lichtbehoefte) wordt uitgedrukt in de benodigde verlichtingssterkte E, met als eenheid lux. De internationale norm (NEN-EN 12464, 2011) geeft voor verschillende oogtaken de aanbevolen verlichtingssterkte. Zo is voor het verrichten van visuele taken, zoals lezen en schrijven, minimaal 500 lux nodig. Voor het uitvoeren van fijne oogtaken (zoals handwerken) wordt minimaal 750 lux aanbevolen.

Vaak kunnen visuele beperkingen bij ouderen effectief verholpen worden. Denk hierbij aan een juiste bril of een kunstlens. Ook aanpassing van het lichtniveau stelt ouderen in staat om beter te zien. Afhankelijk van de mate van veroudering blijkt dat bij oudere ogen een verhoging van de genormeerde lichtniveaus met een factor 3 tot soms wel 8 (1500 tot 4000 lux voor de oogtaak lezen; lichtniveau op de looproute minimaal 300 lux) nodig is om eenzelfde visuele prestatie te behalen als bij een niet-verouderd oog. Omdat het oudere oog gevoelig is voor grote helderheidsverschillen, moet het helderheidsverschil tussen taak, direct gezichtsveld en omgeving beperkt blijven tot een verhouding van maximaal 1:3:10. Dit wordt onder andere bereikt door geen spiegelende materialen zoals glimmende tegels en verf toe te passen.

De veroudering van het oog verergert met het klimmen van de jaren; het gewenste lichtniveau zal daarom in de tijd blijven veranderen. Dit pleit voor een regelbaar verlichtingssysteem dat wordt afgestemd op persoonlijke voorkeur en beste prestatie en dat meegroeit met de persoon.

Naast het gewenste of noodzakelijke lichtniveau hebben ouderen vaak een voorkeur voor licht met een bepaalde lichtkleur (uitgedrukt in kleurtemperatuur met als eenheid Kelvin (K)). Nederlandse ouderen hebben vaak een voorkeur voor een warm-witte verlichting (circa 2700-3000 K).

Ook de kleurweergave R_a of CRI (hiermee wordt de mate aangegeven waarin een lichtbron de kleuren van een object weergeeft in vergelijking met de situatie waarin het object door een ideale lichtbron of daglicht wordt aangelicht) van een lichtbron is van belang bij het zien. Een lamp met een goede kleurweergave (R_a minimaal 85) zal het onderscheiden van kleuren positief ondersteunen.

FOTOBIOLOGISCH EFFECT VAN LICHT
Naast de visuele functie heeft het oog ook een niet-visuele functie: licht dat op het oog valt, helpt ook de aansturing van verschillende

lichaamsprocessen. Dit noemen we fotobiologische effecten, ook wel 'non-image forming' (NIF) of niet-visuele effecten genoemd. De niet-visuele effecten van licht zijn erg belangrijk om de gezondheid en het welzijn van ouderen en hun kwaliteit van leven te waarborgen.

De fotobiologische effecten hebben invloed op de biologische klok. De biologische klok stuurt vele processen aan die een circadiaan ritme (cyclus van circa een etmaal) hebben, zoals hormoonspiegels, eetgedrag, lichaamstemperatuur, slaap-waakritme, stemming, maar ook prestatie en de staat van alertheid en aandacht (figuur 28.1).

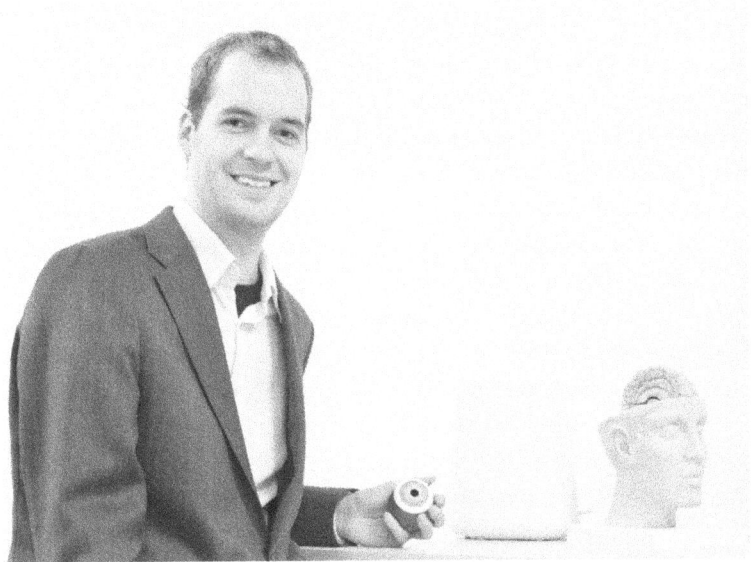

Figuur 28.1 *Er zijn diverse lichtwekkers op de markt die ondersteuning bieden bij het ontwaken. Foto: Lotte van der Zanden.*

Ouderen die overdag te weinig en/of 's nachts te veel licht krijgen (bijvoorbeeld doordat ze 's avonds in een (sterk) verlichte ruimte verblijven of op een verlichte slaapzaal slapen), kunnen verstoringen in hun ritme ondervinden waardoor ze overdag in slaap dommelen en 's nachts klaarwakker zijn. Vooral ouderen met dementie ondervinden veelvuldig verstoringen in hun circadiane lichaamsprocessen.

Uit onderzoek bij dementerenden blijkt wit licht met een wat hogere kleurtemperatuur (koel, wat blauwig licht) en een hoog niveau (circa 1100 lux), gedoseerd gedurende minimaal een aantal uur in de ochtend of de gehele dag, positief van invloed te zijn op het slaap-waakritme, het welzijn en de gezondheid (Someren et al., Riemersma et al., van Hoof et al.).

We weten dus dat met licht fotobiologische effecten kunnen worden bewerkstelligd. De exacte niveaus en de lichtkleur die niet-visuele processen optimaal prikkelen zijn nog niet bekend, maar zullen ook weer persoonlijk en daarmee regelbaar moeten zijn.

De praktijk

De praktijk wijst uit dat in de gemiddelde Nederlandse woning of zorginstelling niet aan de verlichtingseisen wordt voldaan. De lichtniveaus om te lezen blijken overdag alleen in de raamzone voldoende hoog; het lichtniveau op het looppad en ook de lichtniveaus die op het oog vallen zijn relatief laag. In de kunstlichtsituatie zijn de lichtniveaus al helemaal te laag (Aarts en Westerlaken, 2005). Met de standaard aanwezige lichtbronnen (vaak een paar schemerlampen aan de wand; figuur 28.2), een hanglamp boven de tafel en een uplighter in de hoek van de kamer is het geproduceerde lichtniveau meestal ook niet voldoende om tot een goede lichtsituatie te komen.
Om een biologisch effect te bewerkstelligen, zou men eigenlijk naar buiten moeten gaan. Immers, het lichtniveau buiten is overdag vele malen hoger dan binnenshuis. Toch blijkt dat een grote groep senioren niet voldoende buiten komt of kan komen om zo aan een voldoende hoog lichtniveau blootgesteld te worden.

Om ervoor te zorgen dat ouderen binnenshuis toch voldoende licht ter beschikking hebben, dient de kunstverlichting te worden aangepast. Hierbij is het voor de visuele taken van belang dat het verlichtingsniveau voldoende hoog is, maar ook dat de lamp op de oogtaak geen schaduw strooit van handen, lichaam, voorwerpen op tafel enzovoorts. Richtwaarden voor een oog dat ten opzichte van een oog van een jongvolwassene driemaal zoveel licht nodig heeft, zijn opgenomen in tabel 28.1.
Voor het uitvoeren van visuele oogtaken aan tafel is een speciale hanglamp ontwikkeld (figuur 28.3). In dit armatuur zijn lampen opgenomen waarmee de lichtkleur gevarieerd kan worden van warmwit licht (3000 K) naar koelwit licht (4000 K) en waarin lichtniveaus zijn voorgeprogrammeerd voor wanneer men wil lezen en werken aan tafel. Met een afstandbediening wordt het juiste programma gekozen. Het

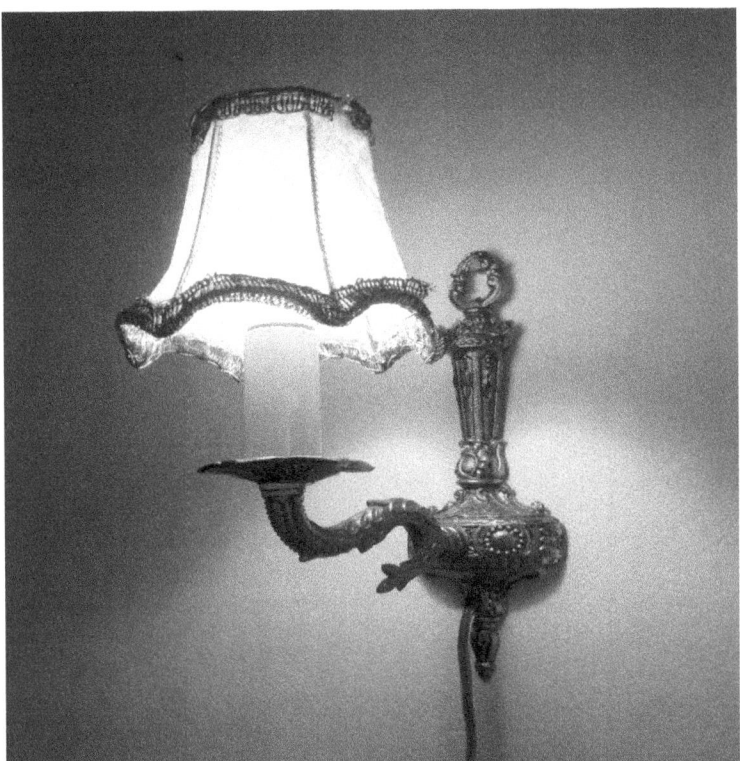

Figuur 28.2 *Karakteristiek voorbeeld van schemerlamp in een seniorenwoning.*

effect van de lamp is in een Nederlands verzorgingshuis onderzocht (De Groot, 2006). De proefpersonen konden zelf kiezen welk lichtniveau ze wilden bij hun bezigheden. Ook was er een speciale nachtverlichting. De bewoners gaven aan dat ze visuele taken als lezen, puzzelen en handwerken makkelijker en beter konden uitvoeren. De nachtverlichting werd minder gebruikt; slechts een kwart van de bewoners deed de verlichting 's nachts aan. In de praktijk blijkt dat veel bewoners van mening zijn hun weg op de tast ook wel te vinden. Dit pleit voor een sensorgestuurde loprouteverlichting voor de nacht.
In een psychogeriatrische afdeling van een Eindhovens zorgcentrum zijn boven de (eet)tafels in de gezamenlijke huiskamers plafondarmaturen gehangen. De armaturen leveren een relatief hoog lichtniveau (circa 1800 lux op het werkvlak en gemiddeld meer dan 400 lux op het oog) met een hoge kleurtemperatuur (koel wit licht, 6500 K). Uit een effectstudie (van Hoof et al., 2009) bleek dat de bewoners met demen-

Tabel 28.1 Overzicht aanbevolen verlichting voor senioren. Uitgangspunt is een lichtbehoefte die driemaal hoger ligt dan het oog van een jongvolwassene.

Ruimte	Verlichting	Eisen en aandachtspunten
Woonkamer	Algemene (in)directe verlichting Taakverlichting Diffuus licht op de muren Direct licht voor modelling en sfeer	Algemene verlichting: 300 lux; zorg voor een gelijkmatigheid van de verlichting van 0,8 Sfeer- en accentverlichting door bijvoorbeeld schemerlampen Leesverlichting en verlichting voor fijne handwerkzaamheden als borduren: 1500-2400 lux, in te stellen op daadwerkelijke behoefte bij de taak
Biologische stimulans	Directe verlichting	Voorlopig uitgangspunt: minimaal 3000 lux op het oog, helder wit licht, gedurende minimaal 2 uur, start blootstelling direct na het opstaan Uiterlijk stoppen aan einde van middag
Keuken	Algemene diffuse verlichting Direct/ indirect licht op het werkblad Direct licht op keukenkastjes	Algemene verlichting: 300 lux Lichtniveau op het keukenblad: instelbaar minimaal 1500 lux op het aanrechtblad Lichtniveau op de keukenkastjes, minimaal 1000 lux
Gang	Algemene diffuse verlichting	300 lux
Slaapkamer	Algemene (in)directe verlichting Taakverlichting	Algemene verlichting: 300 lux Taakverlichting: leesverlichting (ook te gebruiken als onderzoeksverlichting voor artsen en zorgpersoneel) 1500 lux
Algemene verlichting: 300 lux Taakverlichting: leesverlichting (ook te gebruiken als onderzoeksverlichting voor artsen en zorgpersoneel) 1500 lux	Algemene (in)directe verlichting Taakverlichting	Algemene verlichting: 300 lux Taakverlichting, bij wasbak: 1000-1500 lux Kies voor matte afwerking van wanden en vloeren om hinder door glans te beperken

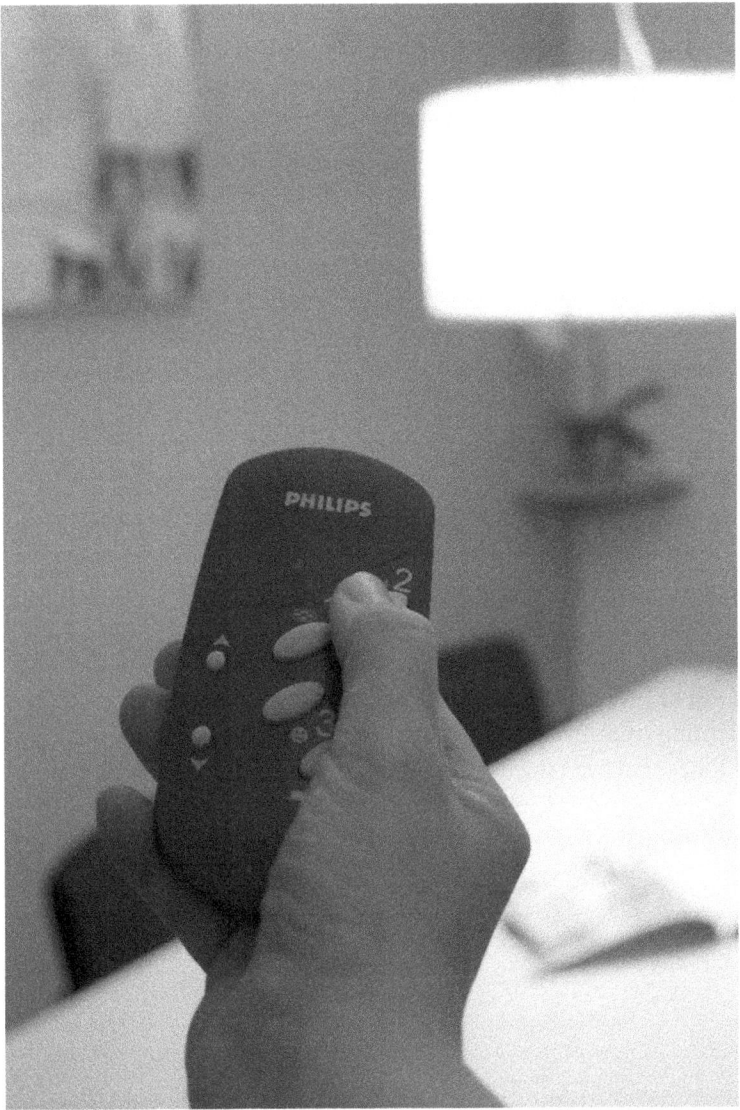

Figuur 28.3 Speciaal voor ouderen ontwikkelde hanglamp met afstandsbediening.

tie die dagelijks in de ruimte verbleven significant minder rusteloos werden.

De voorgaande praktijkvoorbeelden gaan in op respectievelijk de visuele en de biologische lichtbehoefte van ouderen. Eén totaaloplossing die in beide behoeften voorziet, is nog niet in praktijk gebracht. Het onderzoek hiernaar loopt en initiatieven zijn volop in ontwikkeling.

Zo is in een Europees project een verlichtingssysteem ontwikkeld. Het systeem, Aladin geheten, past zich op intelligente wijze aan de individuele behoeften en wensen van ouderen aan, doordat 'biosensoren' lichaamsfuncties, zoals hartslag, continu in kaart brengen. In het systeem zijn lampen opgenomen waarmee de lichtkleur gevarieerd kon worden van warmwit (2700 K) naar koel licht (8000 K). De armaturen bestaan uit een directe verlichting (hanglamp) en indirecte verlichting (lichtkoof), waarmee plafond en wand worden aangelicht en zo wordt bijgedragen aan het algemene lichtniveau in de ruimte. Om hoge helderheden en hinder door snel wisselende lichtomstandigheden te voorkomen, vinden aanpassingen aan de lichtniveaus en lichtkleuren met maximaal 10% per seconde plaats.

Wanneer de huidige stand van onderzoek en de techniek worden beschouwd, dan blijkt dat met goede verlichting de visuele en biologische prestaties van ouderen te verbeteren zijn. Op deze manier wordt op een niet-farmaceutische manier bijgedragen aan een verbetering van gevoelens van welzijn en gezondheid van ouderen. In huidige onderzoeken is aanpassing aan eventuele persoonlijke voorkeuren (nog) niet aan de orde, waardoor 'fine-tuning' naar de persoonlijk optimale verlichtingsspecificaties nog niet inzichtelijk is. Met 'fine-tuning' wordt het effect van goede verlichting mogelijk alleen maar groter.

Meer informatie over dit onderwerp: www.lichtvoorlater.nl.

Literatuur Deel 3

Aarts, M.P.J. & Westerlaken, A.C. (2005). Field study of visual and biological light conditions of independently-living elderly people. *Gerontechnology*, 4(3), 141-152.

Broens, T.H.F., Huis in 't Veld, R.M.H.A., Vollenbroek-Hutten M.M.R., Hermens H.J., Halteren, A.T. van & Nieuwenhuis L.J.M. (2007). Determinants of successful telemedicine implementations: a literature study. *Journal of Telemedicine and Telecare*, 13(6),303-309.

Glascock, A. & Kutzik, D. (2004). Moving telematics from the laboratory to a truly enabling technology within the community. Toward a human-friendly assistive environment. *Assistive Technology Research Series*, 14, 145-154.

Groot, E. (2006). *Lichtonderzoek Hergerborch*. TNO-rapport 2006-D-R0433/B.

Hoof, J. van, Aarts, M.P.J., Rense, C.G. & Schoutens, A.M.C. (2009). Ambient bright light in dementia: Effects on behaviour and circadian rhythmicity. *Building and Environment*, 44(1), 146-155.

Hoof, J. van & Berlo, A. van (2007). Best practice. Home automation for persons with dementia and their carers. *Gerontechnology* 6(2), 118-119.

Hoof, J. van, Schoutens, A.M.C. & Aarts, M.P.J. (2009). High colour temperature lighting for institutionalised older people with dementia. *Building and Environment*, 44(9), 1959-1969.

Hoof, J. van & Schoutens T. (2007). *Van voorlichting tot verlichting, licht voor ouderen en mensen met dementie*. Verschenen in de Vilans-serie Zicht op Zorg & Technologie.

Lauriks, S., Osté, J.P., Hertogh, C.M.P.M. & Dröes, R.M. (2008). *Meer levenskwaliteit met domotica. Effectonderzoek naar de toepassing van domotica in kleinschalige groepswoningen voor mensen met dementie*. Amsterdam: GGD Amsterdam/EMGO Instituut/VU medisch centrum.

Nouws, H., Sanders, L. & Heuvelink, J. (2006). *Domotica voor dementerenden. De eerste ervaringen in het Leo Polakhuis te Amsterdam en het Molenkwartier te Maassluis*. Amersfoort: De Vijfde Dimensie.

Riemersma-van der Lek, R.F., Swaab, D.F., Twisk, J., Hol, E.M., Hoogendijk, W.J.G. & Someren, E.J.W. van (2008). Effect of bright light and melatonin on cognitive and non-cognitive function in elderly residents of group care facilities: A randomized controlled trial. *Journal of the American Medical*, 299(22), 2642-2655.

Willems, Ch., Heide, L. van der & Spreeuwenberg, M. (2010). *Zorg op maat door leefstijlmonitoring. Ervaringen van en met cliënten*, rapport. Heerlen: Hogeschool Zuyd.

Willems, Ch., Spreeuwenberg, M.D., Heide, L. van der, Glascock, A.P., Kutzik, D.L., Witte, L. de & Rietman, J. Activity monitoring to support independent living and the development of a businesscase as part of Dutch homecare support. In G.J. Gelderblom, M. Soede, L. Adriaens & K. Miesenberger (red.). *Everyday technology for independence and care* (pp. 145-151). Amsterdam: IOS Press.

Meer informatie

www.smart-homes.nl
Brochure 'domotica? We zullen wel moeten...!'
    www.Gelderland.Nl/kennispleinthuisgeven
Toolkit stimuleren van preventieve woningaanpassingen/best practices.
    www.spectrum-gelderland.nl

Deel 4 Randvoorwaarden

Joost van Hoof

Zorgdomotica gaat over het verbinden van verschillende werelden, in het bijzonder die van zorg en technologie. Naast de eindgebruikers en zorgverleners zijn er veel andere stakeholders, waaronder ontwerpers, bestuurders, financiers, wetgevers en partijen uit het onderwijs. Deel 4 van dit boek behandelt de wisselwerking tussen deze betrokkenen. Hierbij komen de diverse partijen en de randvoorwaarden die zij scheppen en die een rol spelen bij het succes van zorgdomotica, aan bod, nu en in de toekomst.

In dit vierde deel zal eerst worden stilgestaan bij de eindgebruiker en hoe deze te betrekken bij ontwerp en implementatie. In hoofdstuk 29 zal worden ingegaan op het belang van het ontwerpproces en de inclusie van de eindgebruiker ten aanzien van gebruiksvriendelijkheid. Deze bijdrage wordt gevolgd door hoofdstuk 30 over de succesvolle implementatie van zorgdomotica in het zorgproces. Hiermee samenhangend gaat hoofdstuk 31 over de acceptatie van zorgdomotica en technologie door eindgebruikers.

Ook zijn er belangrijke technologische aspecten en randvoorwaarden die vanuit de techniek worden gesteld. In hoofdstuk 32 wordt nader stilgestaan bij de bouwkundige en installatietechnische randvoorwaarden die worden gesteld aan het aanbrengen van zorgdomotica in de woonomgeving. Dit wordt gevolgd door een uiteenzetting van standaarden en protocollen die ten grondslag liggen aan de zorgdomoticasystemen in hoofdstuk 33. Ter illustratie wordt in hoofdstuk 34 een praktijkvoorbeeld gegeven van ontwikkelingen met betrekking tot communicatieprotocollen.

Wetgeving en financiën vormen een belangrijk kader voor de inzet van zorgdomotica. In hoofdstuk 35 wordt nader ingegaan op de juridische aspecten van zorgdomotica. Dit wordt gevolgd door een bijdrage over wetgeving en vergoedingen in hoofdstuk 36. In hoofdstuk 37 wordt ingegaan op de businesscase van zorgdomotica.

De technische installatiebranche in Nederland houdt zich bezig met innovaties op het gebied van zorg, waaronder zorgdomotica. De acties en visies vanuit de branche worden in hoofdstukken 38, 39 en 40 belicht, waaronder de cocreatie op het vlak van technologie en zorg, en het levensloopbestendig installeren.

Toekomstgerichte informatie- en kennisoverdracht wordt belicht in de hoofdstukken 41 en 42, met respectievelijk een focus op de media en het onderwijs.

29 Ontwerp van zorgdomotica: het gebruik centraal

Yvonne Schikhof, Anneloes Cordia

In een woonvorm voor mensen met dementie wordt gewerkt met infraroodbewegingssensoren in de slaapkamers van bewoners die een hoog risico op vallen hebben. Deze sensoren geven een alarm dat via een pieper bij de dienstdoende verzorgende komt. Annemiek is coördinator en zou graag willen dat de verzorgenden minder last hebben van de foutpositieve alarmen, want de werklast neemt toe en ze dreigen alarmmoe te worden. Bovendien krijgen ze steeds meer te maken met onrustige bewoners die ook de nachtrust van anderen verstoren. Misschien kunnen de bewoners in de gaten gehouden worden via camera's in de slaapkamers, zodat een verzorgende alleen naar een kamer gestuurd wordt wanneer er een probleem ontstaat en de veiligheid van bewoners in het geding is? Maar gaat dat niet te ver en zou dat geen weerstand oproepen bij zowel de verzorgenden als bij de vertegenwoordigers van bewoners? Naar welk soort systeem is Annemiek dan eigenlijk op zoek?

In dit hoofdstuk komt het ontwerpproces voor zorgdomotica in vijf fasen aan de orde. De mens, als gebruiker of stakeholder, staat hierbij centraal.

Stel dat Annemiek in overleg met het management advies mag inwinnen of zorgdomotica de kwaliteit van zorg kan helpen garanderen. Zij kan op dit moment geen helder pakket van eisen leveren. Iemand van buiten kan dan geen ontwerp schetsen, laat staan adviseren over een aan te schaffen systeem.

Veiligheid is in dit voorbeeld een belangrijke waarde. Maar er zullen in de praktijk meer factoren een belangrijke rol spelen bij de betrokkenen. Als iets tegen waarden ingaat wordt weerstand opgeroepen. In dit geval zou dat de privacy van de bewoners in hun slaapkamer en het belang van autonomie bij zorgprofessionals kunnen zijn, want willen zorgverleners wel naar een kamer gestuurd worden? De waarde voor het management zou een effectievere zorg kunnen zijn of werklastvermindering.

Dergelijke praktijkproblemen, waarbij duidelijk bepaalde menselijke factoren erg belangrijk zijn, vragen om een zogenaamde human-centred approach. Een goed voorbeeld hiervan is user-centred design (figuur 29.1), onder andere uitgebreid met een eerste oriëntatiefase (Harper et al., 2008).

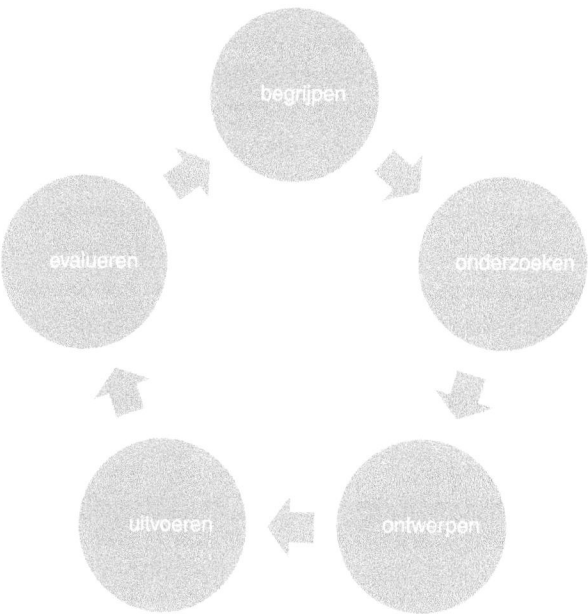

Figuur 29.1 *User-centred design, onderzoeksmodel. Bron: naar Harper et al., 2008.*

Begrijpen

De eerste fase in het ontwerpproces is het begrijpen van de context. Een in te schakelen buitenstaander, zoals een ingenieur, zal veel meer informatie nodig hebben om te begrijpen wat de situatie is en welke menselijke waarden een belangrijke rol spelen. Vanuit een positieve benadering zouden in de casus aan het begin van dit hoofdstuk waarden als veiligheid, draagkracht, privacy en plezier in werk zo belangrijk kunnen zijn dat ze zeker in het ontwerp van een technologische oplossing meegenomen moeten worden. Wanneer dat pas bij de implementatie van een systeem aandacht krijgt, moeten mensen zich richten naar een systeem in plaats van andersom. Door veel vragen te stellen, ter plekke de situatie in kaart te brengen en steeds te vragen of het goed begrepen is, ontstaat een goed beeld. Hier horen ook zeker de werkprocessen bij. Het veranderen van het werkproces is het grootste deel van de innovatie; de zorgdomotica is slechts een hulpmiddel.

> Stel dat een ingenieur samen met Annemiek de context goed in kaart heeft gebracht en tot een plan van eisen komt met daarin belangrijke waarden, is dit dan voldoende om de ontwerpfase in te gaan?

Onderzoek

De tweede fase (figuur 29.1) is die van onderzoek. De vraag is of alleen het benoemen van belangrijke waarden voldoende informatie geeft. Een waarde als veiligheid of privacy kan door verschillende betrokkenen (gebruikers of stakeholders) verschillend geïnterpreteerd worden. De specifieke methode Value Sensitive Design (VSD), die leidt tot het inbouwen van waarden in het ontwerp, bevordert morele discussies (Miller et al., 2007). VSD maakt gebruik van verschillende soorten onderzoek.

> Annemiek kan andere prioriteiten stellen met betrekking tot de waarden dan andere stakeholders. Natuurlijk zijn de eindgebruikers, vaak zowel zorgprofessionals als cliënten, de belangrijkste bronnen van onderzoek.

In een soortgelijke praktijksituatie als deze casus heeft de VSD-methodologie geleid tot conceptueel onderzoek in de eerste fase om de context in kaart te brengen, bijvoorbeeld door het identificeren van de verschillende stakeholders en hun waarden. Daarnaast werd de praktijksituatie geanalyseerd door de werkprocessen in kaart te brengen. In de tweede fase werden de gebruikerseisen gespecificeerd, verschillende technologie (sensoren) in een laboratoriumsituatie getest en werd bijvoorbeeld ook de acceptatie onderzocht (Schikhof et al., 2010).

Voordat verder wordt ingegaan op het uiteindelijke ontwerpen, is er nog aandacht nodig voor de acceptatie van technologie. In het algemeen is hier al veel over onderzocht en gepubliceerd, met name over de theorie: de technologieacceptatiemodellen. Voor de acceptatie van ict zijn diverse determinanten onderzocht, maar helaas nog niet vaak op het gebied van de gezondheidszorg. In een review door Holden & Karsh (2010) wordt geconcludeerd dat er nog belangrijke variabelen (waarden) gevonden moeten worden voor de acceptatie. Uit onderzoek is wel gebleken dat in de gezondheidszorg het ervaren nut ('perceived usefulness') van de technologie de meest beïnvloedende factor is op de acceptatie. Hier blijkt uit dat de acceptatie voor een belangrijk deel wordt bepaald door de verbetering in het werkproces en dat de eindgebruikers betrokken moeten worden om de acceptatie te bevorderen (zie hoofdstuk 31).

Ontwerpen

In de derde fase, het ontwerpen, kan er nog nadere informatie uit onderzoek nodig zijn. Het is, net als VSD, een iteratief proces. In deze fase zal ook de acceptatie onderzocht worden, bijvoorbeeld aan de hand van een prototype. Ook kan een prototype getest worden in de echte praktijk, zodat gebruiksproblemen in het definitieve ontwerp nog verholpen kunnen worden. De eindgebruikers kunnen waardevolle informatie geven over de aandachtspunten bij de implementatie, onder meer over het te ervaren nut. Is het een goed hulpmiddel en hoe kan dit het beste ingezet worden (in het nieuwe werkproces)?

> Annemiek kan met deze gegevens een goed implementatieplan opstellen. En bij het ontwerpen van het systeem hoort ook het ontwerpen van de nieuwe werkwijze in de zorgsituatie, mogelijk gemaakt door de technologie. Ook in de werkwijze kunnen de waarden ingebed worden, bijvoorbeeld in protocollen.

In een soortgelijke casus leverde de positieve evaluatie in de praktijk een belangrijke bijdrage aan de beslissing van het management om het ontwerp daadwerkelijk te laten uitvoeren in een nieuwe woonvorm. Hier waren bij specifieke stakeholders de belangrijke waarden nogmaals onderwerp van onderzoek om er zeker van te zijn dat er niet iets over het hoofd was gezien. En inderdaad kwam er uit deze fase een nieuwe factor naar voren die te maken had met de mogelijke inzet van de technologie overdag. Samen met het management is toen besloten om dat gebruik overdag ook mogelijk te maken voor een ander doeleinde. Hiervoor was een extra installatie van een camera in de huiskamer nodig, te bedienen door de verantwoordelijke verzorgende.

Uitvoeren

De vierde fase is die van het uitvoeren van het ontwerp en het implementeren van de technologie in de praktijk van de zorgsituatie. Bij de implementatie kan aandacht geschonken worden aan de waarden die eerder als belangrijk zijn geïdentificeerd. De stakeholders in het algemeen en zeker de eindgebruikers zullen minder weerstand voelen als ook de voor hen belangrijke waarden terugkomen in het ontwerp en het gebruik van de technologie.

> Het zal voor Annemiek heel veel schelen als zij zich tijdens de implementatie kan concentreren op de te leveren kwaliteit van zorg in plaats van eerst weerstand proberen te overwinnen.

In de vergelijkbare praktijksituatie trad er geen weerstand op en raakten de eindgebruikers snel vertrouwd met het systeem. Zo snel zelfs dat ze zich niet realiseerden dat ze met een relatief bijzondere vorm van technologie werkten.

Evaluatie

De vijfde fase, de evaluatie, is nodig om de bruikbaarheid en de effecten in de praktijk van de zorg te beschrijven. Door middel van kwalitatieve onderzoeksmethoden (zie ook hoofdstuk 30) kunnen in alle fasen de waarden goed aan de orde komen. In de evaluatiefase kan dan het bewijs gevonden worden dat de eindgebruikers de meegenomen waarden in het gebruik van de technologie herkennen en daardoor positieve effecten ervaren. De positieve effecten kunnen daarna gekwantificeerd worden, waardoor zorgdomotica mogelijk grootschalig ingezet kan worden.

> Annemiek kan zelf aangeven wanneer die evaluatie het beste kan plaatsvinden. Zij is ook een belangrijke bron als het gaat om het evalueren van het totale proces. Misschien kan het dan de volgende keer in een vergelijkbare situatie sneller.

In de vergelijkbare casus viel in citaten van de eindgebruikers op dat ze steeds herhaalden dat ze geen last van stress hadden. Men kon de foutpositieve alarmen snel herkennen. Ook realiseerden de eindgebruikers zich pas tijdens de evaluatie dat collega's elders in vergelijkbare situaties niet hetzelfde technologische hulpmiddel tot hun beschikking hadden. Zij voelden zich hierdoor bevoorrecht en trots.

Mogelijk valt hierbij op te merken dat deze vorm van ontwerpen, rekening houdend met belangrijke waarden voor de betrokkenen, geruime tijd in beslag kan nemen. Hoe meer dit in de praktijk van de zorg toegepast wordt en de kennis gedeeld wordt, des te meer we te weten komen over de belangrijke waarden voor de stakeholders in de gezondheidszorg. Bijkomend voordeel voor de zorgorganisatie is dat deze waarden in een maatschappelijke businesscase opgenomen kunnen worden. Minder stress of een vergrote draagkracht van het personeel kan bijvoorbeeld leiden tot minder ziekteverzuim en het efficiënter inzetten van het personeel; het kan dus gekapitaliseerd worden. Vaak is nader onderzoek nodig om randvoorwaarden vast te stellen.
Dit alles betekent dat we dan gebruik kunnen maken van goede praktijkvoorbeelden en dat niet alles meer vanaf het begin onderzocht behoeft te worden. In de huidige praktijk wordt deze manier van werken nog niet vaak toegepast en vindt er nog onderzoek plaats om bewijs te vinden voor het feit dat bepaalde waarden waarschijnlijk in meerdere situaties belangrijk zijn.

Implementatie van technologie in de zorg

Julia E.W.C. van Gemert-Pijnen, Nienke Nijhof, Eveline J.M. Wouters

> **Casus**
> In het woon-zorgcomplex waar mevrouw Zelligen verblijft, worden op zekere dag sensormatjes geïnstalleerd bij alle bewoners. Hiervoor is budget beschikbaar en met het oog op de toekomst (minder zorgpersoneel, meer zorgbehoefte) lijkt dit een slimme oplossing. Na de installatie van de sensortechnologie wordt een bijeenkomst georganiseerd waarbij het gebruik aan de medewerkers wordt uitgelegd.
> Een week na de installatie wordt mevrouw Zellingen 's ochtends aangetroffen op de grond: ze is gevallen en ligt naast het bed, niet bij machte om op te staan. Hoewel zij een matje had, is er 's nachts geen bewegingsalarm afgegaan. Dit incident is aanleiding voor een tussenevaluatie.

De implementatie van technologie in de zorg blijkt in de praktijk minder succesvol te verlopen dan op grond van de mogelijkheden ervan mag worden verwacht: er is regelmatig een mismatch tussen de verwachte voordelen en de praktische successen. Technologie wordt aangeschaft, veelal als standaardoplossing ingezet en slechts voor een deel daadwerkelijk gebruikt. Hiervoor zijn verschillende redenen aan te wijzen, waarop dit hoofdstuk nader zal ingaan.

Wat is implementatie?

Implementatie kan gezien worden als het proces om e-health-technologie, waaronder zorgdomotica, geleidelijk in de praktijk in te voeren. Het gaat hierbij om de implementatie van technologie in de dagelijkse gezondheidspraktijk. Onder implementatie kunnen verschillende activiteiten worden geschaard. Voorbeelden hiervan zijn het verkennen van de gebruikssituatie van de technologie, van de toegevoegde waarde van de technologie, het opstellen van een businessmodel en het maken van een projectplan. Om implementatie goed uit te kunnen voeren, zijn factoren als projectleiding, betrokken zorgverleners en structurele financieringsbronnen belangrijk. Hierbij is het waardevol om aandacht te besteden aan het tijdig betrekken van deze partijen in het ontwerp- en implementatieproces om zo voldoende draagvlak te kunnen genereren. Helaas verlopen lang niet alle implementatietrajecten naar behoren. Hier zijn verschillende redenen voor aan te wijzen, die in het navolgende worden toegelicht.

Wat zijn de redenen voor tekortschietende implementatie?

TECHNOLOGIE MIST DE MENSELIJKE MAAT
Technologie in de gezondheidszorg wordt vooral ontwikkeld vanuit economische motieven; het gaat er daarbij om veel mensen te bereiken met die technologie. Dit levert bijvoorbeeld problemen op omdat de voordelen ervan niet de eindgebruikers betreffen. Ontwikkeling van technologie kost tijd en geld en is vooral lonend als de producten en/of diensten op grote schaal kunnen worden ingezet. Dat betekent dat bij voorkeur standaardoplossingen worden ontwikkeld. In de chronische zorg ligt dat echter heel anders; daar zijn standaardoplossingen niet gewenst. Daarbij beoogt de technologie, in het bijzonder domotica, ondersteunend te zijn voor het dagelijkse leven van mensen. Hier ligt de kern van het probleem van de mismatch.

Bij chronische zorg is het juist van belang dat er ondersteuning op maat geleverd kan worden. Mensen met chronische aandoeningen hebben ook vaak meerdere problemen tegelijk (multimorbiditeit), waardoor standaardoplossingen niet gewenst zijn. In het voorbeeld van mevrouw Zelligen: het sensormatje was bedoeld om een signaal af te geven aan de zorgcentrale als mevrouw Zelligen onverhoopt 's nachts uit bed zou komen, wat ze in het kader van haar beginnende dementieprobleem nog weleens doet. Door het opstaan, raakt zij verder gedesoriënteerd. Daarom is het van belang haar zo snel mogelijk te ondersteunen om weer terug naar bed te gaan. In het genoemde voorbeeld is geen rekening gehouden met het beperkte gezichtsvermogen van mevrouw. Zo zag mevrouw Zelligen het matje aan voor een zwart gat waar ze zorgvuldig overheen probeerde te stappen. Het gevolg was dat ze kwam te vallen.

TECHNOLOGIE IS LOUTER TECHNIEK

Een ander voorbeeld van mislukte implementatie is een gps-systeem ontwikkeld voor mensen met dementie. Technisch gezien werkt de techniek wel, maar in de praktijk blijkt die niet altijd functioneel, omdat bijvoorbeeld de batterij te groot is, mensen het apparaat niet gemakkelijk in hun jaszak meenemen of omdat ze de interface niet goed kunnen waarnemen en begrijpen. Dergelijke producten zijn industrieel gezien mogelijk goed bruikbaar, maar niet zonder meer voor de dagelijkse praktijk van mensen met beperkingen.

TECHNOLOGIE ALS EINDPRODUCT

Technologie in de gezondheidszorg wordt vaak 'neergezet' voor bijvoorbeeld thuisgebruik. Training over hoe mensen om kunnen gaan met deze technologie ontbreekt of wordt door installateurs gedaan zonder voldoende zicht op de dagelijkse leefomgeving van de mensen die de technologie gaan gebruiken. Mensen kunnen bijvoorbeeld voor sociaal contact een geavanceerd touchscreen thuis hebben staan, maar niet weten hoe dit bediend moet worden.

TECHNOLOGIE ALS 'STAND ALONE DEVICE'

Bij chronische gezondheidsproblematiek is er nogal eens sprake van een langdurend en dus aan veranderingen onderhevig proces: wat vandaag een goede oplossing kan zijn, is dat wellicht over enkele maanden of jaren niet meer. Daarnaast wordt de technologie niet door één persoon (of een specialistisch team van personen) gebruikt, maar door degene met de zorgvraag, de familie (mantelzorg), de installateur en de zorgverleners. Omdat de technologie in de persoonlijke leefomgeving ingrijpt, heeft dit ook consequenties voor de toepasbaarheid ervan. Mensen willen niet gestigmatiseerd worden door technologie die zij wellicht gedurende hun verdere leven moeten gebruiken. Deze technologie zal goed geïntegreerd moeten zijn in hun dagelijks leven, anders zullen zij er geen gebruik meer van maken.

TECHNOLOGIE MET BEPERKTE FINANCIERING VOOR HET GEBRUIK

Een ander aspect dat de implementatie van technologie beïnvloedt, is de financiering ervan. Terwijl de tweedelijnszorg verzekerd is van technologie bij de behandeling, ligt dat veel genuanceerder voor technologie in de chronische zorg. Veel van de technologie is ontwikkeld met het doel dagelijkse functies te ondersteunen en langer thuis wonen te bevorderen. Uitstel van verpleeghuisopname is aantoonbaar een besparing, maar door de huidige financiering ligt het voordeel niet altijd bij de investeerder. Bovendien is er een grote overlap tussen hetgeen strikt tot 'zorg' gerekend kan worden en wat meer tot 'welzijn' behoort. Een voorbeeld: een afstandsbediening voor de televisie wordt niet tot zorgtechnologie gerekend, maar kan voor een persoon met een mobiliteitsbeperking wel degelijk daartoe gerekend worden.

AANPAK ONTWERP EN IMPLEMENTATIE SCHIETEN TEKORT

In verschillende modellen voor ontwerp van technologie (in de gezondheidszorg) wordt implementatie gezien als een stap die pas speelt bij de invoer van een bepaalde technologie. Het is echter van belang dat implementatie al van start gaat tijdens de ontwikkeling van de technologie. Kortom, al bij de eerste ideeën over toepassing van technologie is het nodig om direct rekening te houden met wie de beoogde gebruikers zijn, in welke gebruiksomgeving technologie toegepast wordt en welke randvoorwaarden er zijn voor het gebruik van technologie.

Samengevat is de inzet van technologie in de chronische gezondheidszorg geen vanzelfsprekend succes. Dit is terug te voeren op de aard van de problematiek, de complexiteit van de zorgstructuur, het scala van belanghebbenden en onduidelijkheden over de kosten en baten. Een zeer gedegen implementatietraject is dan ook onontbeerlijk voor het succes van zorgtechnologie.

Wat zijn succesfactoren voor implementatie?

Om succesvolle implementatie mogelijk te maken, is bij de ontwikkeling van technologie en domotica (technologie in een woon- of leefomgeving) een multidisciplinaire aanpak noodzakelijk. Dat wil zeggen dat ontwikkelaars vanaf het begin van het ontwikkelingsproces de belanghebbenden moeten betrekken bij dit proces. Organisatorische (inclusief financiering) en technologische factoren en de menselijke maat zouden voortdurend een rol moeten spelen in het ontwerpproces.
Het ontwerp van technologie in de chronische gezondheidszorg dient cyclisch te verlopen: vanaf het allereerste idee tot en met de implementatie worden steeds belanghebbenden (stakeholders) erbij betrokken om zo voortdurend te toetsen of de ontwikkeling voldoet aan wensen en verwachtingen en om verbeteringen aan te brengen. Het startpunt van technologieontwikkeling is een inventarisatie, waarbij verkend wordt welke condities de regelgeving aan de gezondheidszorg stelt voor het gebruik van technologie, wat de behoeften en wensen zijn van

degenen die ermee om moeten gaan in de praktijk en welke behoeften en mogelijkheden de financiers van technologie hebben. Vanuit die inventarisatie wordt in fases een prototype ontwikkeld. Evaluatie is niet louter een eindevaluatie die de effectiviteit toetst, maar is verweven met elke fase van het ontwerpproces. Steeds opnieuw vindt verfijning en verbetering plaats, waarbij steeds de gebruikers en organisatorische en technologische aspecten worden geëvalueerd. Daarmee wordt voorkomen, zoals in het geval van de casus, dat de technologie zijn doel voorbijschiet.

Holistische implementatieaanpak

Het in figuur 30.1 weergegeven model is ontwikkeld om een gedegen implementatie te bewerkstelligen.

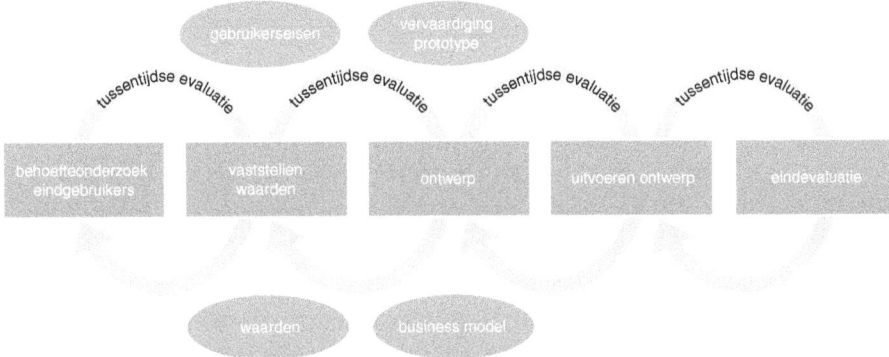

Figuur 30.1 CeHRes roadmap.

De roadmap bevat de volgende fasen:
- *Inventarisatie behoeften stakeholders ('contextual inquiry')*
  Vanwege de complexiteit van de toepassing van technologie en domotica dienen de gezichtspunten van alle stakeholders vertegenwoordigd te zijn. In de eerste plaats betreft dat de gebruikers zelf en hun waarden, wensen en behoeften. De overige personen die ook direct betrokken zijn bij het uiteindelijke gebruik hebben een belangrijke stem: de mantelzorger, zorgverlener, installateur. Toch is het betrekken van de perspectieven van al deze partijen geen garantie voor succes. Ook de perspectieven van beleidsmakers, ontwikkelaars, betalers, potentiële kopers en juristen spelen een rol. Een toepassing kan voor de gebruiker fantastisch werken, maar als het heel erg duur is of niet voldoet aan wettelijke kaders dan zal er geen

invoering op grotere schaal plaatsvinden. Kortom, alle behoeften dienen van tevoren duidelijk in kaart te worden gebracht.
- Bepaling van de toegevoegde waarde van technologie ('value-specification')
De stakeholders dienen aan te geven welke toegevoegde waarde een technologie kan hebben. Waardes van technologie in de gezondheidszorg zijn uit te drukken in bijvoorbeeld economische, maatschappelijke of gedragsmatige. Bijvoorbeeld kostenbesparing door minder personeel in de nacht, meer kwaliteit van leven voor de cliënt, ondersteuning in het werk van professionele zorgverleners, efficiencywinst en eerdere detectie van gevaarlijke situaties. Het vooraf bepalen van die waarden is van belang voor het opstellen van een adequaat businessmodel.
- Ontwerp (design)
Na bovenstaande fasen te hebben doorlopen, wordt een prototype van de technologie ontworpen. Dit prototype dient ook weer getoetst te worden door de potentiële eindgebruikers erbij te betrekken. Op basis van de wensen en toegevoegde waarden wordt een beoogd gebruikersprofiel gecreëerd, dat als norm dient voor de vormgeving van de technologie (een persona genoemd). Bijvoorbeeld: er wordt een persona ontworpen dat typisch is voor mensen als mevrouw Zelligen. Dit persona wordt dan vertaald in functionele en technische eisen ten aanzien van de technologie.
- Invoering (operationalisation)
De invoering houdt in dat eerst een businessmodel opgesteld wordt voordat de technologie daadwerkelijk wordt ingevoerd. Dit betekent dat aan de hand van een canvasmodel met stakeholders bepaald wordt hoe de toegevoegde waarden van technologie gerealiseerd kunnen worden. Zo'n model geeft weer welke doelgroepen en relatiegroepen bereikt moeten worden en welke investeringen en opbrengsten te verwachten zijn. In het centrum van het model staan de waarden ('matrixprioritering van de waardespecificatie') die met de technologie gerealiseerd moeten worden. Deze matrix dient als uitgangspunt voor het businessmodel. Een implementatieplan wordt opgesteld voor de training van gebruikers en de installatie van de technologie.
- Effectmeting (gedrag, gezondheid, kostenreductie, innovatie)
Na invoering wordt het effect van de technologie gemeten. De gouden standaard voor evaluatie van interventies in de gezondheidszorg is de 'randomized controlled trial', een kwantitatieve manier om een interventie (toegepast bij de experimentele groep) te vergelijken met een placebo (toegepast bij de controlegroep). Deze methode is zeer geschikt voor mono-interventies (zoals met geneesmiddelen),

waarbij bij voorkeur naar één of enkele specifieke uitkomstmaten (bijvoorbeeld effect op de bloeddruk) wordt gekeken. Deze aanpak is echter zeker niet geschikt voor het evalueren van domotica: niet alleen is de problematiek niet uniform, maar ook de beoogde effecten zijn uiteenlopend van aard. Voor het op juiste wijze evalueren van geïmplementeerde technologie moeten daarom andere en *gemengde onderzoeksvormen* worden gebruikt, zoals een combinatie van kwalitatieve (interviews, observaties) en kwantitatieve (enquêtes, kostenberaming) methoden. Dit is een nog niet algemeen geaccepteerde wijze van evalueren en vraagt daarom nog de nodige gewenning en acceptatie. Gebruikersonderzoek is van belang en kan de zorg efficiënter maken. Studies naar daadwerkelijk gebruik in het dagelijkse leven zijn dan ook uitermate van belang, evenals ervaringen met het gebruik van de technologie die inzicht geven in hoe de implementatie verlopen is.

Samengevat vraagt de succesvolle implementatie van technologie en domotica een andere visie op ontwerpen en evalueren. Alleen als voortdurend gestreefd wordt naar een match tussen menselijke waarden en organisatorische en technologische aspecten heeft implementatie een grote kans van slagen.

Acceptatie van domotica

Anne-mie A.G. Sponselee, Ben A.M. Schouten

> Mevrouw Van Herpen is alleenwonend sinds zij bijna twee jaar geleden haar man verloor. Samen met haar twee kleinzoons heeft ze een informatiebijeenkomst over zorg op afstand bijgewoond ('Dat moet je zeker doen oma!') en besloten een zorgdomoticasysteem aan te schaffen. Mevrouw Van Herpen zegt het gebruik gemakkelijk te vinden. Gevraagd om eens beeldcontact te maken met het zorgcentrum, blijkt zij de hulp van haar zoon nodig te hebben.

Veel potentiële gebruikers zijn enthousiast wanneer hen de mogelijkheden van zorgdomotica wordt gepresenteerd. Het effectieve gebruik en de beoogde positieve effecten van zorgdomoticasystemen, zoals verhoogd welzijn van ouderen en meer autonomie, vallen in de praktijk echter nogal tegen. De redenen hiervoor zijn divers.

Onderzoek naar behoefte

Zorgdomoticasystemen zijn vaak vanuit een technisch oogpunt ontwikkeld (de zogenaamde *technology push*) in plaats vanuit een (zorg)vraag (de zogenaamde *application pull*). De technologie sluit hierdoor vaak niet aan bij de behoeften van de gebruikers of kan niet als zodanig worden aangepast.
Ontwikkelaars van zorgdomotica dienen een goed beeld van hun beoogde doelgroep te hebben. Welke doelen zijn belangrijk voor deze mensen, welke behoeften heeft de doelgroep? Maar ook: welke voordelen verwacht de doelgroep van het gebruik van zorgdomotica en is het realistisch te verwachten dat dit met het toepassen van technologie bereikt kan worden?

Wanneer een zorg- of welzijnsorganisatie zorgdomotica aanbiedt aan haar klanten, moet de doelgroep eveneens zorgvuldig gedefinieerd worden. Voor bepaalde cliënten kan zorgdomotica onderdeel gaan uitmaken van het zorgproces. Maar niet elke functionaliteit is nuttig voor iedere groep of individu.

Op basis van de behoeften van eind- en andere gebruikers (zoals een zorgorganisatie, zorgverleners of mantelzorgers) kunnen keuzen met betrekking tot de zorgdomotica gemaakt worden. Een goede afstemming tussen behoeften en functionele uitkomsten (wat levert het voor wie op?) heeft een positief effect op de acceptatie van zorgdomotica en het uiteindelijke gebruik ervan.

De vertaling van behoeften naar functionaliteiten van zorgdomotica is echter niet eenduidig te maken. Op dit moment is nog verder onderzoek en documentatie nodig.

Draagvlak creëren

Door de technologie beter aan te laten sluiten bij de behoeften van mensen wordt het draagvlak voor zorgdomotica vergroot. De uiteindelijke toepassing van deze nieuwe technologieën in het zorgproces is echter complex en vergt de samenwerking van veel organisaties. Steeds vaker willen bedrijven, woningbouwverenigingen, welzijnsorganisaties en zorgorganisaties zich profileren door zich te gaan richten op zorgdomotica. De innovatie behelst echter meer dan alleen het toepassen van nieuwe zorgtechnologie. Het betreft ook een procesinnovatie: de structuur binnen de betrokken organisaties verandert en er ontstaan vaak nieuwe samenwerkingsverbanden tussen zorgleveranciers en leveranciers van welzijns- en gemaksdiensten. Het zorgproces achter de technologie moet ontwikkeld worden, evenals nieuwe werkprotocollen, en de project- en technologieondersteuning moet georganiseerd worden. Bovendien moet de financiële structuur helder zijn: wordt telezorg vergoed, wordt de technologie vergoed en wie is de eigenaar?

Om het draagvlak voor zorgdomotica te vergroten moeten de betrokken organisaties:
- weten dat technologie kiezen niet de enige (belangrijke) stap is;
- weten dat de implementatie tijd in beslag neemt en dat ook zorgprocessen moeten worden aangepast;
- weten dat er ook een implementatieproces evenwijdig aan het technologiepad loopt, waarin processen worden herzien, personeel

wordt voorgelicht, getraind en geïnformeerd om acceptatie op de werkvloer te vergroten;
- eindgebruikers (cliënten) goed informeren over en begeleiden bij het implementatieproces.

Acceptatie van technologie

> Mevrouw Van Herpen kan het zorgdomoticasysteem niet zonder hulp bedienen. Er zijn te veel knoppen en de bediening vraagt te veel handelingen. Bovendien moet er gewisseld worden tussen de afstandsbediening van de televisie en van het zorgdomoticasysteem. Mevrouw Van Herpen weet nog niet waar zij op het scherm moet kijken om handelingen te verrichten. Ook een logisch handelingspatroon ontbreekt. Het begint al met het aanzetten: dan moet zij drie keer op dezelfde knop drukken.

Zelfs wanneer de aangeboden functionaliteiten van de zorgdomotica aansluiten bij de behoeften van de potentiële gebruikers en er goede afspraken zijn gemaakt met de betrokken partijen, diensten zijn ontwikkeld en georganiseerd en het kostenplaatje helder is, dan nog is effectief gebruik niet gegarandeerd. De acceptatie van zorgdomotica bij de gebruikers hangt namelijk sterk samen met het technisch systeemontwerp en het ontwerp van de interface. Beide bepalen hoe de eindgebruiker met het systeem om moet gaan (de zogenaamde menstechniekinteractie). Het technologisch ontwerp bepaalt welke technologische voorwaarden nodig zijn voor het goed functioneren van het systeem, welke 'hardware' gebruikt wordt, maar ook uit hoeveel producten het totale systeem bestaat en hoe deze aan elkaar gekoppeld moeten worden. Door bijvoorbeeld een mediabox die gekoppeld is aan een netwerk aan te sluiten op de televisie krijgt de televisie nieuwe functionaliteiten. Er zijn echter diverse verbindingen nodig, die allemaal in orde dienen te zijn. Een systeem dat uit veel onderdelen bestaat, loopt daarom een groter risico op problemen met de verbindingen, met een verminderde betrouwbaarheid tot gevolg (zie casus). De interactie met de technologie wordt in grote mate bepaald door de interface: het uiterlijk en het ontwerp van de bediening. Deze moet begrijpelijk, leesbaar, zichtbaar en makkelijk leerbaar zijn. Denk aan: grote knoppen, goede contrasten, heldere begrippen of tekens, voor zichzelf sprekende functies. Een goede, begrijpelijke handleiding, evenals heldere en herhaaldelijke uitleg, kunnen helpen bij het leren omgaan met het zorgdomoticasysteem. Voor het geval dat de interface, de handleiding en de instructie niet voldoende houvast bieden, dient er een helpdesk te zijn voor vragen. Ook problemen met de technologie moeten adequaat worden opgelost.

Om de acceptatie van zorgdomotica bij de eindgebruikers te vergroten moet dus gelet worden op:
- het technisch systeemontwerp
  - Hoe ziet de apparatuur eruit, uit hoeveel onderdelen bestaat het?
- mens-techniekinteractie
  - Hoe moet men de zorgdomotica bedienen, hoe ziet de interface eruit, is deze leesbaar en bedienbaar?
- begrip
  - Is er een handleiding, begrijpt men wat er wel en niet verwacht kan worden van de technologie, begrijpt men de aangeboden functionaliteiten en diensten?
- service
  - Wordt er helder gecommuniceerd met de eindgebruiker, is er een helpdesk voor vragen en/of technische problemen, worden de functionaliteiten aangepast aan de wensen en behoeften van de mensen?

> Mevrouw Van Herpen kan het zorgdomoticasysteem niet zelf uitzetten (door de tv met de tv-afstandsbediening uit te schakelen). Steeds heeft zij de hulp van haar zoon nodig. Bovendien blijkt dat zij de mediabox (computer) uitzet, terwijl dit apparaat in de standby-stand moet blijven staan, anders kan er geen oproep gemaakt worden met de alarmknop.
>
> Aan de robuustheid van de apparatuur kunnen voorwaarden worden gesteld die door technische bedrijven ontwikkeld worden. De uiteindelijke betrouwbaarheid van een zorgdomoticasysteem bestaat uit het 24 uur per dag contact kunnen leggen met een zorgcentrale. Dit wordt bepaald door de kwaliteit van de apparatuur en de benodigde internetverbinding, maar de betrouwbaarheid hangt ook af van het gedrag van mensen. Bij een onderzoek onder gebruikers van een telezorgsysteem bleek dat delen van het systeem die stand-by moeten blijven staan, werden uitgeschakeld door eindgebruikers vanwege storende ledjes, en dat de huishoudelijke hulp regelmatig belangrijke kabels lostrok met de stofzuiger. De betrouwbaarheid van het systeem kan niet gegarandeerd

worden zodra de apparatuur in huis wordt geplaatst. Niet alleen dient de installatie door een expert te gebeuren, bij voorkeur moeten mensen niet (zelf) in staat zijn de betrouwbaarheid van het zorgdomoticasysteem te beïnvloeden door bij knopjes en kabels te kunnen.

Conclusie

Het succesvol toepassen van zorgdomotica, de acceptatie van de technologie bij de eindgebruikers en het uiteindelijk effectieve gebruik ervan hangt af van een aantal zaken, zoals hiervoor beschreven. Een goede analyse van waar de eindgebruiker, de cliënt, behoefte aan heeft, is vooraf noodzakelijk. Daarnaast is het van groot belang dat het helder is welke doelen de aanbieder voor ogen heeft. Wil men de zorg efficiënter organiseren, de cliënt langer zelfstandig laten wonen of meer autonomie verschaffen? Vervolgens moet nagegaan worden of de beoogde effecten met de betreffende zorgdomotica bereikt kunnen worden, maar ook: hoe men deze effecten zal gaan meten over de tijd. Er moeten nieuwe samenwerkingsverbanden gecreëerd worden en nieuwe diensten ontwikkeld. Het interne zorgproces van de aanbieders zal moeten wijzigen en personeel en eindgebruikers moeten voorgelicht en getraind worden.
Het effectief gebruik van zorgdomotica zal uiteraard ook afhangen van het ontwerp van het systeem. Indien er nieuwe technologie ontwikkeld wordt, kunnen eindgebruikers al vroeg in het ontwerpproces betrokken worden. In elk geval moet kritisch gekeken worden naar het systeemontwerp, de interactie met de technologie, het begrip bij de gebruikers en de service die geboden wordt ter ondersteuning.

Bouwkundige en installatietechnische randvoorwaarden bij zorgdomotica

Wim Zeiler, Joost van Hoof, Rob van Bergen

> Volgens berekeningen van het Sociaal en Cultureel Planbureau kan zorgdomotica de collectieve lasten per Nederlander jaarlijks met maximaal € 6000 terugdringen bij een eenmalige investering van € 7500 per woning en een klein jaarlijks onderhoudsbudget. Thuiszorgorganisatie MiddenLand heeft daarom besloten de cliënten die te maken hebben gehad met valincidenten in de woning, de beschikking te geven over een valdetectiesysteem op basis van infraroodsensoren en drukmatten. De organisatie vraagt zich af wat er nodig is om het systeem in de woning aan te kunnen brengen, zoals aansluitingen voor dataverkeer, het aanbrengen van eventuele leidingen en onderhoud.

De levensloopbestendige woning is ondenkbaar zonder zorgdomotica. Met de toenemende vergrijzing van Nederland vormt zorgdomotica een enorme potentiële groeimarkt voor de installatie- en bouwsector, en ook een wijze om het werkveld verder te verbreden. In de gezondheidszorg bestaan diverse groepen zorgvragers. Zij stellen per doelgroep andere gebruikerseisen aan de communicatiemiddelen en zorgdomoticasystemen. Hiervoor zijn telkens verschillende systemen nodig, die gepaard gaan met een verschillende infrastructuur en een grote complexiteit van het werk. Met name ouderen hebben vaak meer dan een aandoening of ziekte en kunnen dus in verschillende doelgroepen tegelijk vallen. Hierdoor is het nog meer van belang dat verschillende profielen op elkaar kunnen aansluiten. Adviseurs, installateurs en leveranciers van domotica zitten met hun technologie en infrastructuur gevangen in hun eigen vakgebied en communiceren weinig met elkaar, waardoor de complexiteit niet goed wordt aangepakt.

Het flexibiliseren van het regelen van installaties binnen gebouwen geeft vele mogelijkheden voor nieuwe producten en diensten. Een installatiebedrijf dient zijn klanten een duurzame en zorgzame toekomst te bieden. Door de gerichtheid op innovatie is de ontwikkeling tot systeemintegrator gemaakt en zijn er enkele succesvolle domoticaproducten in de markt gezet. Een systeemintegrator is een persoon of bedrijf dat gespecialiseerd is in het samenbrengen van subsystemen of componenten tot een (samen)werkend geheel. De volgende stap is de professionalisering van de ontwikkeling van omgevingen die reageren op de gebruiker, die leidend is bij de aansturing van de verschillende technische systemen. Op het gebied van slimme en intelligente woningen kan een belangrijke sprong voorwaarts worden gemaakt door dit te vergelijken met de automobielindustrie, gezien alle technologie die in voertuigen is ingebouwd. Om een soortgelijke ontwikkeling te starten, is het van groot belang een goede ontwikkelingsstrategie te volgen. De afstemming tussen de verschillende betrokken disciplines vraagt om een samenwerking die is ingebed in een integrale benadering van het ontwerpproces als basis voor de productontwikkeling.

Naast de bedrijfskundige aspecten en besturingsconcepten die vanuit het perspectief van de technologie van belang zijn bij zorgdomotica, zijn er technologische en bouwkundige randvoorwaarden ten aanzien van de infrastructuur. Te denken valt aan het positioneren van apparatuur in de woning, aansluitingen voor elektriciteit en dataverkeer en de werkwijze van installateurs naar hun klanten. Het ISSO, kennisinstituut voor de installatiesector, heeft een document opgesteld op het vlak van installaties voor levensloopbestendig wonen. Hierin is aandacht voor zorgdomotica en de infrastructuur die dit soort systemen vereist. Zo moet er in de meterkast of technische ruimte voldoende plaats zijn voor apparatuur (figuur 32.1). Wellicht moet er ook gedacht worden aan een accu-oplaadpunt voor rolstoel of scootmobiel, wederom met voldoende ruimte voor het mobiliteitshulpmiddel. Verder moet nagedacht worden over de communicatiesystemen en -verbindingen voor internet, audio, televisie, videofoon/intercom en telefonie. Soms is het wenselijk meer dan een of twee telefoonaansluitingen in de woning te hebben. Voor het kunnen lokaliseren van personen, zoals mensen met dementie, kan een op GPS[1], Wi-Fi[2], of RFID[3] gebaseerd systeem worden aangebracht om een gerichte alarmering en assisten-

1 Global positioning system
2 Methode voor draadloze communicatie tussen elektronica en het internet
3 Radio-frequency identification

tie op oproep te bewerkstelligen. Om al deze voorzieningen te kunnen voeden en bedienen, wordt in de publicatie voorgesteld een tweede infrastructuur te voorzien naast de elektrische installatie. Hierin kunnen alle benodigde dataverbindingen ondergebracht worden.

Een andere discussie is die over het al dan niet aanbrengen van loze leidingen, waardoor later eventueel voorzieningen voor elektriciteit of dataverkeer kunnen worden aangebracht zonder hak- en freeswerk. Moderne systemen maken in toenemende mate gebruik van draadloze communicatie met een centrale processor. Toch zijn er tal van redenen voor het aanbrengen van loze leidingen. Zo zijn bij nieuwbouw of renovatie de kosten voor loze leidingen beperkt. Aangezien de toekomst moeilijk te voorspellen is, zijn loze leidingen een kosteneffectieve investering. Toch zijn er ook kritische geluiden te horen. Verheul stelt dat domotica net zo vergankelijk is als een mobiele telefoon. De nieuwste technologie is bij wijze van spreken al verouderd voordat de installatie wordt aangebracht. Verheul stelt ook de bekabeling aan de orde, omdat het voor sociale nieuwbouwwoningen onbetaalbaar zou zijn om een basisinfrastructuur voor domotica aan te brengen. Hij stelt dat tot wel 70% van alle infrastructuur ongebruikt blijft dan wel verouderd is wanneer de bewoner gebruik wenst te maken van (zorg)domotica. De huidige draadloze systemen bieden nog geen geschikt en betrouwbaar alternatief.

De mogelijke voordelen van loze leidingen kunnen worden geïllustreerd aan de hand van het aanbrengen van brandmelders. Bij het Unattended Autonomous Surveillance-systeem (UAS) waren deze communicerende brandmelders aangesloten op een voeding van 230 V. In nieuwe systemen kan evengoed worden gekozen voor een brandmelder op batterijen (soms op de positie van verlichting aangebracht). Dit is veel goedkoper in de uitvoering, maar vereist wel een regelmatige check van de batterijstatus. De ZigBee[4]-sensoren in de studie waren wel uitgerust met batterijen, waardoor bij deze sensoren geregeld de batterijen vervangen dienden te worden. In appartementencomplexen met dikke betonnen wanden kunnen er bij dit soort draadloos communicerende sensoren problemen optreden met signaalverlies. De UAS-studie leerde tevens dat bewoners niet zitten te wachten op allerlei losse kabels in de woning. Dit ontsiert het interieur en zorgt voor stofnesten. De beste positie voor de processor is de meterkast, mits voldoende ruim. Tevens kan een zichtbaar zorgdomoticasysteem

---

4   ZigBee is een open standaard voor draadloze verbindingen tussen apparaten op korte afstand.

stigmatiserend werken, hoewel sommige mensen het beschouwen als een surrogaatalarminstallatie. Geluidseffecten en knipperende leds kunnen ook niet altijd op sympathie van de gebruikers rekenen. Boven alles moet de aangebrachte zorgdomotica niet interfereren met andere apparatuur in de woning, zoals de draadloze telefoon. Storingsdetectie kan dan ook overwogen worden. Ten slotte: niet alle wanden zijn geschikt om sensoren in aan te brengen.

ISSO beveelt verder extra aansluitpunten in het toilet en de badkamer aan voor het aanbrengen van een douchetoilet of toilet met schoonmaakinstallatie, sensoren voor bewaking, en infraroodbediende kranen (tappunten) in verband met hygiëne. Extra aansluitpunten kunnen ook gewenst zijn nabij de bovenhoeken van kamers voor automatische gordijnen en eventuele camera's. Ook kunnen in grotere zorgappartementencomplexen noodstroomvoorzieningen worden overwogen voor medische apparatuur en zorgdomotica in de wooneenheden. De zogenaamde alles-uit-knop dient zo te worden aangelegd dat kritische apparatuur als zorgdomotica en koelkast niet wordt uitgeschakeld. Voor mensen met een verminderde mobiliteit en ouderen kan extra verwarming worden aangebracht om toegangen ijsvrij te houden. Speciale nachtoriëntatieverlichting kan nabij het bed worden aangebracht om de looproute aan te geven richting het toilet. Hiertoe zijn extra aansluitpunten nodig nabij de vloer. Nachtlampjes, zoals bekend van kinderkamers, kunnen eventueel ook gebruikt worden.

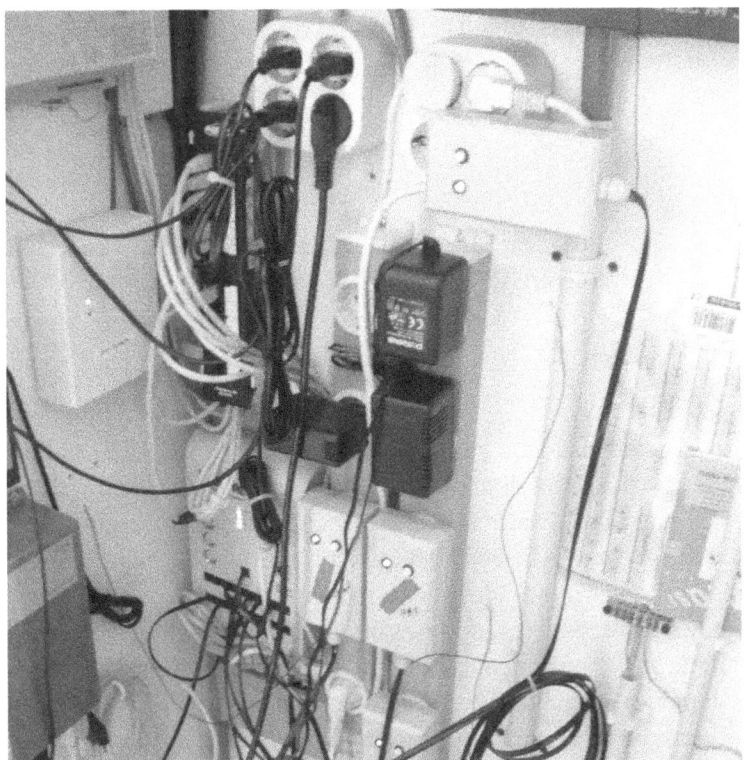

Figuur 32.1 Een kijkje in de meterkast van een domoticawoning, dit toont de noodzaak van integraal ontwerpen.

Standaarden en innovaties[1]

Rob van Mil

Domotica wordt nog vaak gezien als een technologie voor dure en exclusieve huizen of voor de zorgsector. Domotica is echter veel breder inzetbaar, met als drie belangrijke doelen: meer comfort, vergroting van de veiligheid en efficiënter energieverbruik. Toch leidt toepassing van domotica niet altijd automatisch tot het bereiken van deze doelen. Bovendien zijn er enkele randvoorwaarden die bepalend zijn voor de acceptatie bij de consument. Een beknopte inventarisatie: de markt voor domotica is, ondanks een groeiend aantal marktpartijen dat zich met dit vakgebied bezighoudt, nog altijd niet tot volle wasdom gekomen. Zeker al sinds de jaren negentig van de vorige eeuw dicht men domotica een fraaie toekomst toe, maar voor installerend Nederland is het nog altijd geen dagelijkse business. Enkele tientallen installateurs en system-integrators voeren geregeld een project uit en hebben een redelijk kennisniveau opgebouwd. Maar ook deze bedrijven hebben geen enorme orderportefeuille of een omvangrijk personeelsbestand als het om domotica gaat. Daarnaast hebben veel van deze bedrijven zich vaak tot pure specialisten ontwikkeld, bijvoorbeeld in het automatiseren voor de zorgsector of van luxe villa's. In woningen tot ruwweg 400.000 euro, maar ook in kleine winkelpanden of kantoorgebouwen, installeert men nog uitsluitend een basisinstallatie conform NEN 1010[2], en met wat geluk wat extra aansluitpunten voor elektriciteit, kabeltelevisie of data.

---

1 Dit bewerkte hoofdstuk verscheen eerder als: Mil, R. van (2011). Meer interoperabiliteit en intuïtieve bedieningen kunnen domoticamarkt openbreken. ISSO ThemaTech, 23, 28-33.
2 NEN 1010 - Veiligheidsbepalingen voor laagspanningsinstallaties - is de norm voor de elektrotechnische installatiebranche. Deze norm bevat de minimumveiligheidseisen waaraan laagspanningsinstallaties in de woning-, de utiliteitsbouw en in de industrie moeten voldoen.

Te veel standaarden

Met name de elektrotechnische fabrikanten proberen sinds enkele jaren een ommekeer te bewerkstelligen. Zij hebben daarvoor systemen en producten ontwikkeld die het installatiegemak vergroten. Maar nog belangrijker is dat steeds meer fabrikanten hun systemen en producten op internationale standaarden en normen zijn gaan afstemmen. Veel opdrachtgevers haken namelijk af vanwege het enorme woud van systemen en standaarden waar zij mee te maken krijgen. Bovendien veroorzaakt de veelheid van systemen en producten een gebrek aan compatibiliteit. De pioniers op het gebied van domotica merken nu vaak dat bij een uitbreiding of renovatie de investering in oude systemen verloren gaat. Nieuwe systemen of aanvullende installaties zijn in veel gevallen niet koppelbaar. Ook internationaal is dit probleem onderkend. In Europa is om die reden onder meer het project SmartHouse Roadmap (SHR) opgestart. In februari 2011 sloot CENELEC (European Committee for Electrotechnical Standardization), de Europese normalisatiecommissie, de eerste fase af en stuurde een advies naar de Europese Commissie. Daarin bepleit CENELEC vooral meer coördinatie en sturing als het gaat om de grote hoeveelheid ict-standaarden in de woning. Ook vraagt zij om het aantal ict-standaarden te beperken en op elkaar af te stemmen. Alleen op die manier zal het mogelijk worden om geavanceerde installaties en systemen te koppelen en te delen.

Meer interoperabiliteit

Een belangrijke reden om tot uniformering te komen, is ook dat men de komende jaren een grote groei van de markt voor zorgtoepassingen in de woonomgeving voorziet. Domotica is daarbij een zeer belangrijk hulpmiddel mits alle en in elk geval zo veel mogelijk systemen aan elkaar gekoppeld kunnen worden. Op dit moment zijn er nog te veel standaarden, maar ook fabrikantgebonden systemen die niet of nauwelijks met elkaar te combineren zijn of alleen via lastige gateways[3] koppelbaar zijn. Uit een inventarisatie voor het project SHR kwam naar voren dat er ruim 6000 standaarden bestaan. Een deel van deze standaarden leidt een slapend bestaan of is eigenlijk niet meer in gebruik. Veel actieve standaarden zijn zo verschillend dat ze niet

---

3 Het woord gateway heeft twee betekenissen: 1. netwerkpunt dat dienst doet als toegang tot een ander netwerk. 2. apparaat dat zorgt voor de vertaling en de verbinding van twee incompatibele netwerken.

te koppelen zijn. Uiteindelijk hebben de technisch experts die aan de basis van de SMR stonden, geoordeeld dat 300 standaarden relevant zijn. Deze zijn weer verdeeld in 59 zogeheten ecosystemen. Dat houdt in dat de standaarden in één ecosysteem in zekere zin werkzaam zijn in één specifiek domein. Enkele domeinen zijn bijvoorbeeld gebouwgebonden installaties, ict-apparatuur, audiovisuele installaties, thuiszorgsystemen, enzovoorts. In het advies van de SMR is een stelsel van de relevantste normen opgenomen (tabel 33.1), waarbij de technisch adviseurs nadrukkelijk niet vermelden dat alle normen altijd interoperabel moeten zijn. Door dat te eisen, zouden ze de concurrentie uit de markt halen. Maar dat een grote mate van interoperabiliteit essentieel is, dat staat als een paal boven water. Het is zelfs de belangrijkste randvoorwaarde om woningen levensloopbestendig te maken.

Tabel 33.1	Een shortlist met ecosystemen van standaarden die door de SmartHouse Roadmap als relevant zijn bestempeld.				
TCP/IP	ZigBee	TR-069	Microsoft protocols	HomePlug
Ethernet	G.hn	Open IPTV	EN 50523 serie	EN 14908 serie
Wi-Fi	EN 50173 serie	SIP	UPnP	U-SNAP
DECT	OSGi	Continua	EN 50090 serie	EN 61850 serie
Bluetooth	DLNA	DLSM/COSEM	HGI	EN 50065 serie

Nieuwe infrastructuren

Naast de standaarden is ook de infrastructuur voor woning- en gebouwautomatisering een onderdeel dat zich de laatste jaren snel ontwikkelt. Twintig tot vijftien jaar geleden was het gebruikelijk om voor domotica of gebouwautomatisering een speciale buskabel te gebruiken. Ook nu wordt er nog heel vaak een speciale kabel, de *twisted pair*, toegepast. Toch zijn er met de komst van nieuwe technologieën ook andere manieren om data te transporteren. De sterke groei van IP heeft ertoe geleid dat de IP-bekabeling ook voor woning- en gebouwautomatisering wordt gebruikt. Maar ook infrarood is voor bepaalde systemen een bruikbaar transportmiddel. Daarnaast zijn er manieren gevonden om data via de 230 volts elektriciteitskabels te transporteren, de zogeheten *powerline* communicatie. Twee recente technologieën die in opkomst zijn of zich nog in de onderzoeksfase bevinden, zijn radiogolven ofwel draadloze protocollen en *optical fibers*. Buiten de woning worden deze laatste vaak glasvezel genoemd. Maar ook binnen de woning is glasvezel een mogelijkheid, al richt men zich daarbij op dit moment specifiek ook op kunststof vezels.

Optical fibers en draadloos

Onder leiding van het Domotica Platform Nederland is een consortium bezig met een onderzoek naar Plastic Optical Fiber (POF). POF lijkt voor de toekomst een veelbelovend transportmiddel voor het thuisnetwerk. Belangrijk voordeel is dat deze bekabeling volledig van kunststof is en daardoor zonder problemen naast de elektriciteitskabels in dezelfde mantelbuizen kan worden getrokken. De normen en regelgeving zullen dit, zo lijkt het nu, niet blokkeren. Daarmee wordt het mogelijk om bij elk contactpunt in de woning meteen ook een aansluiting voor domotica te realiseren. De algemene opvatting is dat domotica en gebouwautomatisering nooit volledig draadloos zullen worden. Een bekabelde oplossing, mogelijk met POF, zal altijd belangrijk blijven voor de hoogste mate van bedrijfszekerheid, voor het afleggen van relatief lange afstanden en om signalen door (dikke) wanden en vloeren te zenden. Binnen een bepaalde ruimte of voor datatransport met een korte afstand kunnen draadloze systemen wel goed functioneren. Recentelijk zijn experts van de beide werelden, de domoticawereld en de radiotechnologie, bij elkaar gekomen om erover te discussiëren hoe deze twee technieken te combineren zijn. Vanuit de radiotechnologie zijn er volop ontwikkelingen om naar slimme radio's over te stappen. Binnen de bestaande radiofrequenties blijft veel ruimte onbenut. Volgens onderzoek gebruiken ze gemiddeld maar 15 tot 25% van de tijd het volledige volume van die frequentie. Het moet dus mogelijk zijn om met slimme technologie die lege perioden in de bestaande frequenties te gebruiken om bijvoorbeeld signalen voor domoticatoepassingen te versturen. Deze signalen duren vaak niet langer dan seconden of een gedeelte van een seconde.

Kansen in bestaande bouw

In de domoticawereld zijn er al fabrikanten die draadloze systemen op de markt brengen die met radiofrequenties werken. Sommige gebruiken hiervoor alleen zenders die bijvoorbeeld verlichting of zonwering kunnen schakelen. Maar er zijn ook al partijen die zenders en ontvangers gebruiken die bidirectionele signalen versturen. Dit laatste is belangrijk om de bedrijfszekerheid van domotica te garanderen. Door alleen zenders te gebruiken, weet het installatiesysteem niet hoe het desbetreffende commando is uitgevoerd en of dit überhaupt is uitgevoerd. Alleen een bidirectioneel systeem garandeert terugkoppeling. De komst van die bidirectionele, draadloze systemen is dus belangrijk om bedrijfszekere domotica te kunnen aanbieden. En draadloze systemen zijn op zichzelf weer onmisbaar wanneer de sector op grote schaal ook in bestaande woningen domotica wil aanbieden.

In de nieuwbouw is domotica eenvoudig toepasbaar. Eigenlijk zou de installatiewereld in de nieuwbouw standaard een buskabel naar elke ruimte moeten aanleggen, zodat de bewoner altijd de mogelijkheid heeft om domotica toe te passen en/of uit te breiden. De meerkosten van een buskabel zijn op een bouwproject marginaal, terwijl de toegenomen waarde van woningen daarmee zeer groot is. In de bestaande bouw is het praktisch gezien echter zeer lastig – zo niet onmogelijk – om alsnog busbekabeling aan te leggen, zeker als bij de bouw van de woning geen loze leidingen zijn aangelegd. Voor bestaande woningen en gebouwen zijn de draadloze systemen veelbelovende technieken. Deze kunnen ervoor zorgen dat er zonder ingrijpende verbouwingswerkzaamheden toch schakel- en regelmogelijkheden zijn. De bidirectionele, draadloze systemen zijn inmiddels productierijp.

Investeer in verkoop

Naast alle standaardisering en technologische randvoorwaarden – waarin vooral de technische wereld interesse heeft – moet ook de klant domotica interessant gaan vinden. En daar schortte het in de afgelopen jaren sterk aan. Deels kwam dit omdat de prijs van deze systemen (nog) relatief hoog is. Daarnaast is het voor veel mensen lastig om in te schatten welke voordelen ze met domotica in huis halen. Ofwel, wat heeft men eraan? Ook de onduidelijkheid in het enorme woud van systemen en standaarden schrikt de koper af, waardoor hij of zij moeilijk tot een beslissing komt. Kortom, de aanbieders van domotica hebben een belangrijke taak in het duidelijker aan de man brengen van domotica. Het is vaker gesteld, maar de installatiesector ontbeert nog vaak de noodzakelijke verkoopkracht. Dat domotica duur is, is maar tot op zekere hoogte een deugdelijk argument. Een smartphone, een led-televisie en een iPad zijn ook duur, maar worden in groten getale verkocht. Hoe kan de installateur en system-integrator hetzelfde bereiken met domotica? Zodra de randvoorwaarden op orde zijn – men biedt een toekomstvast systeem aan gebaseerd op een toekomstvaste standaard en de basistechnologie staat open voor brede interoperabiliteit – moet het toch mogelijk zijn om ook de vele voordelen voor het voetlicht te brengen. Elke doelgroep heeft wat dit betreft andere behoeften. Soms is het comfort, soms is het betere zorg en soms energiebesparing, maar nog vaker zal de klant echt overtuigd raken wanneer een system-integrator al deze voordelen kan combineren.

Intuïtieve bediening

Zodra de klant voor domotica kiest, krijgt deze vooral te maken met de bediening. Die moet dan ook probleemloos werken. Het is funest voor de technologie wanneer de bewoner van een huis of de gebruiker in een gebouw zich verliest in menu's en buttons voor zijn bediening. De moderne schakelfabrikanten brengen schakelmateriaal op de markt waarbij aan één schakelaar soms wel tien functies zijn toe te kennen. Je kunt je oprecht afvragen of gebruikers dit nog wel kunnen bevatten. Ook touchpanels, die op het eerste oog een fraaie interface tonen, kunnen al snel ingewikkeld worden als er te veel lagen en menu's onder en naast elkaar liggen. Toch is de visuele en liefst ook intuïtieve bediening van domotica die de laatste jaren in opkomst is dé manier om bewoners voor domotica te winnen. Zeker nu steeds meer installaties te bedienen zijn met smartphones en tablet-pc's, zoals de snel populair geworden iPad, kunnen de bekwame system-integrators de bediening zeer eenvoudig maken. Een bediening op de iPad is voor grote groepen mensen, jong én oud, overzichtelijk en snel te doorgronden. Zonder opstarttijd, zonder muis of andere hulpmiddelen kan men door aanraking en vingerbewegingen snel naar elk type bediening gaan en de gewenste installatie in- of uitschakelen, keuzes maken uit de vele functies en installaties monitoren. Gecombineerd met de toegenomen standaardisering van de onderliggende technologie van de domoticasystemen en de groeiende kansen voor draadloze technieken, komen de kansen voor domotica er ineens een stuk zonniger uit te zien.

> **Een veelheid aan standaarden**
> Om de marktkansen van woning- en gebouwautomatisering te vergroten, zal de technologie van domoticasystemen universeler moeten worden. Opdrachtgevers zullen van hun installateurs en leveranciers moeten eisen dat zij hen een toekomstvast systeem leveren, met een garantie op interoperabiliteit. Europa heeft dit uitgangspunt al omarmd en er is gezocht naar een selectie van universele standaarden die deze garantie kunnen bieden. Binnen het project Smart House Roadmap is uit ruim 6000 standaarden een selectie gemaakt van standaarden die als relevant zijn bestem-

peld. Van enkele belangrijke standaarden volgt hier een beknopte beschrijving.

IP

ICT-technologie is in de wereld van nu niet meer weg te denken. Een bijzonder belangrijke exponent daarin is het internetprotocol (IP). Door het IP heeft de ict-technologie inmiddels vele communicatiestandaarden voortgebracht. De bekendste is ongetwijfeld ethernet. Maar ook Firewire (bedraad), USB (bedraad), Bluetooth (draadloos), DECT (draadloos) en Wi-Fi (draadloos) behoren tot deze familie.

BACnet

BACnet (Building Automation and Control network) is een standaard die oorspronkelijk in de VS is opgezet als een protocol om intelligente apparaten, onafhankelijk van hun functie en fabrikant, informatie te kunnen laten uitwisselen. Hierdoor is het mogelijk om apparatuur van verschillende fabrikanten onder te brengen in één project. BACnet is geschikt voor zowel de automatisering van systemen als voor automatisering op managementniveau. Het systeem regelt en bestuurt zowel de klimaatinstallaties, verlichting en (brand)beveiligingsinstallaties als toegangsystemen, liften en energievoorziening.

BACnet is gestandaardiseerd volgens de ANSI- en CEN-normen en de ISO-norm 16484-5. Volgens de ontwikkelaars zelf is BACnet het breedste protocol voor de controle van gebouwen. Het is volledig fabrikantonafhankelijk en wordt getest en doorontwikkeld door onafhankelijke laboratoria.

KNX (EN 50090)

KNX is een open protocol voor huis- en gebouwenautomatisering. Via KNX vindt gegevensoverdracht plaats van en naar alle componenten binnen een gebouwautomatiserings- of domoticasysteem. KNX bestaat zo'n twintig jaar. Dat wil zeggen dat de standaarden waaruit KNX is ontstaan, namelijk EIB, EHS and BatiBUS, al twintig jaar op de markt zijn. In 2005 zijn deze standaarden, ontwikkeld door Europese elektrotechnische fabrikanten, gefuseerd tot het KNX-protocol. KNX verzorgt communicatie via diverse media (twisted pair, radio frequency, power line of IP/ethernet). KNX is enkele jaren terug erkend als internationale standaard (ISO/IEC 14543-3), als Europese standaard (CENELEC

EN 50090 en CEN EN 13321-1) en als Chinese standaard (GB/Z 20965). Meer dan 250 fabrikanten gebruiken dit protocol in hun producten.

LON
De LON-technologie (Local Operating Network) is door het Amerikaanse bedrijf Echelon in de jaren tachtig van de vorige eeuw ontwikkeld in opdracht van de Amerikaanse vliegtuigindustrie. Het doel was om alle elektrotechnische componenten, ongeacht het fabricaat, aan te sturen via een betrouwbaar netwerk. LON-technologie ontwikkelde zich sindsdien als een onafhankelijke, open standaard voor decentrale intelligentie. Een LON-netwerk vereist geen centrale computer, server of PLC-besturing. LON is een wereldwijd gestandaardiseerd protocol dat gecertificeerd is door diverse internationale instanties. Wereldwijd zijn er circa 4000 producten volgens LON gecertificeerd.

CAN en CANopen
CAN (Controller Area Network) is het dominante dataprotocol dat communicatie tussen de intelligente systemen van personenauto's mogelijk maakt. CAN is internationaal gecertificeerd volgens ISO 11898-2. Een afgeleide van CAN is CANopen, eveneens een internationaal gestandaardiseerd protocol volgens EN 50325-4. Deze standaard wordt gebruikt voor netwerken op het gebied van algemene machinebouw, medische installaties, zware grondverzet- en railvoertuigen, maritieme toepassingen en soms ook in de gebouwautomatisering en de energie-installaties.
CiA is de internationale organisatie van gebruikers en fabrikanten die de standaard CANopen verder ontwikkelt. Wereldwijd zijn daarbij ongeveer 500 bedrijven aangesloten.

Profibus
Profibus is in 1989 ontwikkeld door een aantal Europese bedrijven en instellingen. Ook hierbij was het doel om één communicatiestandaard voor de automatisering van componenten van verschillende leveranciers te realiseren. Kort na de introductie ontving Profibus de DIN-norm 19245. Profibus is ontwikkeld voor zowel de productieautomatisering als de gebouwenautomatisering en is in 1995 ook geschikt gemaakt voor toepassing in de procesindustrie.

IO-homecontrol

IO-homecontrol is een draadloze communicatietechnologie om installaties in woningen te controleren. Het is ontwikkeld door een groep fabrikanten die installaties leveren voor comfort, veiligheid en energiebesparing in zowel nieuwe als bestaande woningen. Bij deze technologie verloopt alle communicatie draadloos. Het gaat om besturing van deuren, dakvensters, rolluiken, zonwering, verlichting, verwarming, airconditioning, garagedeuren en toegangshekken. Het nadeel is dat maar een achttal fabrikanten de standaard ondersteunt. IO-homecontrol biedt wel bidirectionele communicatie. IO staat voor interoperabiliteit.

DLNA

De DLNA, de Digital Living Network Alliance, is een organisatie die een protocol ontwikkelde om digitale mediabestanden tussen apparaten uit te wisselen en dit nu als wereldwijde standaard aanbiedt. Het gaat daarbij niet alleen om het op betrouwbare wijze naar elkaar verzenden en opslaan van dergelijke bestanden, maar ook om de mogelijkheid om digitale bestanden vanaf het ene apparaat op het andere af te spelen of te verwerken. Ongeveer 25 A-merken uit de consumentenelektronica heeft zich inmiddels aangesloten. Daarnaast kent de organisatie een lijst van meer dan honderd zogeheten contributor members, partijen die op indirecte wijze de standaard gebruiken of ondersteunen.

Communicatieprotocollen bij zorgdomotica

Jelle van der Weijde, Antoon Klumpers

De halszender die veel ouderen in verzorgingshuizen en in de eigen woning dragen als vorm van personenalarmering is in Nederland een begrip. Deze technologie stelt de drager in staat op elk moment van de dag hulp in te roepen in geval van een incident of onzekerheid. De zorgalarmering stelt mensen in staat langer zelfstandig te blijven wonen en geeft een zeker rustgevend gevoel dat als er hulp nodig is dat die dan ook op ieder moment ingeroepen kan worden.

Zorgalarmering in Nederland

Al meer dan 25 jaar wordt in Nederland personenalarmering aan kwetsbare ouderen aangeboden. Traditioneel gezien wordt er met name gebruikgemaakt van PSTN[1] (of POTS[2]), analoge telefonie om data en alarmen door te geven. Via de telefonielijn worden de data van een alarm doorgeven via tonen, het zogenaamde DTMF[3]-protocol. Iedereen heeft vroeger weleens zulke tonen van een modem of fax gehoord. Door middel van DTMF kan een alarmtoestel data doorgeven alsof het een telefoongesprek tussen twee machines betreft. Mede door de eenvoud van de bediening van de apparatuur voor alarmering, door de hoge betrouwbaarheid van PSTN en door de financiering vanuit de basispolis van zorgverzekeraars heeft zorgalarmering een grote vlucht genomen in Nederland. Het is daarmee de succesvolste domoticatoepassing.

---

1 Public Switching Telephony Network
2 Plain Old Telephone System
3 Dual Tone Multi Frequency

Normen

Het uitwisselen van data via DTMF gaat niet vanzelf goed. Het is belangrijk dat er afspraken zijn tussen de leverancier van de databank/zorgcentralesoftware en de leverancier van het zorgalarmeringstoestel om de gegevens die worden verstuurd op de juiste wijze te kunnen interpreteren. Hierbij worden protocollen uitgewisseld. Daarnaast zijn er allerlei veiligheidseisen en normen van toepassing op (sociale) zorgalarmering, zowel nationaal als internationaal. Normen die hierbij van toepassing zijn, is bijvoorbeeld de NEN-EN 50-130-serie.

Installatie

Installatie van de op PSTN gebaseerde zorgalarmering in de woningen van mensen is zeer eenvoudig en gebruiksvriendelijk. Het alarmtoestel wordt tussen de inkomende telefoonlijn en het eigen telefoontoestel geplaatst. Dit wordt meestal door vrijwilligers of mantelzorgers zelf geïnstalleerd. Het is duidelijk dat dit een zeer kosteneffectieve en efficiënte manier van installatie is.

VoIP

De ontwikkelingen staan echter niet stil en er is dan ook steeds meer telefoonverkeer dat gebruikmaakt van het internet, in plaats van de traditionele PSTN- of POTS-telefoonlijnen. Deze internetverbinding voor telefonie, ook wel Voice over IP (VoIP) genoemd, garandeert niet altijd een goede weergave van de toontjes (DTMF).

In een onderzoek door TNO (Kooij et al., 2005) wordt dit probleem als volgt omschreven:
'Bij normale PSTN- (POTS en ISDN) en gsm-verbindingen komen deze DTMF-tonen gewoon door. Bij een paar VoIP-aanbieders ook, maar de meeste hebben hier problemen mee. Eén soft client geeft DTMF niet door. Soms komen DTMF-tonen veel zachter door, is DTMF veel te hard (overstuurd) of is DTMF vervormd. Andere effecten: DTMF komt wel door, maar met een nieuwe timing (een keer korter en een keer uitgerekt) of alleen de laatste DTMF uit een serie komt door.'
Een belangrijk probleem werd in de praktijk ervaren met de zogenaamde overstappers. Gebruikers van zorgalarmering met een telefoonlijn op basis van PSTN stapten over naar VoIP-telefonie en vergaten dit door te geven aan de organisatie waarmee een zorgalarmeringscontract was gesloten.

STMF-protocol

Om nu zowel de installatie eenvoudig te houden als de hoogst mogelijke garantie te kunnen geven ten aanzien van de dataoverdracht van zorgalarmering is het STMF[4]-protocol ontwikkeld. Dit protocol verzendt en ontvangt in tegenstelling tot het traditionele DTMF-protocol enkelvoudige tonen in plaats van combinatietonen. Het STMF-protocol zorgt ervoor dat de problemen die het DTMF-protocol ondervindt over VoIP-lijnen niet optreedt. Het antwoord op de vraag of het STMF-protocol minimaal dezelfde betrouwbaarheid heeft over VoIP-lijnen als het DTMF over PSTN-lijnen is beoordeeld en gecertificeerd door het onafhankelijke Kiwa-instituut[5] in 2009. Het STMF-protocol wordt dan ook in Nederland en daarbuiten al zeer breed toegepast.

Ook het probleem van de 'overstappers' werd erkend en met het nieuwe STMF-protocol werd tevens gebouwd aan een automatische netwerkherkenning en een automatisch protocolomzettingssysteem in de telezorgunits (alarmeringstoestellen). De telezorgunits herkennen zelf dat de telefoonlijn veranderd is en passen zich hier automatisch op aan. Daarmee is bereikt dat zolang er maar verbinding is met het internet, de alarmering is gewaarborgd.

Toekomst

Het is duidelijk dat er in de nabije toekomst geen PSTN-verbindingen meer zullen zijn (in Nederland is dat al in meer dan 80% van de huishoudens het geval) en dat er in toenemende mate mobiele netwerken gebruikt zullen worden. Nieuwe alarmeringstechnologie zal dan ook meer IP[6]-gebaseerd zijn en kunnen werken met de nieuwste technologieën. Het betrouwbaar overdragen van data van zorgdomotica en alarmeringen blijft echter van groot belang en de afhankelijkheid van de beschikbaarheid van internet zal een steeds grotere inzet vergen van alle betrokkenen in de keten van zorgdomotica. Nationale en internationale samenwerking in het waarborgen van de betrouwbaarheid zal voortdurend aandacht moeten hebben van de politiek, de leveranciers van zorgalarmering, de telecomleveranciers en de netwerkbeheerders. De ontwikkeling en implementatie van het STMF-protocol heeft voor het moment een bijdrage geleverd aan deze discussie.

4   Single Tone Multi Frequency
5   Kiwa, gevestigd te Rijswijk, is een onafhankelijke organisatie die hooggekwalificeerde certificering als haar kernactiviteit heeft.
6   Internetprotocol

Juridische aspecten van domotica

Brenda J.M. Frederiks

Domotica komt in de zorg voor mensen met een verstandelijke beperking of dementie in diverse gedaanten voor. De dagelijkse zorg aan cliënten wordt ondersteund door een uitluistersysteem, een chip in de schoen, een belmatje of infraroodsensoren. De Inspectie voor de Gezondheidszorg (inspectie) stimuleert het gebruik van domotica, in het bijzonder als het leidt tot het terugdringen van vrijheidsbeperkende maatregelen zoals een onrustband of een deur op slot. Hulpverleners integreren het gebruik van domotica in hun dagelijkse werkzaamheden echter zonder terug te kunnen vallen op een helder juridisch kader. De term domotica is (nog) niet als zodanig terug te vinden in een wet. De inspectie constateerde in 2009 dat veel zorginstellingen nog geen beleid hebben ten aanzien van het gebruik van domotica. De toepassing wordt onvoldoende uitgewerkt in het individuele zorgplan van een cliënt. Protocollen zijn vaak niet aanwezig. De inspectie concludeerde in 2009 ook dat een afweging tussen enerzijds het verbeteren van de kwaliteit van zorg en anderzijds het beperken van het recht op vrijheid en het recht op privacy veelal niet aanwezig is in een zorginstelling. Daarnaast roept het gebruik van domotica nieuwe juridische vragen op. Hoe snel moet een hulpverlener reageren op een alarm? Wie beslist of domotica wordt opgenomen in het zorgplan? Hoe maak je als hulpverlener een keuze tussen zes alarmen die tegelijkertijd afgaan? Voordat deze vragen beantwoord kunnen worden, moet eerst inzichtelijk worden gemaakt of domotica een vorm van vrijheidsbeperking is.

Domotica als vorm van vrijheidsbeperking

De Wet Bijzondere opnemingen in psychiatrische ziekenhuizen (Wet Bopz) vormt het juridisch kader voor vrijheidsbeperking in de psychiatrie, zorg voor mensen met een verstandelijke beperking en zorg bij dementie. Deze wet geldt niet in ziekenhuizen en de thuiszorg. Alleen cliënten die een onvrijwillige status hebben, mogen in hun vrijheid worden beperkt. Een cliënt kan met een artikel 60-indicatie volgens de Wet Bopz, een rechterlijke machtiging of een inbewaringstelling tegen zijn wil worden opgenomen. Een hulpverlener mag vervolgens een cliënt tegen zijn wil in zijn vrijheid beperken als sprake is van 'gevaar voor zichzelf of anderen'. Tussen de verstandelijke beperking of de psychogeriatrische aandoening en het gevaar moet een causaal verband bestaan en de cliënt moet zich verzetten tegen de toepassing van vrijheidsbeperking.

Maar is het gebruik van een belmat, een sensor of een chip in de schoen ook daadwerkelijk een vorm van vrijheidsbeperking? In de Wet Bopz worden verschillende vormen van vrijheidsbeperking genoemd: dwangbehandeling, middelen en maatregelen (separatie, afzondering, fixatie, medicatie en voeding en vocht), huisregels en beperkingen in de bewegingsvrijheid. De term domotica wordt niet als zodanig in de wet genoemd.

Diverse vormen van domotica worden in zorginstellingen toegepast als alternatief voor ingrijpende vormen van vrijheidsbeperking (IGZ, 2008 en 2009). Indien een cliënt of zijn vertegenwoordiger, als de cliënt wilsonbekwaam ter zake is, instemt met domotica is (nog) geen sprake van vrijheidsbeperking. Deze afspraken over domotica worden vastgelegd in het zorgplan en tijdens evaluaties moet aan de orde komen of de inzet van domotica nog noodzakelijk is. Deze noodzakelijkheid wordt getoetst aan de hand van drie criteria die verweven zitten in de Wet Bopz (zie tabel 35.1).

Tabel 35.1 Drie criteria van noodzakelijkheid.	
Noodzakelijk	Toelichting
Subsidiariteit	Een hulpverlener moet de minst ingrijpende vorm van vrijheidsbeperking kiezen. Daarbij kan worden gedacht aan een maatregel die ver van het lichaam wordt toegepast, maar ook het toepassen van alternatieven (signaleringsplan, afleiden, activiteiten, inzet van andere disciplines).
Proportionaliteit	Een inbreuk op de vrijheid van een cliënt moet in verhouding staan tot het doel dat een hulpverlener ermee wil bereiken. Een cliënt mag bijvoorbeeld niet automatisch dagelijks worden 'uitgeluisterd' omdat hij ooit een epileptische aanval heeft gehad.

Noodzakelijk	Toelichting
Doelmatigheid	Een inbreuk op de vrijheid van een cliënt mag niet langer duren dan noodzakelijk is. Daarbij moet het perspectief van de cliënt in beeld zijn. Als de inbreuk geen effect (meer) heeft, dan moet de inbreuk zo snel mogelijk worden gestaakt. Dit betekent ook dat als het gedrag van een cliënt niet wijzigt door een vrijheidsbeperkende maatregel, een hulpverlener de plicht heeft op zoek te gaan naar iets anders. Het doel van vrijheidsbeperking is niet alleen maar het gevaar wegnemen. Belangrijk is ook hoe we de nabije toekomst voor de cliënt zien. Wat is zijn perspectief? Kunnen we maatregelen afbouwen? Dit geldt dus ook voor een chip in de schoen, een belmatje of een sensor naast het bed. Indien een cliënt na een paar dagen rustiger wordt en niet of nauwelijks uit bed komt, kan de maatregel weer ongedaan worden gemaakt.

Als een cliënt of zijn vertegenwoordiger, indien de cliënt wilsonbekwaam ter zake is en geen verzet vertoont, het niet eens is met de toegepaste domotica, is alsnog sprake van vrijheidsbeperking. In juridische termen spreken we dan van dwangbehandeling (Wet Bopz). Domotica mag in dat geval alleen worden ingezet om gevaar voor een cliënt of anderen weg te nemen. De wetgever maakt in de Wet Bopz geen voorbehoud voor bepaalde vormen van behandeling of inzet van maatregelen. In beginsel kan domotica nu dus ook al onder de Wet Bopz vallen.

In het rapport 'Zorg voor vrijheid: terugdringen van vrijheidsbeperkende maatregelen kán en moet' (2008) beschouwt de inspectie zorgondersteunende en veiligheidsbevorderende technologie, oftewel domotica, als een minder ingrijpend alternatief voor fysieke vrijheidsbeperking zoals een onrustband of afzondering. Diverse zorginstellingen hebben het roer omgegooid en zijn overgestapt op domotica. Bij maar liefst 40% van de cliënten met een verstandelijke beperking werd in 2008 een uitluistersysteem gebruikt.

De wetgever volgt het veld en beschouwt domotica in het wetsvoorstel Zorg en Dwang als een vorm van vrijheidsbeperking voor psychogeriatrische en verstandelijk gehandicapte cliënten. Vrijheidsbeperking wordt in het wetsvoorstel 'onvrijwillige zorg' genoemd, waarmee getracht wordt een einde te maken aan de jarenlange discussie. De wetgever wil voorkomen dat hulpverleners bepaalde vormen wel als vrijheidsbeperking zien en andere vormen niet. Domotica valt als gehele categorie onder de definitie van onvrijwillig zorg: 'maatregelen waarmee toezicht wordt gehouden op de cliënt'. Het is niet relevant of een maatregel direct leidt tot vrijheidsbeperking of meer een hulpmiddel is om toezicht te houden. De twee voorbeelden die in het kader worden genoemd, zijn vormen van onvrijwillige zorg, aangezien zij tot hetzelfde resultaat leiden: de vrijheid van een cliënt wordt beperkt.

> **Voorbeelden van onvrijwillige zorg**
> - Een belmat die voor een bed op de grond wordt gelegd. Stapt een cliënt op de belmat, dan gaat er een signaal af bij de verzorgende. De belmat kan als doel hebben om een cliënt, die slecht ter been is, hulp te bieden als de verzorgende weet dat hij uit bed is en hulp nodig heeft bij een bezoek aan het toilet.
> - Een elektronische polsband die ervoor zorgt dat een deur wordt afgesloten zodra een cliënt de deur nadert.

In het wetsvoorstel Zorg en Dwang is overigens *alleen* sprake van onvrijwillige zorg als de cliënt (of de vertegenwoordiger als de cliënt wilsonbekwaam ter zake is) *niet* heeft ingestemd met de voorgestelde domotica dan wel zich heeft verzet. Het gaat daarbij ook om vormen van domotica waar de cliënt geen weet van heeft. Een cliënt met een verstandelijke beperking moet van tevoren worden geïnformeerd over de aanwezigheid van een uitluistersysteem. Hetzelfde geldt voor een belmatje of sensor in een verpleeghuis. De achterliggende gedachte is dat de inzet van domotica afgestemd moet worden op de individuele behoefte van een cliënt. In het wetsvoorstel Zorg en Dwang wordt ook duidelijk dat domotica een minder ingrijpende maatregel is voor een cliënt. Beperkingen in de bewegingsvrijheid in de vorm van fixatie of afzondering en het gebruik van gedragsbeïnvloedende medicatie worden beschouwd als een 'dermate ernstige inbreuk op de vrijheid van een cliënt' dat daarvoor extra zorgvuldigheidseisen noodzakelijk zijn. In dat geval moet allereerst altijd een arts betrokken zijn bij het besluit en is volgens de wetgever altijd sprake van onvrijwillige zorg onafhankelijk van de instemming van de cliënt en/of zijn vertegenwoordiger. Deze extra eisen gelden vooralsnog niet voor domotica.

Randvoorwaarden

> In onze instelling werken we met een uitluistersysteem. Vooral in de nacht kan een alarm bij een of meer cliënten tegelijkertijd afgaan. Als de nachtdienst alleen werkt, moet hij of zij een keuze maken op welk alarm het eerst wordt gereageerd. In het verleden zijn er weleens ongelukken gebeurd waarbij de nachtdienst, ach-

> teraf gezien, een verkeerde keuze maakte. De inspectie vindt dat er een duidelijk beleid moet zijn in de prioritering van alarmen.

Het gebruik van een onrustband heeft de afgelopen jaren geleid tot een aantal sterfgevallen in de ouderenzorg en de zorg aan mensen met een verstandelijke beperking. Hoewel domotica vaak minder ingrijpend is dan een maatregel als fixatie of afzondering, is het voor een cliënt lang niet altijd de beste en prettigste oplossing. Denk daarbij aan de privacy van een cliënt, maar ook aan de afhankelijkheid van een hulpverlener als bijvoorbeeld een alarm afgaat. Hoe snel kan een hulpverlener bij de cliënt zijn? Welke keuze maakt hij? Gaat hij eerst naar een andere cliënt toe? In de Staat van de Gezondheidszorg (2008) wordt aandacht besteed aan de risico's van domotica. Een van de conclusies is dat een risicoanalyse voor de aanschaf van domotica ontbreekt en zorginstellingen zich onvoldoende bewust zijn van de faalbaarheid van technologie. In het kader van verantwoorde zorg, een kernbegrip uit de Kwaliteitswet zorginstellingen, is een zorginstelling verplicht om een beleid op te stellen over het verantwoord toepassen en terugdringen van vrijheidsbeperking met daarbij een protocol over de inzet van domotica, scholing en deskundigheidsbevordering. In dit beleidsdocument kunnen risico's inzichtelijk worden gemaakt, evenals dilemma's en keuzen (in het bijzonder op welke wijze een keuze gemaakt wordt tussen verschillende cliënten).

Vrijheidsbeperking is geen voorbehouden handeling die alleen door bepaalde in de Wet op de beroepen in de individuele gezondheidszorg (Wet BIG) aangewezen beroepsbeoefenaren op eigen gezag worden verricht. Het gebruik van een onrustband, maar ook van domotica wordt gezien als een risicovolle handeling die volgens de systematiek van de Wet BIG door iedere zorgverlener mag worden toegepast. De Raad BIG adviseert echter om bij risicovolle handelingen zorgvuldigheidseisen in acht te nemen. Het is de eigen verantwoordelijkheid van de zorginstelling om in het kader van 'verantwoorde zorg' (Kwaliteitswet zorginstellingen) invulling te geven aan deze zorgvuldigheidseisen en het bijbehorende beleid. Zorginstellingen hebben echter ook te maken met de inspectie, die in haar toetsingskader wel degelijk kijkt naar de aanwezigheid van een beleidsdocument en visie ten aanzien van domotica.

Wet- en regelgeving: staan tussen droom en daad wetten in de weg?

Thea Weijers

'Tussen droom en daad staan wetten in de weg.' Met dit citaat begint een hoofdstuk in het boek *Ommekeer 2.0* over een Friese proeftuin voor wonen, welzijn en zorg. Het gaat over de ervaring van de betrokkenen bij dit initiatief dat er wetten en regels zijn die een vraaggerichte en innovatieve thuiszorg in de weg staan. Beleidsregels en productienormen bijvoorbeeld. In dit hoofdstuk worden de belangrijkste wetten en regels in de zorg besproken die de introductie van zorgdomotica en andere vernieuwingen kunnen beïnvloeden.

> **Casus**
> In 2007 werd in elf appartementen bij een verzorgingshuis eenvoudige domotica geïnstalleerd, zoals elektronische gordijnrails en lichtsensoren. De bewoners waren zeer tevreden met deze voorziening. Ze konden nu zelf de gordijnen sluiten op het moment dat zij dat wilden en hoefden niet meer te wachten op het personeel. De besparing in arbeidstijd was per cliënt beperkt (6 tot 8 minuten per week), maar kon bij introductie voor een grotere groep gebruikers aanzienlijk worden. Er was echter een probleem. Als er minder uren zorg werden geleverd, kreeg men ook minder geld. De investering in apparatuur kon zo niet worden terugverdiend.

Wie betaalt?

Wie honger heeft, gaat naar de bakker, bestelt een brood, rekent af en eet dat brood lekker op. Maar zo gaat het niet in de zorg. Daar is de gebruiker, degene die het 'brood' opeet, zelden degene die bestelt of betaalt. In de zorg zijn allerlei regels van toepassing die de toegang tot de zorg regelen – wie mag er gebruik van maken en wie mag het aanbieden? – en zijn er regels over wie moet betalen. Die regels zijn er niet voor niets. Wie pech heeft en meer zorg behoeft, kan dat vaak niet uit eigen zak betalen. Dat risico probeer je dus met anderen te delen, bijvoorbeeld via een verzekering. Of je probeert het op het bordje van de overheid te leggen. Maar als je niet zelf betaalt, is de verleiding groot om de allerbeste en ook allerduurste behandeling of hulpmiddelen te vragen die je maar kunt krijgen. En als we dat allemaal doen wordt de zorg onbetaalbaar. Regels zijn dus nodig, ook al functioneren ze niet altijd goed.

Omdat ziektekosten voor een individu niet te betalen zijn, hebben we dat in Nederland collectief geregeld, via zorgverzekeraars en overheid. Sinds 2007 gelden daarvoor drie grondslagen, de Zorgverzekeringswet, de AWBZ (Algemene Wet Bijzondere Ziektekosten) en de Wmo (Wet maatschappelijke ondersteuning).

In de Zorgverzekeringswet uit 2006 is geregeld dat alle Nederlanders verplicht zijn zich te verzekeren tegen ziektekosten. Op hun beurt moeten de verzekeraars iedereen die zich wil verzekeren accepteren. De zorgverzekeraars zijn belangrijk: zij kopen voor hun verzekerden zorg in en hebben daarmee grote invloed op tarieven en andere kosten, en op de invoering van innovaties.

De AWBZ uit 1968 is bedoeld voor de kostbare, onverzekerbare, zware, langdurende zorg. Zorg die zelfs de draagkracht van een verzekeraar te boven gaat, zoals de zorg voor mensen die zijn geboren met een lichamelijke of verstandelijke handicap, of voor ouderen die in een verzorgings- of verpleeghuis worden opgenomen. De AWBZ is een volksverzekering, waaraan alle belastingbetalers in Nederland meebetalen. De inkoop van de zorg wordt gedaan door de regionale zorgkantoren, speciale onderdelen van de zorgverzekeraars. In de loop der tijd zijn er voorzieningen in de AWBZ ondergebracht die daar niet thuishoren. In 2007 is daarom een deel van die zorg overgebracht naar de Wmo. In de komende jaren gaat dat met nog meer zaken gebeuren, bijvoorbeeld met de functie 'begeleiding'.

De Wmo richt zich op de niet-medische ondersteuning. De uitvoering is een taak van de gemeente. De Wmo verplicht gemeenten om mensen te ondersteunen die niet goed in staat zijn om deel te nemen aan de maatschappij of om zelfstandig te wonen. Dit heet de compensatieplicht. Dat kan via individuele verstrekkingen zoals huishoudelijke hulp, rollators en woningaanpassingen, maar ook via collectieve voorzieningen zoals regionale deeltaxi's of ontmoetingscentra. De gemeente mag dat voor een deel zelf bepalen.

Mensen kunnen natuurlijk ook zelf zorg inkopen, bijvoorbeeld als zij een behandeling willen die niet in het pakket van de zorgverzekeraar zit. Personenalarmering is een toepassing die vaak (deels) door de gebruiker zelf wordt betaald. Binnen de AWBZ en de Wmo bestaat de mogelijkheid van een pgb, het persoonsgebonden budget. Mensen die recht hebben op bepaalde zorg, kunnen in plaats van die zorg een budget krijgen waarmee ze zelf die zorg inkopen. Het is nog onzeker of het pgb blijft bestaan.

In figuur 36.1 is de financieringssystematiek weergegeven.

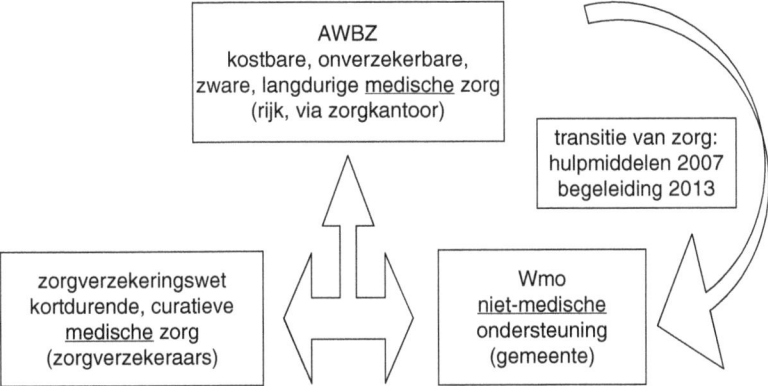

Figuur 36.1 *Financiering van de zorg.*

Wie bepaalt?

Het gebruik van de zorg is niet onbeperkt. Bij de medische zorg fungeert de huisarts vaak als poortwachter en bepaalt wie 'door mag' naar de specialist. Voor de AWBZ is de poortwachter de Centrale Indicatiestelling Zorg (CIZ). Het CIZ beoordeelt de cliënt: wat mankeert deze en hoeveel zorg heeft hij nodig. Wat iemand mankeert, heet in het CIZ-jargon de grondslag. De bepaling hoeveel zorg er nodig is, wordt ook wel het zorgzwaartepakket (ZZP) genoemd. Het ZZP omvat typen zorg zoals persoonlijke verzorging, verpleging, begeleiding (geldt tot 2013), behandeling en verblijf.

> **Voorbeeld**
> Mevrouw Jansen is aan het dementeren en er moet thuiszorg komen. Het CIZ heeft haar beoordeeld. Vanwege haar dementie (grondslag psychogeriatrie) kan ze zichzelf niet goed verzorgen. Ze heeft recht op een uur persoonlijke verzorging per dag. Omdat ze ook suikerziekte heeft (grondslag somatiek), heeft ze recht op een half uur verpleging voor het toedienen van medicijnen. De medicijnen zelf worden betaald door haar zorgverzekeraar. Haar huishoudelijke hulp en rollator moet ze echter niet bij het CIZ maar bij het gemeentelijk Wmo-loket aanvragen.

Binnen de AWBZ is redelijk nauwkeurig omschreven waar iemand recht op heeft. Bij de Wmo is dat niet altijd zo. Veel gemeenten maken gebruik van ouderenadviseurs die met de gebruiker bespreken wat de mogelijkheden en wensen zijn. De gemeente moet zorgen voor een bepaald aanbod, maar de gebruikers kunnen niet altijd hulp eisen. Ook bij woningaanpassingen kan de gemeente beslissen dat de kosten te hoog zijn en iemand naar een andere al aangepaste woning moet gaan.

Ook aan de aanbodkant wordt geselecteerd. Zorgverzekeraars kopen zorg in bij specialisten, ziekenhuizen en instellingen en maken afspraken over tarieven, aantallen operaties en andere productienormen. Daarbij wordt steeds vaker uitgegaan van de zogenaamde DBC's, de diagnose-behandelcombinaties: het totaal pakket aan zorg, medische handelingen enzovoort dat nodig is om iemand met een bepaalde ziekte te helpen.

Binnen de AWBZ zijn de zorgkantoren verantwoordelijk voor de inkoop en bij de Wmo de gemeente. Organisaties die zorg en hulp aan huis leveren, moeten vaak zowel een contract sluiten met het zorgkantoor over de inzet van wijkverpleegkundigen als met de gemeente over de inzet van huishoudelijke hulpen.

De zorgverzekeraars en instellingen zijn bij het afsluiten van de contracten niet vrij. Een groot deel van de tarieven wordt vastgelegd door de Nederlandse Zorgautoriteit (NZa). Dit gebeurt vaak via een beleidsregel. Een voorbeeld is de beleidsregel CA 300-487 ('Prestatiebeschrijvingen en tarieven extramurale zorg 2012') die op 1 januari 2012 zal ingaan.

Wie betaalt de zorgdomotica?

Zoals aan het begin gesteld, zijn er vele regels die vernieuwing in de weg kunnen staan. Besturingssystemen in de woning voor mensen met een lichamelijke handicap worden meestal door de AWBZ vergoed, evenals personenalarmering voor mensen die daar een indicatie voor hebben. Maar bij nieuwe systemen wordt het vaak moeilijk. Veel domoticaprojecten zijn daarom tot stand gekomen via aparte subsidieregelingen, zoals het nationaal Transitieprogramma in de Langdurende Zorg van het ministerie van VWS of het provinciaal programma Slimme Zorg van de provincie Noord-Brabant.

Ook zijn er beleidsregels waarop men een beroep kan doen om technische innovaties vergoed te krijgen. De belangrijkste zijn de beleidsregel innovatie en de beleidsregel zorginfrastructuur. Op basis van de beleidsregel innovatie kunnen experimenten worden ingediend die tot doel hebben de zorgprestatie te verbeteren. De NZa beoordeelt de experimenten en kan voor een periode van drie jaar een vergoeding toekennen. De beleidsregel zorginfrastructuur kan vooral worden gebruikt voor investeringen in nieuwe generaties personenalarmering en oproepsystemen.

En zoals het voorbeeld van zorg op afstand in het kader laat zien, is het soms wel degelijk mogelijk om de beleidsregels aan te passen aan nieuwe toepassingen. Het heeft tijd nodig, maar dan kan de droom in daden worden omgezet.

> **Voorbeeld zorg op afstand**
> De introductie van beeldschermzorg werd bemoeilijkt doordat er alleen een tarief voor face-to-face-zorg bestond. In 2005 heeft de NZa daarom de experimenteerregel 'screen-to-screen-zorg' ingesteld. Daaraan mocht een beperkt aantal experimenten deelnemen. In 2007 werd de screen-to-screen-zorg beperkt vergoed, als onderdeel van de zorgprestatie 'verpleging'. De thuiszorg kon enkele uren screen-to-screen-zorg declareren, maar alleen als cliënten een indicatie hadden voor verpleging. In 2012 wordt de regeling uitgebreid. Beeldschermcontact is dan ook cliëntcontacttijd, en wordt onderdeel van de prestaties persoonlijke verzorging, verpleging en begeleiding.

Businesscase van zorgdomotica

Joost van Hoof, Antoon Klumpers, Jelle van der Weijde

Een veelgehoorde en vaak gestelde vraag met betrekking to zorgdomotica gaat over de bekostiging: wat kost zorgdomotica of wat levert het de maatschappij op in termen van geld? Deze vraag is niet eenvoudig te beantwoorden.
Van Nispen schreef dat het idee bestaat dat zorgdomotica duur is, mede omdat de kosten moeilijk vast te stellen zijn. Zorgdomotica kan beter worden opgesplitst naar functies en pakketten, zogenaamde zorgprofielen, omdat aan elke functie een ander prijskaartje hangt. Een precieze inschatting van de kosten (en baten) van zorgdomotica is moeilijk te maken, ook voor de overheid en verzekeraars. De kosten voor zorgdomotica zijn op enkele uitzonderingen na onbekend, en dit ligt weer ten grondslag aan het vermoeden dat zorgdomotica duur zou zijn. Vanwege het ontbreken van een duidelijke definitie van zorgdomotica is tevens onbekend 'wat' er nu eigenlijk duur is en in welke mate dat kan bijdragen aan besparingen in de zorg. Volgens Van Nispen is het voorbarig om te stellen dat zorgdomotica duur is voordat duidelijk is over welke specifieke functionaliteiten wordt gesproken en of er besparingen mogelijk zijn. Daarnaast is er tot op heden een belangrijke discussie gaande over de manier waarop zorgdomotica bekostigd moet worden. De rol die verzekeraars, de centrale overheid, woningcorporaties en gemeenten hierin spelen is onduidelijk vanwege het ontbreken van duidelijke richtlijnen, medische of sociale indicaties en het ontbreken van centrale coördinatie. Hiermee hangt samen dat kosten en baten van zorgdomotica niet altijd door dezelfde partijen worden gemaakt of ontvangen. Als de betalende partij niet dezelfde is als de partij die besparingen behaalt, is het logisch dat de financierende partij daar geen zin in heeft. Ook is het de vraag of zorgdomotica een consumentenproduct is of een collectief goed, met implicaties omtrent de betaling. Er zijn namelijk twee markten: de consumentenmarkt en de zorg. Een kritischere en beter geïnformeerde gebruiker

('zorgconsument') van zorgdomotica kan eraan bijdragen dat bij gehandhaafde kwaliteit van de technologie het volume kan stijgen en de prijs kan dalen.

In Nederland hebben Bierhoff en Erdtsieck uitgebreid stilgestaan bij de businesscase van zorgdomotica binnen een nationale context. Hun analyse had betrekking op drie groepen thuiswonende ouderen, te weten:

1 ouderen die slechts een beperkte ondersteuning nodig hebben om zelfstandig te kunnen wonen (huishoudelijke verzorging, personenalarmering en andere vormen van dienstverlening als beeldcommunicatie en een boodschappenservice);
2 dezelfde groep als onder 1 genoemd, maar dan met behoefte aan persoonlijke veiligheid (actieve systemen), brandveiligheid en inbraakbeveiliging;
3 ouderen met behoefte aan verpleeghuiszorg thuis, met extra functionaliteiten op het gebied van toezicht houden en telemedicine.

De kosten voor de drie genoemde groepen zijn weergegeven in tabel 37.1.

Tabel 37.1 Overzicht van kosten per dag (in €) voor de drie groepen.			
Kosten per dag	Groep 1	Groep 2	Groep 3
Zorgkosten	20	95	95
Woonkosten	16	16	16
Woonkosten voor aanpassingen	0,50	1	1,50
Domotica, aanschaf en installatie*	2	8	14
Domotica, onderhoud	1	5	8
Dienstenplatform	1	1	1
Totaal	39,5	126	135,5

Opmerking: vanwege inflatie zullen sommige kosten zijn gestegen, terwijl kosten voor technologie door globalisering goedkoper zijn geworden.
*Kosten domoticagroep 1: € 1000 tot € 3500 per woning; groep 2: € 3500 tot € 15.000 per woning; groep 3: € 10.000 tot € 25.000 per woning.

De eerste berekeningen tonen aan dat het mogelijk is om tegen lagere of vergelijkbare kosten in de thuissituatie institutionele zorg te verlenen. Wanneer de zorgvraag sterk toeneemt en daarvoor veel aanpassingen in de woning worden aangebracht, kan de prijs boven de prijs per dag voor verpleeghuiszorg uitstijgen. Daar staat tegenover dat de verpleeghuizen en verzorgingshuizen ook steeds meer domotica toepassen en dus ook duurder worden. Voor een aantal cliënten zal dus gelden dat zelfstandig wonen kostentechnisch gezien geen meerwaarde heeft ten opzichte van institutionele zorgverlening. Naast financiële aspecten zijn er vele voordelen die niet in geld uit te drukken zijn, maar wel een substantiële bijdrage kunnen leveren aan de veiligheid en zelfredzaamheid van personen die de wens hebben uitgesproken om ondanks een aanwezige en wellicht stijgende zorgvraag thuis te willen blijven wonen.

Gegevens uit het Verenigd Koninkrijk

De firma Tunstall heeft in het Verenigd Koninkrijk een ruime ervaring op het gebied van zorgdomotica en beschikt over een aantal analyses van kosten en baten. Ook de regering van Schotland heeft een evaluatie laten uitvoeren naar de effecten van telecare. Hoewel deze businesscases zijn opgesteld voor de situatie in het Verenigd Koninkrijk, waar men een ander systeem van vergoedingen en zorg kent, geven deze studies wel inzicht in de mogelijke baten bij de inzet van zorgdomotica in Nederland.

Een van de casestudy's uitgevoerd door Tunstall betrof de inzet van telecare in Essex. Telecare biedt de mogelijkheid om mensen langer zelfstandig thuis te laten blijven wonen. Ook is het naar verwachting goedkoper dan traditionele zorg. Essex werkt samen met 9 lokale meldcentrales en ondersteunt op dit moment meer dan 16.000 gebruikers. De jongste gebruiker is 11 maanden en de oudste 107 jaar. In de studie in Essex werden de volgende resultaten waargenomen. De controlegroep zonder telecare werd viermaal vaker opgenomen in een verpleeg- of verzorgingshuis. Tevens is er een ambitieuze strategie om gratis telecare aan alle 85-plussers te bieden. Het totale pakket aan investeringen bedraagt € 105 miljoen, waarvan € 5 miljoen bestemd was voor apparatuur en ondersteuning. Deze 5 miljoen wordt gebruikt om nieuwe gebruikers van telecare die 85 jaar of ouder zijn een jaar lang gratis te voorzien van deze telecare. Dit is inclusief installatie, apparatuur en verbinding met de meldcentrale. Na het eerste jaar zal er een kleine wekelijkse vergoeding gevraagd worden, die afhankelijk van de diensten tussen de € 1,80 en € 7,- zal bedragen.

Van de 240 gebruikers werd elke tiende gebruiker geselecteerd. Aan de zorgprofessional werd gevraagd wat er gedaan zou worden indien geen telecare beschikbaar zou zijn. Het verschil tussen de situatie met en zonder telecare is weergegeven in het navolgende kostenplaatje. Het gaat hierbij om minimumkosten, omdat er geen rekening is gehouden met het mogelijk uitrukken van een ambulance of mogelijke kosten voor spoedeisende hulp.

Voor alle 240 proefpersonen:
- Voor elke € 1 aan telecare werd € 3,82 uitgegeven aan traditionele zorg. Oftewel: € 1 aan telecare levert een besparing op van € 2,82 aan traditionele zorg.

Voor de gebruikers bij wie telecare de directe vervanger was van traditionele zorg:
- Voor elke € 1 aan telecare werd € 12,84 uitgegeven aan traditionele zorg. Oftewel: € 1 aan telecare levert een besparing op van € 11,84 aan traditionele zorg.

Daarnaast zorgt telecare voor een vermindering van de druk op familieleden en zorgprofessionals. Zorgprofessionals weten dat zij via de technologie worden geïnformeerd over de gezondheidstoestand en eventuele incidenten. De telecaretechnologie zal dan een automatische melding sturen naar de zorgcentrale of naar de mobiele telefoon van de zorgprofessional.

NHS North East Essex heeft in samenwerking met Tunstall Healthcare een telecaredienst geïntroduceerd, waarmee de zorg voor patiënten met een chronische aandoening wordt verbeterd en de druk op zorgverleners wordt verminderd. Op basis van de 4088 ligdagen en een gemiddelde verblijfsduur van 7 dagen in het ziekenhuis voor patiënten met COPD en chronisch hartfalen (CHF), heeft NHS North East Essex besloten te investeren in telecare. Personen met COPD en CHF zijn voorzien van Tunstall Telehealth-pakketten, die hun bloeddruk, zuurstofgehalte, gewicht en temperatuur controleren. Daarnaast stelt de monitor dagelijks een reeks gezondheidsgerelateerde vragen. De informatie wordt vervolgens verzonden naar gespecialiseerde verpleegkundigen die de gegevens op afstand beheren, zodat de juiste ondersteuning kan worden gegeven wanneer dat nodig is. NHS North East Essex werkt in partnerschap met Essex Equipment Services, dat de installatie van zorgdomotica verzorgt. Het op afstand monitoren van deelnemers wordt beoordeeld door Colchester Borough Council, samen met gespecialiseerde COPD- en CHF-verpleegkundigen. Dit project omvatte de ondersteuning van meer dan 100 patiënten in 2010. Met de inzet van telecare worden ziekenhuisopnamen tot een minimum beperkt. Telecare heeft gezorgd voor een daling in huisartsbezoeken voor routinematige controles zoals het meten van vitale functies. De patiënt kan deze handelingen namelijk ook zelf thuis uitvoeren. Na de inzet van telecare over een periode van zes maanden was het gemiddelde aantal huisartsbezoeken met 66% afgenomen, het gemiddelde aantal ziekenhuisopnamen met 44% en de bezoeken aan huis door een huisarts met 19%. Dit draagt bij aan het verminderen van de kosten en de stress die patiënten vaak ondervinden bij niet-geplande ziekenhuisbezoeken. Bovendien heeft 90% van de zorgverleners aangegeven dat telecare zowel assistentie biedt bij casemanagement als bijdraagt aan het verminderen van de werklast.

De regering van Schotland heeft in 2006 het zogenaamde National Telecare Development Programme (TDP) gelanceerd, teneinde mensen in Schotland in staat te stellen langer thuis te blijven wonen met gebruikmaking van telecare. Het opgerichte partnerschap voerde in totaal 73 projecten uit met 7900 deelnemers, van wie 6700 ouder dan 65 jaar. De evaluatie van de projecten toonde aan dat bij 22 projecten onplanbare ziekenhuisopnamen werden voorkomen. Dit was een vermindering van 13.870 ligdagen. Bij 21 projecten konden mensen sneller terug naar huis keren door gebruik van telecare, in totaal 517 keer ofwel 5668 ligdagen (7 tot 15 dagen per persoon). In 26 projecten werden in totaal 518 opnamen in een verpleeghuis uitgesteld, wat overeenkomst met 61.993 verblijfdagen in een verpleeghuis. Van alle mensen die baat hadden bij telecare was meer dan de helft ouder dan 65 jaar. Telecare werd succesvol ingezet om opname in een verpleeghuis te voorkomen dan wel uit te stellen bij ouderen met dementie. De opbrengsten (tabel 37.2) bedragen bijna 14 miljoen euro op jaarbasis, terwijl de initiële investeringskosten voor het ontwikkelen en implementeren van de telecarediensten zo'n 18,3 miljoen euro bedroegen.

Tabel 37.2 Overzicht van baten van het investeringsprogramma voor telecare (TDP) in Schotland.		
	Geschatte besparing (in €)	Percentage besparing in kosten (%)
Sneller ontslag uit ziekenhuis	2.135.829	15,5
Verminderd aantal ongeplande ziekenhuisopnamen	4.123.156	30,0
Verminderd aantal opnamen in verpleeghuizen	4.219.535	30,7
Verminderd aantal nachten met nachtzorg	687.038	5,0

	Geschatte besparing (in €)	Percentage besparing in kosten (%)
Verminderd aantal thuisbezoeken	2.214.871	16,1
Lokale effecten	371.193	2,7
Totaal	13.751.622	100,0

Omgerekend op basis van de koers: £ 0,81 = € 1,-

De essentie van de gegevens in tabel 37.2 is dat telecare in de genoemde projecten werd toegepast op basis van goed omschreven zorgprofielen. Alleen zo kunnen de totale kosten significant beïnvloed worden. Op basis van de gegevens uit Nederland en het Verenigd Koninkrijk lijken zorgdomotica en telecare een positieve toekomst tegemoet te gaan. Voor een succesvolle inzet in het zorgproces en om ouderen langer thuis te laten wonen, is wel duidelijkheid omtrent de financiering gewenst. Er dient gezocht te worden naar een balans tussen het beschouwen van de technologie als een consumentenproduct (eigen bijdrage in de financiering) en de inzet van deze technologie in de zorg waarbij (collectieve) vergoedingen een rol spelen. Dit zal ook in de nabije toekomst een onderwerp vormen in politieke en maatschappelijke discussies.

Cocreatie van de technische installatiebranche en de zorgkolom

Willem L. Bastein, Marco M. Blom

Nederland vergrijst. Met ingang van 2011 gingen de eerste babyboomers met pensioen en dat betekent dat de vergrijzing versneld toeneemt. Dit betekent dat er aanpassingen in huizen nodig zijn om deze ouderen veilig thuis te kunnen laten blijven wonen, wat in de meeste gevallen ook hun eigen wens is. Er moeten daarom steeds meer maatwerkwoningen komen voor mondige bewoners met specifieke wensen en eisen. Woningcorporaties zien zich gedwongen hun woningen – vaak galerijflats uit de jaren zestig en zeventig van de vorige eeuw – in toenemende mate levensloopbestendig te maken. (Zorg)domotica is een van de antwoorden op de toekomstige zorgvragen van bewoners. Het Opleidings- en ontwikkelingsfonds voor het Technisch Installatiebedrijf (OTIB) richt zich hierbij in praktische projecten vooral op bewezen technieken.

Voor de technische installatiebranche is het zorg dragen voor veiligheid en comfort in de toekomstige maatwerkwoningen echter meer dan alleen het aanbrengen van de laatste nieuwe mogelijkheden op het gebied van ICT in en om de woning. Het gaat erom te weten wat er nu en morgen nodig is voor bewoners met een mogelijke lichamelijke of geestelijke beperking. De technische mogelijkheden zijn eindeloos. Veel mensen denken bij domotica direct aan ICT-oplossingen en die zijn inderdaad heel belangrijk. Maar om een woning levensloopbestendig te maken, is er meer nodig dan dat. Het gaat om de juiste combinatie van bijvoorbeeld een afstandsbediening voor de gordijnen, een videoverbinding met hulpverleners op afstand, het vermijden van gladde en spiegelende oppervlakken en valdetectie. Het gaat dus om een maatwerksysteem dat aan de individuele bewoner is aangepast.

Gerichte oplossingen bij dementie

In 2050 zal het aantal mensen met dementie in Nederland meer dan verdubbeld zijn, tot ruim een half miljoen. Deze mensen willen niet allemaal in verpleeg- of verzorgingshuizen wonen. Bovendien zouden de kosten in de zorg daarmee extreem stijgen en zouden er grote capaciteitstekorten ontstaan. Technologie kan hierbij uitkomst bieden. Alzheimer Nederland onderkent de noodzaak van de combinatie technologie en zorg en denkt strategisch mee met de installatiebranche, onder meer in het kader van het programma Technologie Thuis Nu! OTIB en Alzheimer Nederland werken samen aan een proef- en modelwoning voor mensen met dementie. Inzet is met bewezen technologie deze groep een veilige en comfortabele woonomgeving te bieden. De modelwoning moet alle betrokkenen in de zorg- en bouwkolom inspireren en de beschikbare kennis expliciet maken.
Volgens Alzheimer Nederland is het van belang dat mensen met dementie en hun naasten betrokken worden bij de ontwikkeling van woonconcepten. Dankzij domotica kunnen ICT-toepassingen worden benut voor betere zorg, voor alarmsystemen, voor communicatie met lotgenoten, mantelzorgers en zorgpersoneel, enzovoort. Dit geldt zeker voor mensen met dementie die in de beginstadia van de aandoening verkeren. Voor hen is aanpassing van woningen echter wel noodzakelijk. Kleinschalig en flexibel aangepast wonen – dus met volop gebruik van domotica – geeft mensen met dementie de mogelijkheid om langer thuis te blijven wonen en te blijven participeren in de maatschappij. Hierdoor is ook minder professionele, betaalde hulp nodig. Nieuwe woonconcepten bieden verder de kans om de Nederlandse economie innovatiever te maken. De landen om ons heen vergrijzen ook, dus als nu geïnvesteerd wordt in innovatieve domotica- en woonconcepten biedt dat grotere kans op exportmogelijkheden.

Wonen en zorg scheiden leidt tot meer innovatie

Er zijn verschillende manieren om de vergrijzingsgolf met de beschikbare woningvoorraad op te vangen, bijvoorbeeld het scheiden van wonen en zorg of het wettelijk afdwingen van aangepast bouwen bij nieuwbouw. Een 'chronisch-ziekenlabel' kan ook helpen. De gezamenlijke financiering van wonen én zorg in verpleeg- en verzorgingshuizen betekent dat zorgvragers worden geconfronteerd met koppelverkoop. Ze krijgen zorg van een instelling en daar zit meteen de huur van woonruimte aan vast, en andersom. Het loskoppelen van de financiering van wonen en zorg geeft mensen de kans om apart op zoek te gaan naar de beste woonvoorziening én de beste zorg. Dit biedt bovendien meer ruimte voor maatwerk en innovatie in woonconcepten. Ook mensen met dementie kunnen hiervan profiteren, mits er voldoende ondersteuning beschikbaar is.

Innovatie in wonen actief stimuleren

De beste manier om innovatieve woonconcepten van de grond te krijgen, is bewustwording bij de mensen zelf. Een van de mogelijkheden om dit te bereiken is dat het Bouwbesluit wordt aangepast, zodat alle nieuwbouwwoningen aan een aantal basisvereisten moeten voldoen. De woningvoorraad is dan tijdig voorbereid op de vergrijzing. Alzheimer Nederland wil dit in samenwerking met andere relevante organisaties combineren met de invoering van een chronisch-ziekenlabel. Een woning die aan de minimumeisen voldoet, krijgt bijvoorbeeld het 'chronisch-ziekenlabel A'. Hoe geavanceerder de aanpassingen, des te prestigieuzer wordt het label. Zo wordt het ook aantrekkelijk om bestaande woningen aan te passen en om hoogwaardige aanpassingen aan te brengen. De overheid zou bijvoorbeeld kunnen eisen dat woningen bij verkoop minimaal beschikken over het chronisch-ziekenlabel A. Een andere mogelijkheid is het bieden van fiscale stimulansen voor aanpassingen ten behoeve van een (hoger) chronisch-ziekenlabel.

Showcase van de technische installatiebranche

De domoticamarkt is volop in beweging. Technologie Thuis Nu! is een miniwoonwijk in het opleidingsgebouw van OTIB in Woerden. Hier onderzoekt de technische installatiebranche in de praktijk welke bewezen technologische oplossingen voor de zorg het best geschikt zijn om mensen langer zelfstandig thuis te laten wonen. Dit wordt uitgevoerd op een manier die zowel veilig als comfortabel is. Deze ontwikkeling verkeert nog maar in de beginfase. Neem bijvoorbeeld de woning voor bewoners met (beginnende) dementie. Van de 500.000 mensen met dementie die in 2050 worden verwacht, is een groot deel alleenstaand, zonder of met weinig mantelzorg. Die kunnen nooit allemaal in de residentiële zorg worden opgevangen. Hier ligt een taak voor de technische installatiebranche. Een woning voor mensen met dementie moet bijvoorbeeld overal goed verlicht zijn, omdat dit het dag- en nachtritme kan ondersteunen. Samen met extra voorzieningen zoals bewegingsmelders en telecare kan aan deze mensen toch een veilig en comfortabel bestaan geboden worden. In de woning voor mensen met verminderde mobiliteit en COPD is de rol van domotica weer heel anders. Omdat in het uitgewerkte scenario een van de bewoners in een rolstoel zit en de ander aan een chronische longziekte lijdt, is de woning gelijkvloers, met brede gangen. Personen met COPD zijn extra gevoelig voor de luchtkwaliteit in de woning. De verschillende onderdelen van het klimaatsysteem (verwarming, koeling en ventilatie) kunnen met domotica beter op elkaar én op de behoefte van de bewoner worden afgestemd. Bovendien helpt domotica bij het op afstand bewaken van de kwaliteit van de installaties. Er zijn grote verschillen tussen de wensen van doelgroepen, wat de casus wellicht illustreert.

> De vrouw van een vitale vijftiger begint steeds slechter te zien. Gezien dit probleem moet de woning worden aangepast. Door de juiste verlichting te gebruiken en met contrasten te werken, kan zijn vrouw zich in huis beter oriënteren en dat geeft een groter gevoel van veiligheid, dat nog wordt ondersteund door ICT-toepassingen voor veiligheid.

Maar Technologie Thuis Nu! is niet alleen een showcase. Met dit project laat de technische installatiebranche niet alleen zien wat haar betekenis is voor de zorg, het is ook expliciet bedoeld om de woningcorporaties, de zorg, het onderwijs en de toekomstige bewoners te informeren en samen te brengen. Installateurs kunnen hier inspiratie komen opdoen.

Domotica voortdurend in beweging

Voor de technische installatiebranche is domotica niet alleen een zaak van planning, logistiek en implementatie, maar ook van standaardisatie. De verschillende systemen in en rond de woning moeten immers met elkaar kunnen communiceren. Het voordeel van een uniforme standaard is dat leveranciers steeds vaker producten ontwikkelen die op elkaar zijn afgestemd. Dit stelt de installateurs in staat om systemen relatief eenvoudig met elkaar te koppelen tot een integraal domoticasysteem. Door de standaardisatie kunnen zij zich bovendien de kennis van de techniek gemakkelijker eigen maken. En die kennis, daar gaat het in de technische installatiebranche om. In het voetspoor van de ICT ontwikkelt ook de domotica zich razendsnel. Naast toepassing van bewezen technologie is het dus zaak om de ontwikkelingen in het vakgebied te blijven volgen.

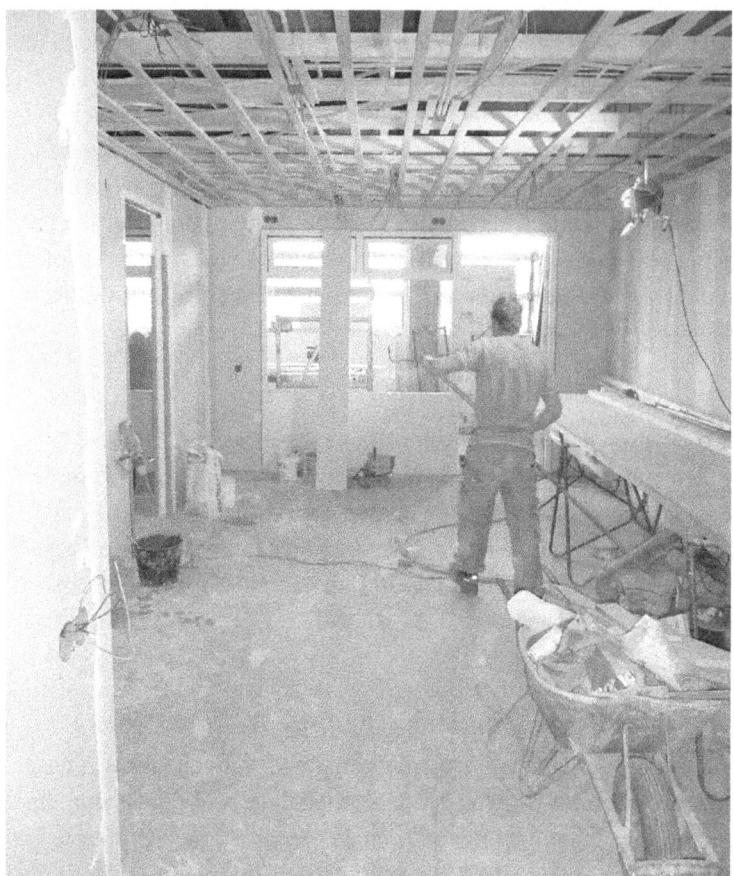

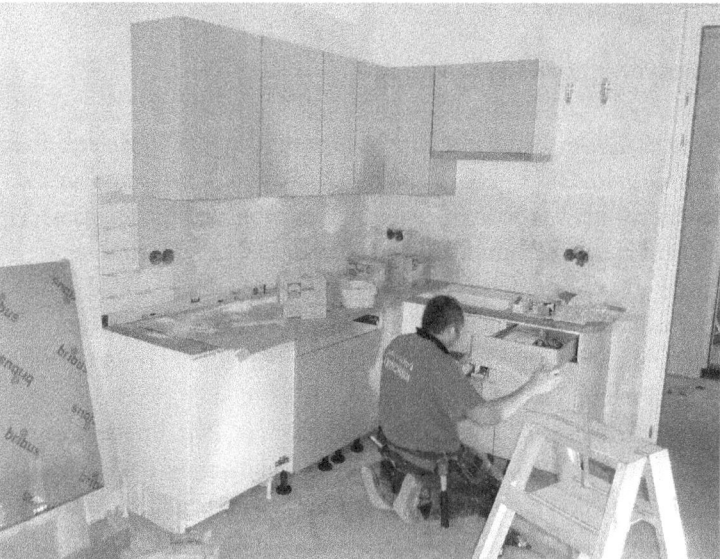

Figuren 38.1 en 38.2 De bouw van de woning voor mensen met dementie.

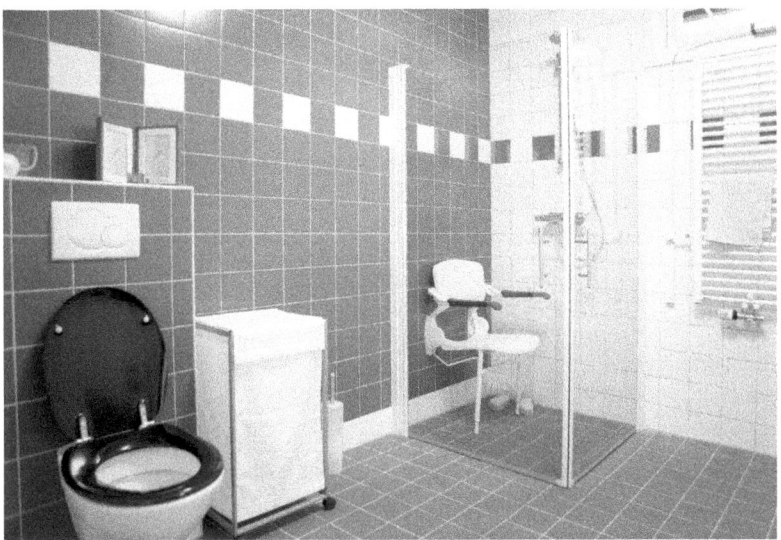

Figuur 38.3 Aangepaste badkamer.

Domotica en levensloopbestendig installeren

Rob van Bergen

> Henk en Ingrid zien hun pensioendatum naderen. Ze willen hun woning graag klaarmaken voor het comfortabele leven na hun 67ste. De badkamer zullen ze zeker vernieuwen en misschien ook de keuken. Maar nu ze er even over nadenken, wat zouden ze nog meer kunnen doen om hun woning zo aan te passen dat ze er zolang mogelijk in kunnen blijven wonen? Want dat willen ze allebei.

Als domotica voorziet in nieuwe functionaliteit in woningen en andere gebouwen, dan kan levensloopbestendig installeren omschreven worden als de voorwaarde om dat mogelijk te maken en dat gedurende de levensloop van de bewoner én de woning.

We noemen een woning levensloopbestendig als de technische installatie is aan te passen aan de zich wijzigende levensomstandigheden en de daarbij behorende wensen en behoeften van bewoners. Als dit gerealiseerd kan worden, dan zijn de noodzakelijke voorzieningen aanwezig om (later) domotica te kunnen toepassen in de woning, in welke vorm dan ook. Er is wel een vooruitziende blik nodig om nu al de voorzieningen aan te kunnen brengen voor toekomstige systemen die misschien nog ontwikkeld moeten worden. Een goede basisinfrastructuur kan hierbij helpen.

Waarom levensloopbestendig installeren?

In de afgelopen dertig jaar zijn woningen uitgerust met steeds meer technische installaties. Deze installaties verhogen het comfort van de woningen. Allereerst kwamen ontwikkelingen in sanitair en verwarming op. Daarna ontwikkelde de toepassing van mechanische ventilatie zich in het spoor van steeds betere isolatievoorzieningen, die de woningen ook luchtdichter maakten. De elektrische installatie voedt al deze voorzieningen en werd daarvoor uitgebreid. De communicatiemogelijkheden werden voorzien van een telefoonaansluiting en kabel-tv. Hiermee kon later ook een aansluiting op het internet gemaakt worden. Nog meer functies worden hier de laatste tijd aan toegevoegd, zoals een datanetwerk om het groeiende aantal computers in ieder gezin met elkaar en met het internet te verbinden. Deze geven in bestaande woningen al een probleem dat met draadloze netwerken opgelost kan worden. In nieuwbouwwoningen worden vaak extra loze leidingen gelegd. Dit is echter geen standaardvoorziening, maar meestal meerwerk. Daardoor zijn de kosten relatief hoog, terwijl het voor het later aanbrengen van extra voorzieningen een bijna noodzakelijke voorwaarde is.

Het inzicht dat woningen levensloopbestendig moeten worden, is vooral ontstaan door twee factoren. Al in de jaren negentig van de vorige eeuw kwam het begrip vergrijzing op. Dat dit ook invloed zou hebben op hoe woningen gebruikt worden, volgde uit berekening van de kosten om de traditionele voorzieningen voor ouderen te blijven aanpassen aan het aantal ouderen. Dit is niet haalbaar bij een steeds toenemend aantal ouderen terwijl tegelijkertijd de bevolkingsgroei stagneert. De tweede factor wordt gevormd door de explosieve toename van de mogelijkheden van aangeboden apparatuur in combinatie met datanetwerken, bussystemen en IP-technologie. Door de grootschalige toepassing dalen de kosten, zodat de financiële drempel om ze toe te passen steeds lager wordt. Om een antwoord te geven op de vergrijzing en de immer stijgende kosten van de gezondheidszorg, is het noodzakelijk dat ouderen en mensen met handicaps of beperkingen langer (zo lang mogelijk) in hun eigen woning kunnen wonen. De zorg die zij nodig hebben, moet dan thuis geboden worden. Om de kosten hiervan te beheersen, moeten woningen hiervoor zo veel mogelijk geschikt zijn. Het concept van levensloopbestendige woningen en levensloopbestendig installeren wil hiervoor de oplossingen leveren.

In de laatste 10 jaar hebben zich natuurlijk meer ontwikkelingen voorgedaan die invloed hebben op hoe wij onze woningen gebruiken. Ook voor vrijetijdsfuncties en thuiswerkfuncties zijn er steeds meer voorzieningen in onze woningen. Ook voor deze functies geeft levensloopbestendig installeren een antwoord. Levensloopbestendig installeren gaat dus over voorzieningen die de volgende functies mogelijk maken:

- woonfuncties, zoals verwarmen, verlichten, ventileren, koken en persoonlijke verzorging;
- vrijetijdsfuncties, zoals ontspanning en amusement;
- zorgfuncties voor kinderen, ouderen en mensen met een beperking;
- thuiswerkfuncties, zoals werkruimte en communicatievoorzieningen;
- algemene gebruiksfuncties, zoals veiligheid, duurzaamheid, beheer en onderhoud.

Om een woning levensloopbestendig uit te voeren, is allereerst een infrastructuur nodig voor de ICT-gerelateerde voorzieningen, inclusief (zorg)domotica. Hiertoe behoren ook de mogelijkheden voor communicatie. Dit wordt niet voor niets ook wel de vierde basisinfrastructuur genoemd, naast die van water, elektra en gas (zie kader).

> **De vierde basisvoorziening**
> Traditioneel wordt voor de ontwikkeling van een nieuwe woonwijk een basisinfrastructuur ontworpen voor de nutsvoorzieningen water, elektra en gas/warmte. Bij de ontwikkeling van nieuwe steden, bijvoorbeeld in China en India, wordt nu ook de vierde infrastructuur, voor informatie, al in de planningsfase meegenomen. Hierdoor kunnen wijken, woonblokken en individuele woningen ontwikkeld worden met allerlei pakketten digitale voorzieningen op verschillende niveaus.

Om deze mogelijkheden te kunnen benutten zijn voorzieningen voor de opstelling van centrale apparatuur nodig, in de (vergrote) meterkast of in een andere technische ruimte. Een bijzonder aspect van domotica is dat ze de andere installatiesystemen overlapt. Dit is weergegeven in figuur 39.1. Functies die door domotica worden voorzien, kunnen losstaande functies zijn (denk aan signalering voor ouderen), maar ook ingrijpen in andere installaties. Een voorbeeld hiervan is een lichtregelinstallatie die verlichting schakelt en timerfuncties heeft. Levensloopbestendigheid heeft nog een ander aspect. Want levensloop slaat niet alleen op de bewoners, maar ook op de woning zelf. Is de woning geschikt om gedurende zijn eigen levensduur, die 50 tot 120 jaar bedraagt, steeds de gewenste functies van comfortabel wonen mogelijk te maken? Ook deze vraag vereist een vooruitziende blik. Traditioneel wordt de levensduur van een woning op 50 jaar gesteld. Maar eigenlijk gaat het dan niet over de mogelijke levensduur, maar over de

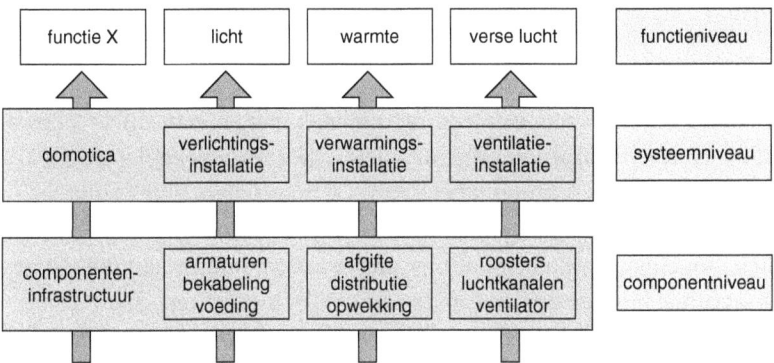

Figuur 39.1 *Domotica overlapt de drie andere infrastructuren.*

afschrijvingstermijn. Een levensduur van 120 jaar is heel goed mogelijk. En vanuit het oogpunt van duurzaamheid van onze samenleving is dit ook noodzakelijk. Want wij kunnen in Nederland toe met de 7 miljoen woningen die er zijn. De bouw van nieuwe woningen in de afgelopen 30 jaar heeft vooral tot doel gehad om in de behoefte te voorzien die ontstond door een steeds lager aantal bewoners per woning. Om levensloopbestendig installeren mogelijk te maken, zijn aanvullende voorzieningen in de woning zelf nodig. Een voorbeeld hiervan is voldoende ruimte om bij het einde van de levensduur een cv-ketel te vervangen door een duurzame warmtevoorziening met warmtepomp of om een zonneboiler te kunnen plaatsen en aansluiten.

Hoe kan dit in de praktijk vormgegeven worden?

De principes van levensloopbestendig installeren kunnen op alle momenten tijdens de levensloop van een woning toegepast worden. Er zijn wel vier natuurlijke momenten waar ze zo veel mogelijk toegepast 'moeten' worden om de woning optimaal bruikbaar te maken vanuit het oogpunt van de bewoner. Het gewenste gebruik als levensloopbestendige woning moet hierbij centraal staan.

Deze vier momenten zijn:
1 bij nieuwbouw;
2 bij conservering (groot onderhoud, met een horizon van 15 jaar);
3 bij renovatie (met een horizon van 30 jaar);
4 bij transformatie (met een horizon van 45 jaar of meer), waarbij de woning weer geschikt wordt gemaakt voor een nieuwe gebruiksperiode.

Visie

Als domotica gezien wordt als een van de onderdelen die levensloopbestendig gebruik van een woning mogelijk maken, dan zal de toepassing van levensloopbestendig installeren moeten zorgen dat we die mogelijkheden ook kunnen benutten. De maatschappelijke taak, die steeds duidelijker wordt, om ook levensduurbestendigheid van woningen mogelijk te maken, geeft hier nog een extra impuls aan. Bij iedere structurele ingreep op een van de natuurlijke momenten, dient de levensloopbestendigheid op het gewenste peil gebracht te worden. Hierbij moeten de laatste inzichten en mogelijkheden toegepast worden om voor de toekomst een zo breed mogelijk gebruik van de woning mogelijk te maken, volgens de wensen en behoeften van de (toekomstige) bewoners.

Visie UNETO-VNI: 'Het begint bij een juiste infrastructuur'

Maarten van der Boon

Een nieuwe werkdag
Wim start een nieuwe werkdag. Hij is facilitair manager bij een zorginstelling. Nadat hij de voordeur van zijn woning heeft afgesloten, loopt hij naar zijn nieuwe aanwinst. Glimmend staat een splinternieuwe auto voor de deur, helemaal afgestemd op zijn wensen. De ergernis over de zes maanden levertijd is hij vergeten. De 'leaving home'-verlichting van de auto werkt al, waardoor het looppad goed verlicht is. Wim opent de autodeur en gaat zitten. Stoel en stuur passen zich automatisch aan aan de rijhouding die hij graag heeft. Met zijn favoriete muziek op de achtergrond start Wim de auto met een lichte druk op de knop. Hij kiest er dit keer voor om via de snelweg naar zijn werk te rijden. Even de verschillende comfortfuncties uitproberen: 3D-navigatie, cruisecontrol en distance control. Op de werking van deze veiligheidsfuncties vertrouwt hij volledig. Eenmaal aangekomen, laat Wim zijn auto automatisch inparkeren. Nadat hij is uitgestapt, loopt hij weg. Afsluiten hoeft niet meer. De auto doet dit zelf, inclusief het activeren van het alarm. Tevreden over de technologische hoogstandjes van zijn aankoop zoekt Wim naar de juiste sleutel om het kantoor te openen. Vandaag staat onder andere een nieuwbouwproject en het doorspreken van de technische voorwaarden rond het nieuwe 'zorg aan huis'-concept op de planning.

De confronterende cijfers op het gebied van de toenemende zorgvraag en de afnemende aantallen zorgprofessionals en -plaatsen zijn geen verrassing meer. 'Houd zorg betaalbaar' is het adagium van nu. Technologie wint hierin onmiskenbaar terrein. Domotica en ICT krijgen steeds meer plaats in de zorgomgeving van instellingen en bij cliënten thuis, en dat vraagt van zowel de zorg- als de technologiesector een heldere visie en strategie. Technologie is niet hét antwoord op de zorgvraagstukken, maar geeft wel een belangrijke toegevoegde waarde aan de vraagstukken. In dit hoofdstuk wordt de visie hierin van ondernemersorganisatie UNETO-VNI toegelicht. UNETO-VNI is de ondernemersorganisatie voor de installatiebranche en technische detailhandel in Nederland. De circa 5300 aangesloten installatiebedrijven zijn actief binnen de woningbouw, utiliteitsbouw, industrie en infrastructuur, op de gebieden ontwerp, advies, installatie en beheer. De vakspecifieke domeinen zijn binnen de organisatie ondergebracht in zogeheten vakgroepen. Voor het onderwerp zorgdomotica is dit de Vakgroep Domotica & ICT (Do-IT). De lidbedrijven – ook wel system-integrators genoemd – van deze vakgroep integreren dienstverlening en technologie om daarmee optimaal in te spelen op de wensen van gebruikers en investeerders van woningen en/of bedrijfsgebouwen, waaronder woon-zorgcomplexen.

Begrippen

Voor een juiste interpretatie van de visie van UNETO-VNI is het goed de begrippen ICT en domotica te definiëren:
- ICT staat voor informatie- en communicatietechnologie. Het is een paraplunaam voor alles wat zich met de infrastructuur en randapparatuur van digitale informatiesystemen, telecommunicatie en computers bezighoudt.
- Domotica is de verzamelnaam voor alles wat zich bezighoudt met de optimale integratie van bestaande en nieuwe technologie en diensten in een woon-, werk- of zorgomgeving.

Dit zijn twee begrippen die veel overeenkomsten hebben en ook specifieke verschillen. Waar bij ICT vooral de oriëntatie ligt op netwerken, bekabelingen en toepassingen wordt bij domotica meer de nadruk gelegd op de functionaliteit van technologie in termen van (gebruikers)gemak, veiligheid en besparing. Beide zijn echter onlosmakelijk met elkaar verbonden.

De parallel met de casus

De westerse maatschappij kan niet meer zonder technologie. Vele handelingen in het dagelijkse leven berusten op de beschikbaarheid en juiste werking van techniek. Nieuwe producten worden op de markt gebracht, waarvan de makers beloven het leven comfortabeler en gemakkelijker te maken. Softwarematige applicaties (Apps) brengen een overvloed aan toepassingsmogelijkheden. De maatschappij accepteert en consumeert. De auto van Wim in de casus is het functionele instrument waarmee hij van A naar B komt. In Nederland ligt een universele infrastructuur, waarvan hij gebruik kan maken. De keuze van een vervoermiddel is afhankelijk van factoren als relevantie, beschikbaarheid, tijd en kosten. Elk vervoersmiddel vereist de juiste infrastructuur om succesvol gebruikt te kunnen worden.

Bij zorgdomotica – in het licht van zelfstandigheid, welzijn en comfort en veilig leven – is dit niet anders. (Zorg)technologie is in de basis generiek; de functionele toepassing binnen een zorgdomein maakt de technologie specifiek, afgestemd op vraag en wens, binnen de budgettaire mogelijkheden.

Branchevisies

OVERSTIJGEN

Bij zorgdomotica moeten we de basale installatiedisciplines, te weten elektrotechniek, sanitaire techniek en klimaattechniek, overstijgen, door op integrale wijze ook de bouwkundige aspecten op te nemen in de planvorming. Er ligt bij toepassingen in de zorg een gelijkzijdige driehoeksverhouding tussen het gebouw, de technologie en de vaak gevarieerde gebruikersgroep.

PROCESORGANISATIE

Juist het voorgaande uitgangspunt maakt de materie complex. Denk weer even aan de casus. Vanaf de eerste concrete pennenstreken zijn bij de ontwikkeling van een nieuwe auto verschillende experts betrokken. De constructeur zal geen beslissingen nemen over de elektronica of motortechniek en vice versa. De auto wordt integraal ontwikkeld. Vertaal dit eens naar de bouw- en installatiesector; hoe anders (hiërarchisch) is het ontwikkelproces daar nog georganiseerd? Een belangrijke randvoorwaarde is dan ook om van idee tot oplevering in het ontwikkel- en bouwproces de juiste procesvorm te gebruiken. In onze visie: ontwikkel integraal met complementaire inbreng van de juiste kennispartners en maak vervolgens de stappen in de juiste volgorde met de juiste betrokkenen.

FUNDAMENTELE BASIS

Een doordachte, weloverwogen keuze in infrastructuur is naar onze visie de basis waarop technische oplossingen of systemen met elkaar verbonden moeten worden. De toepassing van de juiste technische protocollen (onderlinge spreektaal, bijvoorbeeld IP, KNX, BACnet) maakt het vervolgens mogelijk om per doelstelling, medewerker, bewoner of andere gebruikers functionaliteiten in detail af te stemmen.

Concreet project

In het project Wel Thuis heeft UNETO-VNI in samenwerking met partners verder onderzoek en ontwikkeling gedaan op het vlak van voornoemde visies. Het project Wel Thuis is een initiatief van branchevereniging UNETO-VNI, het Opleidings- en ontwikkelingsfonds voor het Technisch InstallatieBedrijf (OTIB), woningcorporaties Vestia en Vidomes, Zorginstellingen Pieter van Foreest en de gemeente Delft. Het ministerie van Volksgezondheid, Welzijn en Sport heeft het project financieel mede ondersteund. Meer over dit project is te vinden op de website www.welthuis.net. In het project is zorgdomotica benaderd vanuit de behoeften die voortkomen uit zes algemene profielen of doelgroepen, namelijk mensen met een beperkte mobiliteit, COPD, visuele beperking, beginnende dementie, verstandelijke beperking en de vitale vijftigers (levensloopbestendigheid). De reden hiervoor is dat een installateur geen medicus, ergotherapeut of zorgspecialist is. Een kennisinstallateur kan wel vanuit de installatietechniek gestructureerd functionaliteiten aanbieden die tegemoetkomen aan de wensen van de verschillende gebruikersprofielen. TNO heeft Wel Thuis ondersteund met een inventarisatie van technologie om een bestaande woning levensloopgeschikt te maken. Deze inventarisatie is doorvertaald naar een digitaal stappenplan dat voor opdrachtgevers en bouwpartijen handvatten biedt voor het installatietechnisch ontwerp van aangepaste woningen in de bestaande bouw. De voorbeeldwoning van Wel Thuis in Delft laat belangstellenden en betrokkenen met eigen ogen zien en beleven hoe eenvoudig het kan zijn om een bestaande woning met bewezen en duurzame oplossingen geschikt te maken voor bewoning tot op hoge leeftijd, ook wanneer er sprake is van een fysieke beperking of chronische ziekte.

41 Zorgdomotica en communicatie: onbekend maakt onbemind

Wally J.W. Keyzer-Broers

Domotica wordt sinds de jaren negentig voornamelijk gepromoot als zorgtechnologie en heeft sindsdien letterlijk een grijs imago. Ouderen, maar ook mensen met een beperking en chronisch zieken laten zich niet altijd even enthousiast uit over zorgtechnologie. Zorgdomotica richt zich in eerste instantie op de minst kapitaalkrachtige en kwetsbaarste groepen van de samenleving. Juist zij hebben weinig of geen affiniteit met technologie, terwijl ze wel worden gezien als de belangrijkste doelgroep. De acceptatiegraad van domotica binnen de zorg valt of staat bij een goede communicatie over het onderwerp.
Hoe wordt er eigenlijk gecommuniceerd in de media over het onderwerp zorgdomotica?

Zorgdomotica in de pers

Een quickscan naar 'zorgdomotica in de media' levert een bedroevend aantal publicaties op. Er is weliswaar regelmatig aandacht voor de vakmensen die zich bezighouden met de materie, zoals informatie via partijen als UNETO-VNI, TVVL en ISSO (zie kader / figuur 41.1), maar de gebruikers zelf komen er bekaaid van af. Zo is er opvallend weinig aandacht voor (zorg)domotica in publieksbladen. Ook ouderenbladen als Nestor, Plus Magazine en Perspectief publiceren maar mondjesmaat over het onderwerp. En al komt zorgdomotica in het nieuws, dan worden met name de negatieve verhalen aangehaald, terwijl er ook genoeg 'best practices' zijn aan te wijzen.

> **Vakinformatie over (zorg)domotica**
> Online zijn er diverse websites te raadplegen over (zorg)domotica. De meeste informatie is echter bedoeld voor zorgprofessionals, zorgaanbieders, installateurs, system-integrators en woningbouwverenigingen. Enkele voorbeelden zijn:
> - Stichting Smart Homes (slim wonen): www.smarthomes.nl
> - Domotica Platform: www.domotica.nl
> - UNETO-VNI: www.uneto-vni.nl
> - Installmedia: www.installmedia.nl
> - Domozine: www.domozine.nl
> - Zorgvisie: www.zorgvisie.nl
> - Moderne Zorg-tv: www.modernezorg.tv
> - ISSO: www.isso.nl
> - TVVL: www.tvvl.nl

Op de televisie zijn er geen SIRE-spotjes of documentaires te vinden en zelfs YouTube blijft op dit gebied achter. Niet alleen levert de zoekterm 'zorgdomotica' bij YouTube maar 9 hits op, de meeste filmpjes zijn al enkele jaren oud en hebben met elkaar gemeen dat ze marginaal worden geraadpleegd. Een positieve uitzondering hierop vormt het televisieprogramma Moderne Zorg, dat ook online is te bekijken op www.modernezorg.tv. Er is in communicatief opzicht nog wel wat werk aan de winkel om ervoor te zorgen dat zorgdomotica op een positieve manier voor het voetlicht komt.

Doorbraak forceren

Deskundigen zijn het erover eens dat voor de ontwikkeling en de definitieve doorbraak van domotica niet alleen de functionaliteiten beter afgestemd moeten worden op de werkelijke behoeften van de eindgebruiker, maar ook dat de toegevoegde waarde en de mogelijkheden van domotica duidelijker moeten worden aangetoond. Het gaat dan niet alleen om acceptatie van bijvoorbeeld zorgfunctionaliteiten, maar ook om het wekken van belangstelling voor functionaliteiten die bijdragen aan veiligheid en het gevoel van welbevinden door verhoging van comfort. Zolang domotica wordt geassocieerd met ziekten en gebreken, zal de doorbraak van domotica in de woning op zich laten wachten. Deze associatie kan zelfs averechts werken en leiden tot weerstand tegen domotica. Op een of andere manier zal deze negatieve spiraal moeten worden doorbroken. De tijd is rijp voor het leggen van nieuwe verbindingen binnen de communicatie over (zorg)domotica. Niet al-

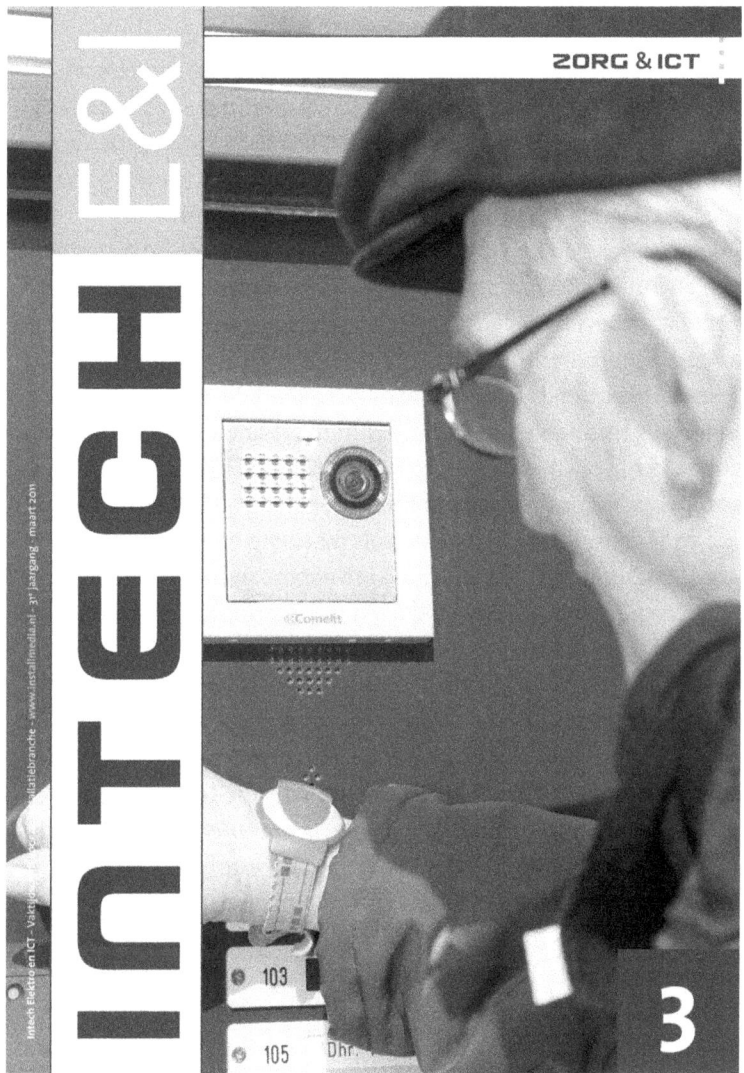

Figuur 41.1 Intech E&I, een van de vakbladen van UNETO-VNI.

leen is er een duidelijke behoefte aan een profiel voor bijvoorbeeld installateurs om te kunnen werken in de zorg, maar ook mensen met een zorgachtergrond kunnen door juiste berichtgeving een positiever beeld krijgen van de technologische mogelijkheden.

Heldere definitie

Het begint met de definitie van domotica. Het is van belang dat er een duidelijke, werkbare definitie van domotica wordt gehanteerd. Alleen

dan is het mogelijk om effectieve samenwerking tussen alle betrokkenen te realiseren, zonder telkens op miscommunicatie te stuiten. Domotica is sterk door techniek gedreven en is een verzamelnaam voor slimme elektronische voorzieningen in woningen die het wooncomfort, de veiligheid vergroten et cetera. Het is een integratie van technologie en diensten, ten behoeve van een betere kwaliteit van wonen en leven. Dries et al. omschrijven het begrip als volgt:
'Het combineren van apparaten, informatietechnologie en diensten binnen en buiten de woning en wooneenheden naar een geïntegreerd concept dat geoptimaliseerd is voor de specifieke behoeften en het gedrag van de gebruiker.'
Domotica omvat een breed scala aan 'intelligente' elektronische of mechanische technieken in en om het huis. Zo kan het toepassen van domotica in bijvoorbeeld ouderenwoningen ertoe bijdragen dat bewoners langer zelfstandig kunnen blijven wonen en toch van de noodzakelijke zorg gebruik kunnen maken als dit nodig blijkt te zijn. Daarnaast is de woning van een passieve ontvanger langzamerhand aan het verschuiven naar een actieve producent van energie en informatie. Ook dit wordt dankzij de inzet van domotica gerealiseerd.

Beleveniseconomie

Bij domotica draait het niet alleen om integratie van technologie en bediening in de woning, maar ook om de dienstverlening van buitenaf naar de woning, waarbij er een verschuiving is waar te nemen van aandacht voor technologie naar ervaringen van consumenten, de zogenaamde 'belevenis'. Dit sluit aan bij de beleveniseconomie[1] waarin we ons momenteel bevinden. Hoe de transformatie exact verloopt van een service-economie naar een beleveniseconomie, wordt in het boek *De beleveniseconomie* (Pine & Gilmore, 1999) uitgebreid uit de doeken gedaan.

Draagvlak creëren

Het is belangrijk om draagvlak te creëren om de toepassing van (zorg)domotica tot een succes te maken. Als we kijken naar de zorgvrager, dan moet er gecommuniceerd worden wat de mogelijkheden zijn en welke voordelen er te behalen zijn. Hierbij kan men inzetten op een grotere zelfstandigheid, maar ook op zaken als privacy en bewegingsvrijheid. Technologie is meestal niet de belemmerende

---

[1] Binnen de beleveniseconomie staat niet zozeer een product of dienst centraal, maar de hiermee geassocieerde beleving.

factor, maar geld en organisatie kunnen dit wel zijn. Een zorgvrager die zelf nog kan beslissen, moet niet alle mogelijkheden tegelijk aangeboden krijgen. Overdaad schaadt en dit zorgt ervoor dat mensen de technische ontwikkeling als iets engs gaan zien. Uitbreidbaarheid van systemen is wel van belang, zodat naar gelang de behoefte de ondersteunende techniek mee kan groeien. Omdat gebruikers soms weinig weten over zorgdomotica en zelfs enigszins negatief staan tegenover nieuwe technologie in het algemeen, is het moeilijk om hen actief bij het proces te betrekken. Die betrokkenheid is cruciaal voor het slagen van de implementatie. Hier is een taak weggelegd voor alle partijen die te maken hebben met zorgdomotica, waarbij objectieve voorlichting vooropstaat.

Informatiebehoefte

Aan de informatiebehoefte kan worden voldaan door een juiste inzet van crossmedia.[2] Hierbij valt niet alleen te denken aan voorlichting via print, radio, tv en online, maar ook aan beurzen en voorlichtingsbijeenkomsten. Daarnaast is de inzet van showrooms en modelwoningen een probaat middel om gebruikers meer inzicht te geven in de mogelijkheden.
Het is de moeite van het onderzoeken waard of het centraal zetten van informatieoverdracht een probaat middel is om de afstand tussen vraag en aanbod op het gebied van domotica te verkleinen. In lijn hiermee wordt op de Faculteit Techniek, Bestuur en Management van TU Delft een haalbaarheidsstudie uitgevoerd naar de mogelijkheden van een kennisplatform op het gebied van smart living,[3] met 'collective ac-

---

2 Definitie crossmedia volgens Indira Reynaert: 'Er is sprake van crossmedia als er ten behoeve van een communicatiedoelstelling een kruisbestuiving bestaat van verschillende media zoals theater, film, televisie, radio, de bladen, het internet, games, mobiele apparaten en live-evenementen. De verschillende media communiceren hierbij mediumspecifieke betekenissen die deel uitmaken van een synergetisch geheel: via een verhaal wordt er een bepaalde boodschap over de media uitgedragen, waarbij rekening wordt gehouden met de kwaliteiten en eigenaardigheden van de ingeschakelde media, de participerende houding en het mediagebruik van de consument.'
3 De term smart living is een afgeleide van de term smart homes. Bij smart living gaat het primair om het verbinden van onze dagelijkse activiteiten binnen verschillende isotopen (thuis, onderweg of 'ergens anders') die door ICT geïntegreerd kunnen worden ondersteund. Hierbij wordt sterk vanuit de behoefte geredeneerd. Smart living stimuleert om buiten de woning te kijken naar de woonomgeving en de veranderende grenzen tussen wonen, werken en mobiliteit.

tion' als uitgangspunt. Hierbij wordt gekeken of er transsectoraal kan worden samengewerkt binnen het smart living-domein.

Bij het effectueren van het platform zal 'the wisdom of the crowd' een centrale rol vervullen. Zo zal er onder meer gebruik worden gemaakt van cocreatie en participatieve journalistiek. Het doel van het kennisplatform is het waarborgen van eenduidige informatieoverdracht en het creëren van 'awareness' bij de eindgebruiker met betrekking tot innovatieve oplossingen in en rondom de woning. (Zorg)domotica maakt daar onderdeel van uit.

Technologie in de zorg: hoe maken we een goede verbinding via de zorgopleidingen?

Charles G. Willems, Dinie A. Holkers-Veltkamp, Marit van de Dijk

In dit boek zijn vele mogelijkheden aangegeven die de toepassing van technologie in de zorg en van domotica in het bijzonder illustreren. Deze mogelijkheden zijn deels nog in het vroege stadium van de ontwikkeling van de technologie te zien, deels al verder in het ontwikkelingsproces, als pilot of als kleinschalige toepassing.

In een onderzoek naar de belemmeringen in de verspreiding van zorginnovaties constateert de Algemene Rekenkamer in 2009 dat in de langdurende zorg en in de thuiszorg het gevoel van urgentie om technologie toe te passen ontbreekt. Waar het wenselijk en mogelijk is om vormen van thuiszorg met technologie te ondersteunen, brengen we in de zorg specifieke technologie als onderdeel van het proces van zorgverlening in. Met de vele pilots die al zijn gedaan op dit gebied, blijven structurele veranderingen in de langdurende zorg en technologie echter nog wat achter bij de mogelijkheden.

Hoe anders is de situatie in de medische of acute zorg. Daar treffen we een toenemend aantal toepassingen aan die mogelijk zijn gemaakt door technologische vernieuwingen. Zie bijvoorbeeld de enorme impuls die de beeldvormende technologie heeft gegeven aan diagnostiek en behandeling. Waarom gebeurt dit (wel) in de sector van de acute zorg en niet in de langdurende zorg? Voor een antwoord te geven is, is het goed om in te gaan op een aantal achterliggende vragen. Zou het niet wenselijk en logisch zijn dat ook de langdurende zorg en de ouderenzorg meer oog krijgen voor de mogelijkheden van de technologie om aan de zorgvraag te voldoen? Hoe kunnen we met hightechapparatuur, zoals met domotica, zorgverleners en mensen met chronische aandoeningen ondersteunen om zo goed mogelijk te functioneren? En hoe leiden we de zorgverleners op om technologische oplossingen te implementeren, afgestemd op de zorgvragen van cliënten? En om zorgtechnologie en domotica als normale onderdelen van hun arsenaal aan beschikbare of mogelijke middelen te zien? Als aanvulling op de eerdere hoofdstukken in dit boek staat daarom in dit hoofdstuk meer in algemene zin de toepassing van technologie in de zorg centraal, met de vraag hoe ontwikkelingen rondom zorg en zorgtechnologie het opleiden van zorgverleners (en overigens ook ingenieurs) beïnvloeden.

In dit hoofdstuk zullen we kort ingaan op ontwikkelingen in zorg en zorgtechnologie, met een samenvatting daarvan in een model voor technologische innovatie. Afsluitend volgt een heroverweging ten aanzien van de inhoud van de (zorg)opleidingen.

De betekenis van technologie in de zorg

Technologie beperkt zich niet tot techniek, tot apparaten of tot ICT. Martins en Dal Sasso (2008) benadrukken dat technologie de eenvoudige definitie van apparatuur of netwerken overstijgt. Zij brengen een bruikbaar onderscheid aan in drie lagen van betekenis van technologie, te weten:
1 die van fysieke objecten, zoals instrumenten, machines of materialen;
2 in de vorm van kennis, waarbij betekenis wordt toegekend aan de objecten zodat we deze kunnen gebruiken, repareren, beveiligen en produceren;
3 als deel van een complex geheel van menselijk handelen (zoals dat terug te zien is in werkprocessen en in de organisatie van processen).

Martins en Dal Sasso benadrukken dat het voor de zorg belangrijk is om na te gaan welke mogelijkheden technologie (op verschillende niveaus) in het zorgproces kan bieden. In het navolgende zullen we kort op de mogelijkheden voor technologie in het zorgproces ingaan, leidend tot een samenvatting van deze ontwikkelingen in de vorm van een model voor technologische innovatie.

Ontwikkelingen in zorg en zorgtechnologie

Technologie is niet meer weg te denken uit de gezondheidszorg. Het is duidelijk dat technologie een steeds grotere plaats in de zorg gaat innemen en ook zal moeten innemen. Zorgtechnologie kan ondersteuning bieden bij de verwachte toekomstige problemen in de zorg, bij de verwachte stijging in de vraag naar meer complexe en meer langdurende zorg en bij een afname van het aantal zorgverleners. Dergelijke ontwikkelingen in de zorg, waarbij we met minder middelen en menskracht meer mensen zullen helpen, doen ook een beroep op zorgopleidingen. Het gaat dan niet alleen om zorgcapaciteit; de inhoudelijke ontwikkelingen staan voorop. Het is van belang dat er aandacht is voor de toepassing van technologie in de zorg en voor de samenhang tussen technologische ontwikkelingen en veranderende zorgprocessen.

Er zijn drie tendensen te herkennen in ontwikkelingen in zorg en zorgtechnologie (zie kader):
1 ontwikkelingen in de arbeidsmarkt van de gezondheidszorg (problemen in de zorg);
2 ontwikkelingen in de gezondheidszorgtechnologie (mogelijkheden voor de zorg);
3 ontwikkelingen in het zorgproces (procesmatige veranderingen in de zorg, zoals rondom de toepassing van zorgtechnologie).

> **Drie tendensen in zorg en zorgtechnologie**
>
> *1 Problemen in de zorg – zorgtechnologie als mogelijke oplossing*
> Als gevolg van demografische ontwikkelingen dreigt in Nederland de komende jaren een groot tekort aan zorgprofessionals te ontstaan. De verwachting is daarbij dat het aantal chronisch zieken sterk zal stijgen, met een toename van de comorbiditeit. Technologie, zoals ook arbeidsbesparende technologie, zal moeten worden ingezet om in de toekomst voldoende zorg te kunnen leveren om aan de groeiende en complexere zorgvraag te voldoen.
>
> *2 Mogelijkheden voor de zorg – zorgtechnologie bezien vanuit de mogelijkheden*
> Ontwikkelingen in de technologie dragen bij aan ontwikkelingen in de gezondheidszorg; met deze verbinding tussen zorg en technologie ontstaat wederzijdse versterking van domeinen. Technologieën worden steeds geavanceerder en er ontstaan steeds meer mogelijkheden om technologie in de zorg toe te passen. In de zorg zijn belangrijke ontwikkelingen op het gebied van domotica, robotica en beeldvormende technieken aan de gang, waaronder ook die in de ICT en in de zorg op afstand (e-health).

3 Procesmatige veranderingen in de zorg – zorgtechnologie ter ondersteuning

In de zorg is een beweging gaande van institutionele zorg naar zorg bij de zorgvrager thuis. Klinische zorg en zorgverlening thuis gaan meer en meer in elkaar over (transitie). Dit wordt niet alleen door financiële motieven ingegeven. Ook vanuit het oogpunt van kwaliteit wordt het beter geacht wanneer een (aankomend) patiënt/cliënt zolang mogelijk in zijn of haar eigen omgeving blijft. Dit past binnen maatschappelijke ontwikkelingen met kwaliteit van leven als speerpunt. Zelfmanagement of Gezondheid 2.0 zijn termen voor dergelijke ontwikkelingen, waarbij zorgprocessen meer worden gestuurd vanuit de behoeften van de zorgvrager. Deze ontwikkelingen brengen veranderende rollen tussen zorgverleners en zorgvragers met zich mee, waarbij technologie zowel zorgvragers als zorgverleners, in hun eigen onderlinge (peer-to-peer-)netwerken, kan ondersteunen.

Dergelijke ontwikkelingen in de zorg, in de zorgtechnologie en de organisatie van zorg, met veranderende rolverdelingen en een veranderende zorgvraag, geven impulsen tot veranderingen in zorgverleningsprocessen en beïnvloeden de zorg zowel in kwalitatief als in kwantitatief opzicht.

Cyclisch model van technologische innovatie in de zorg

Samengevat kan worden gesteld dat de ontwikkelingen op het vlak van zorgtechnologie zich zowel vanuit een *aanbodgestuurd* als een *vraaggestuurd* perspectief voordoen. Vernieuwingen in zorgtechnologie kunnen bijvoorbeeld bij veranderingen in de organisatie van de zorg en in de veranderende rollen tussen zorgverlener en patiënt/cliënt een ondersteunende rol spelen. Andersom zullen bepaalde veranderingen in de zorg, zoals verschuivingen in de zorgrollen, een ander type ondersteuning vereisen, die door vernieuwde technologie geboden kan worden. Genoemde ontwikkelingen in de zorg en in zorgtechnologie zijn als samenhangend geheel te zien, gericht op demografische en kwalitatieve veranderingen in de zorg van de toekomst. Het is belangrijk om ontwikkelingen rondom technologie in de zorg dus niet alleen als aanbodgestuurd ofwel vraaggestuurd te zien: het gehele proces van technologische innovatie in de zorg is te zien als een cyclisch of interactief proces (figuur 42.1).

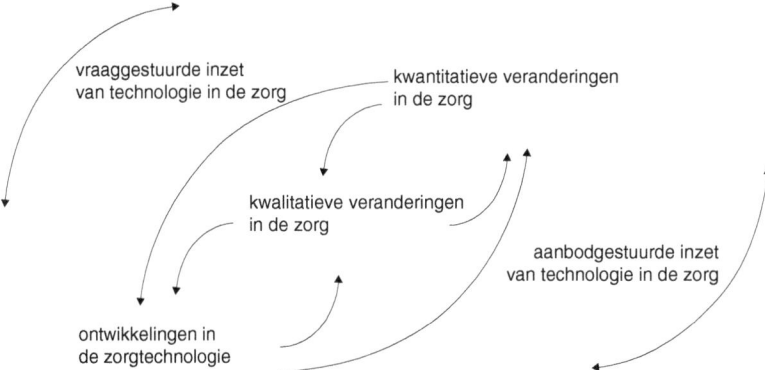

Figuur 42.1 Cyclisch model van technologische innovatie in de zorg.

Deze manier van denken past bij de opvatting van 'open' innovatie via cyclische innovatieprocessen en met technologie als mogelijke katalysator ('*enabler*') voor vernieuwingen. De vraag daarbij is dus niet óf we technologie in de gezondheidszorg moeten gebruiken, maar hóe we de mogelijkheden die technologie de zorg biedt zo goed mogelijk kunnen benutten.

Na bovenstaande korte samenvatting van de mogelijkheden en de mogelijke rol van technologie in het zorgproces, is het in onze opvatting belangrijk dat deze veranderingen rondom zorg en zorgtechnologie logischerwijze ook (zouden moeten) leiden tot een heroverweging van de inhoud van de zorgopleidingen.

Heroverweging van de inhoud van de zorgopleidingen

Er bestaat behoefte aan een zorgprofessional die de brug kan slaan tussen de domeinen van zorg en technologie. De Inspectie voor de Gezondheidszorg geeft aan dat de huidige professionals in de zorg onvoldoende zijn opgeleid om technologie toe te passen en dat de huidige opleidingssystematiek tekortschiet als het gaat om de toepassing van technologie in de zorg. Vanuit de constateringen van het hierboven aangehaalde rapport van de Algemene Rekenkamer kan worden geconstateerd dat de aandacht voor de mogelijkheden van technologie in de (langdurende) zorg nog onvoldoende is.

Analyse van innovatieprocessen voor zorgvernieuwing laat zien dat technologische innovatie in de zorgpraktijk veelal begint bij het creëren van de technische mogelijkheden. Juist omdat we bijvoorbeeld videocommunicatie in de zorg kunnen toepassen, gaan we het toepassen. Al doende komen we er gaandeweg achter dat daarmee ook het zorgproces fundamenteel verandert. Zo verandert de communicatie tussen zorgverlener en zorgvrager, vanwege de verschillen tussen het communiceren op afstand of in elkaars aanwezigheid. Wanneer men deze verschillen kent en deze kan betrekken in de formulering van doelstellingen en de uitvoering van de zorgverlening, is er op zich niets aan de hand: men weet te werken met de verschillen. Echter, de bijbehorende verandering in het proces van zorgverlening is een element dat onvoldoende vooraf wordt meegenomen bij het organiseren en introduceren van technologische innovaties. Aan het leren innoveren met technologie in de zorg zouden zorgopleidingen (meer) aandacht moeten besteden.

Om concreter in te kunnen gaan op de nodige veranderingen voor de zorgverlening en de zorgopleidingen is het handig om de eerdergenoemde drie lagen in de betekenis van technologie wat nader te verkennen, door deze gericht te koppelen aan het zorgproces. Beginnend bij de eerste betekenislaag, van technologie als fysieke objecten, is het voor het zorgproces relevant om in ogenschouw te nemen wat de markt – in dit geval op het gebied van domotica – te bieden heeft. Daarbij is het belangrijk dat vanuit de zorg wordt nagedacht over mogelijke vragen, eisen en wensen en eventuele oplossingen voor de ontwerpers van nieuwe zorgdomotica-oplossingen. Dit laatste houdt verband met kennisvorming, -verspreiding en -vermeerdering; dit verwijst naar de tweede betekenislaag van technologie. Het denken over technologische innovaties in de zorgverlening moet daarbij overigens niet alleen gericht zijn op kennis, op het toepassen van vaardigheden en op een bepaalde attitude of houding die je daarbij in kunt zetten. Het dient ook gericht te zijn op welke technologie in welke specifieke zorgsituatie of -context voor welk type zorgvragen en voor welke cliënten ondersteunend zou kunnen werken. Dit wordt ook wel 'conditionele kennis' genoemd: weten in welke situaties je wat op welke manier moet inzetten. Op die wijze worden kennis, houding en vaardigheden (ofwel competenties) op het gebied van zorgtechnologische innovatie op een functionele manier onderdeel van het complexe geheel van handelen. Daarmee kan dit een verandering en mogelijk een verrijking voor het zorgverleningsproces vormen; dit verwijst naar de derde laag van betekenis van technologie in de zorg. Daarbij is over het geheel genomen reflectie op het beroep en op de functies van technologisch handelen in de gezondheidszorg bij het denken en leren over de impact van technologie op het zorgverleningsproces belangrijk. Dit om optimaal gebruik te kunnen maken van de kansen en mogelijkhe-

den die zorgtechnologie het professionele werkveld van de zorg kan bieden.
Veranderingen in zorgtechnologie met bijbehorende veranderingen in zorgprocessen vragen om zorgprofessionals met specifieke competenties (de integratie van kennis, houding en vaardigheden in de beroepspraktijk), met specifieke taken en verantwoordelijkheden. Dit vraagt tevens iets van de huidige zorgopleidingen.

> **Vernieuwing zorgopleidingen bij Saxion hbo-v**
> Saxion Hogescholen heeft de aanzet gegeven tot een bijdrage aan de overbrugging van de kloof tussen zorg en technologie via de zorgopleidingen. Eind 2008 is een verkenningstraject in gang gezet vanuit de vraag: 'Welke mogelijkheden zijn er voor een nieuwe of een vernieuwde bacheloropleiding op het gebied van zorg en technologie, aangeboden vanuit de zorgopleidingen en gericht op het domein van de gezondheidszorg?' In de verkenning kwam naar voren dat de huidige ontwikkelingen in zorg en technologie vragen om veranderingen in de zorgopleidingen. Het verkenningstraject heeft geleid tot een advisering in de vorm van een aantal scenario's. Er is vervolgens besloten tot de ontwikkeling van de studieroute Gezondheid & Technologie (G&T). Voorop stond het uitgangspunt van het verpleegkundeperspectief, met de bijbehorende Wet BIG-kaders. Vanuit het werkveld was er bovendien de wens om snel te starten. Vanuit deze wensen is gekozen voor de opzet van G&T als studieroute, vanuit de licentie van de opleiding hbo-v. Na de ontwikkeling van G&T, van september 2009 tot september 2010, is in september 2010 de eerste lichting studenten gestart. Doelgroep zijn jongeren die kiezen voor de zorg en het werken met mensen en die daarvoor hun technisch talent willen inzetten. De G&T'er wordt opgeleid vanuit een generieke basis op het gebied van verpleegkundige zorg en technologie, met vanaf het begin van de opleiding zo veel mogelijk integratie tussen technologie en zorg. Er is voldaan aan de NVAO-eisen om in de studieroute 60% van het verpleegkundig profiel herkenbaar in het curriculum terug te laten komen, met 40% ruimte voor onderscheidende aspecten, zoals bij G&T de technologie, ofwel de technologische innovatie in de zorg. De kern van de studieroute Gezondheid & Technologie bevindt zich dus op het snijvlak van zorg en technologie.

Wellicht doen de hiervoor geschetste veranderingen rondom zorg en zorgtechnologie niet alleen een beroep op zorgverleners; deze ontwikkelingen leiden logischerwijze ook tot een heroverweging van de inhoud van de zorgopleidingen. Veranderingen in de opleidingen van zorgverleners kunnen en zullen in de toekomst vele vormen aannemen. Belangrijk daarbij is het delen van opgedane kennis en ervaringen op het gebied van zorg en zorgtechnologie, op het gebied van de organisatie van zorg en op het gebied van het opleiden van zorgverleners. Immers, meer zorg voor mensen is zowel in kwantitatief als in kwalitatief opzicht een zorg die we allemaal delen. Laten we de mogelijkheden die de technologie ons op het gebied van zorg biedt zo goed mogelijk benutten.

Literatuur Deel 4

Algemene Rekenkamer (2009). *Zorg op afstand: Een innovatie in de langdurende zorg.* Den Haag: SDU. www.rekenkamer.nl/Actueel/Onderzoeksrapporten/Introducties/2009/06/Zorg_op_afstand.

Barlow, J. & Venables, T. (2003). Smart home, dumb suppliers? The future of smart homes markets. In Harper, R. *Inside the smart home* (pp. 247-262). Londen, Verenigd Koninkrijk: Springer-Verlag.

Beale, S., Sanderson, D. & Kruger, J. (2009). *Evaluation of the Telecare Development Programme*, final report. Edinburgh, Verenigd Koninkrijk: York Health Economics Consortium. The Scottish Government.

Bierhoff, I. & Erdtsieck, H. (2007). *Domotica in de zorg. State of the art van toepassingen, diensten en businesscases, eindverslag.* Eersel/Lienden: Stichting Smart Homes/Fix telematics.

Catwell, L. & Sheikh, A. (2009). Evaluating eHealth interventions: The need for continuous systemic evaluation. *PLoS Medicine*, 6(8), 1-6.

Dries, J., Ellen, G.J., Blanken, M. den & Maas, N. (2003). *Het nieuwe wonen voor ouderen. Een omgevingsverkenning naar domotica en duurzaamheid voor ouderen.* Delft: TNO.

Frederiks, B.J.M., Niemeijer, A. & Hertogh, C.M.P.M. (2009). De juridische en ethische aspecten van domotica in de zorg voor mensen met dementie. *Tijdschrift voor Ouderengeneeskunde*, 34(5), 181-185.

Gemert-Pijnen, J.E.W.C. van, Nijland, N., Limburg, A.H. van, Ossebaard, H.C., Kelders, S.M., Eysenbach, G., et al. (2011). A holistic framework to improve the uptake and impact of eHealth technologies. *Journal of Medical Internet Research*, 13(4), e111.

Harper, R. (2003). *Inside the Smart Home.* Londen, Verenigd Koninkrijk: Springer-Verlag.

Harper, R., Rodden, T., Rogers, Y. & Sellen, A. (red.) (2008). *Being human: human-computer interaction in the year 2020.* Cambridge: Microsoft Research Ltd.

Holden, R.J. & Karsh, B. (2010). The Technology Acceptance model: its past and its future in health care. *Journal of Biomedical Informatics*, 43, 159-172.

Hoof, J. van, Kort, H.S.M., Rutten, P.G.S. & Duijnstee, M.S.H. (2011). Ageing-in-place with the use of ambient intelligence technology: perspectives of older users. *International Journal of Medical Informatics*, 80(5), 310-331.

Hoof, J. van, Wouters, E.J.M., Marston, H.R., Vanrumste, B. & Overdiep, R.A. (2011). Ambient assisted living and care in The Netherlands: The voice of the user. *International Journal of Ambient Computing and Intelligence* 3(4), 25-40.

Inspectie voor de Gezondheidszorg (2008). *Staat van de gezondheidszorg 2008: Risico's van medische technologie onderschat.* www.igz.nl/actueel/nieuws/medischetechnologiebiedtgrotekansenmaarrisicosonderschat.aspx.

Inspectie voor de Gezondheidszorg (2008). *Zorg voor vrijheid: terugdringen van vrijheidsbeperkende maatregelen kán en moet.* Den Haag: IGZ.

Inspectie voor de Gezondheidszorg (2009). *Toepassing van domotica in de zorg moet zorgvuldiger.* De Haag: IGZ.

Inspectie voor de Gezondheidszorg (2010). *Cultuuromslag terugdringen vrijheidsbeperking bij kwetsbare groepen in langdurige zorg volop gaande.* Den Haag: IGZ.

ISSO (2004). *Publicatie 77: Installaties voor levensloopbestendig wonen: Functie, ontwerp en uitvoering. Stand van zaken per 2004.* Rotterdam: ISSO.

Kaufman, D., Roberts, W.D., Merrill, J. & Lai, T.Y.S.B. (2006). Applying an evaluation framework for health information system design, development, and implementation. *Nurse Researcher*, 55(2 Suppl).

Kooij, R.E., Vugt, J.M. van, Blom, M.A. & Verwaal, R.B. (2005). TNO 33735: Kwaliteit van consumenten 'Voice over IP' in Nederland. Delft: TNO.

Kort, H., Cordia, A., & Witte, L. de (red.) (2008). Langdurende zorg en technologie. Den Haag: Lemma.

Lawlor, D. & Thomas M. (2008). Residential design for aging in place. London: Wiley.

Martins, C.R, & Dal Sasso, G.T.M. (2008). Technology: Definitions and reflections for nursing and health care practice(editorial). Texto Contexto Enferm, 17(1), 13-4. www.index-f.com/textocontexto/2008pdf/17-1516e.pdf.

Meersbergen, D.Y.A. van & Frederiks, B.J.M. (2007). Omgaan met risicovolle handelingen in de psychiatrie, verstandelijk gehandicaptenzorg en psychogeriatrie. Journaal GGZ en Recht, 5(3-4), 28.

Meijden, M.J. van der, Tange, H.J.J.T & Hasman, A. (2003). Determinants of success of inpatient clinical information systems: a literature review. Journal of the American Medical Informatics Association, 10(3), 235-43.

Miller, J., Friedman, B. & Jancke, G. (2007). Value tensions in design: The value sensitive design, development, and appropriation of a corporation's groupware system. Proceedings of the 2007 international ACM conference, 281-290.

Nijhof, N. & Gemert-Pijnen, J.E.W.C. van (2011). Bruggerbosch: technische ondersteuning thuis bij dementie. Enschede: Universiteit Twente.

Nijland, N. (2011). Grounding eHealth: towards a holistic framework for sustainable eHealth technologies. Enschede: University of Twente.

Nispen, B. van (2004). Zorgdomotica. Een inventarisatie van knelpunten en struikelblokken met aanbevelingen om de grootschalige implementatie van zorgdomotica voor ouderen en mensen met functiebeperkingen in Nederland te versnellen en te verbeteren. Den Haag: Nederlands Instituut voor Telemedicine.

Pagliari, C. (2007). Design and evaluation in eHealth: Challenges and implications for an interdisciplinary field. Journal of Medical Internet Research, 9(2).

Pine, II P.J. & Gilmore, J.H. (1999). The experience economy: work is theatre and every business a stage. Boston: Harvard Business School Press.

Raad BIG (1996). Stappenplan voorbehouden handelingen. Zoetermeer: Hageman BV.

Reynaert, I., Dijkerman, D. & Fokkema, N. (2009). Basisboek crossmedia concepting. Den Haag: Boom onderwijs.

RVZ (2010). Gezondheid 2.0: U bent aan zet, advies uitgebracht door de Raad voor de Volksgezondheid en Zorg aan de minister van Volksgezondheid, Welzijn en Sport. Den Haag: VWS. http://rvz.net/publicaties/bekijk/gezondheid-20.

Schikhof, Y., Mulder, I. & Choenni, S. (2010). Who will watch (over) me? Humane monitoring in dementia care. International Journal of Human-Computer Studies, 68, 410-422.

Stichting ISSO (2004). ISSO-publicatie 77: Installaties voor levensloopbestendig wonen: functie, ontwerp en uitvoering, stand van zaken 2004, met aanvulling stand van zaken 2007. Rotterdam: ISSO.

Tunstall. Implementatie van telecare levert forse besparingen op in Essex. Barendrecht: Tunstall.

Tunstall. Telehealth: verbetering levenskwaliteit en zorgkwaliteit van mensen die leven met chronische aandoening. Barendrecht: Tunstall.

Verheul, B. (2011). Levensloopbestendigheid... een illusie? ISSO Thema Tech, 23, 12-15.

Yusof, M.M., Kuljis, J., Papazafeiropoulou, A. & Stergioulas, L.K. (2008). An evaluation framework for health information systems: human, organization and technology-fit factors (HOT-fit). International Journal of Medical Informatics, 77(6), 386-398.

Zeiler, W. (2009). Zorg en domotica. Hoe kunnen beide elkaar ondersteunen? TVVL Magazine, 38(2), 6-11.

Register

3D-printen 130

A
activiteitenmonitoring 166
actuatoren 112, 113
adaptief 122
Advanced Awareness and Prevention Service (AAPS) 154
afzondering 254, 255, 256
AIBO 131
akoestische bewaking 181, 185
alarmering 39
algemene gebruiksfuncties 276
Algemene Rekenkamer 293
Algemene Wet Bijzondere Ziektekosten (AWBZ) 172, 203
algoritme 168
alzheimer 105
Alzheimer Nederland 269
ambient assisted living (AAL) 12, 110, 112
ambient intelligence 11, 111
–, non-intrusive 129
ambient technology 14, 77
arbeidsmarkt 291
arbeidssatisfactie 106
autonomie 51
AWBZ (Algemene Wet Bijzondere Ziektekosten) 60, 193, 258

B
Baum-Welch-algoritme 117
bedmat 181, 223
bedmatdruksensor 116
beeldbellen 149
beeldcommunicatie 64
beeldherkenningsalgoritme 90
beeldscherm 58
beeldzorg 59
behoefteonderzoek 230

beleidsregel
–, innovatie 261
–, prestatiebeschrijvingen en tarieven extramurale zorg 2012 260
–, screen to screen 60
–, zorginfrastructuur 60, 203, 261
beleidsregels productienormen 257
beleveniseconomie 286
bewegingsdetectie 90
bewegingsmelder 181
bidirectionele signalen 243
biologische klok 207
body area network 113
Bouwbesluit 270
brandmeldsysteem 149
businesscase 262

C
cameratechnologie 182
CeHRes roadmap 227
Centrum voor Ethiek en Gezondheid (CEG) 102
chronisch-ziekenlabel 269
CIZ (Centrum Indicatiestelling Zorg) 60, 259
cocreatie 268
communicatie-infrastructuur 125
communicatieprotocollen 249
comorbiditeit 291
compensatieplicht 258
competenties 63, 294
computer 120
computertechnologie 121
consent 51
conservering 277
consumentenmarkt 262
contactsensoren 100
cyclisch model 292

D

datamining 86
dementie 39, 54, 55, 105, 151
demografische ontwikkeling 291
demografische trend 29
derdelijnsgezondheidszorg 190
design 228
deur-videocommunicatie 159
diagnose-behandelcombinatie (DBC) 260
diagnostiek 83
digital enhanced cordless telecommunications (DECT) 148, 185
digitale vragenlijst 65
doelmatigheid 254
domotica 80
Domotica Access Point (DAP) 154
Domotica Server (DS) 154
domoticageneraties 13
domoticatoets 196
Doorzonscan 199
draagvlak 231, 286
druksensoren 100
Dual Tone Multi Frequency (DTMF) 249
dwaaldetectie 89, 148, 182
dwangbehandeling 253

E

Early Detection System (EDS) 152
e-domotica 110
eerstelijnsgezondheidszorg 190
effectmeting 228
e-health 11, 48
eigenstandig(heid) 43
eindgebruikers 232, 233
Elderly Day Navigator (EDN) 152
e-learning 150
elektronisch patiëntendossier (EPD) 187
elektrotechniek 281
EPD-stick 187
ethiek 50, 51
evaluatie 227
Expectation-Maximisation-algoritme 117

F

financiering 60, 172, 203, 225
fisheye-camera 89, 90
fixatie 253, 255, 256
flexibiliseren 236
fotobiologische effecten 207
functionaliteiten 75, 99, 110, 231, 262, 282, 284
functioneel programma van eisen (PvE) 61, 181

G

gaming 45
gebouwautomatisering 242
gebouwbeheersysteem 102
gebruikersbehoefte 38
gebruikersinterface 161
gebruikersonderzoek 229
gebruikersprofielen 282
gemeente 258
gemengde onderzoeksvormen 229
geplande zorg 176
gezondheidsmonitoring 114
gezondheidszorgtechnologie 291
GPS 54, 106, 155, 225, 236

H

halszender 249
HCIS-assistent 170
healing environment 94
Hidden Markov-model 117
holistische aanpak 227
Huistest 199
human-centred approach 218

I

ICT-domotica 111
implementatie 38, 108, 220, 223, 231, 271
individuele verstrekkingen 258
informatiebehoefte 287
Information Broker 154
infraroodsensoren 100
infrastructuur 235
ingrijpende vormen van vrijheidsbeperking (IGZ) 253
Inspectie voor de Gezondheidszorg 252, 293
installatieprofessional 109
instrumentalisme 51
intelligent gedrag 123
intelligente sensor 88
International Classification of Diseases (ICD) 31
interoperabiliteit 241
investering 264
invoering 228
iPad 244

J
jeugdigen 43
juridisch kader 252

K
kleinschalig wonen 179, 184
kleurweergave 206
klimaatsysteem 271
klimaattechniek 281
kosten van zorgdomotica 262
kwalitatieve onderzoeksmethode 221
kwaliteit van leven 55

L
lab-on-a-chip 188
leefstijlmonitoring 166
leefzones 185
lerend systeem 117
levensloopbestendig 268, 274
levensloopbestendige woning 235
levensverwachting 31
lichtkleur 206
loze leidingen 237

M
maatschappelijke businesscase 222
mens-techniekinteractie 232, 233
modelwoning 287
monitoring 82, 83, 154
multimorbiditeit 224

N
nano-robotics 131
Nederlandse Zorgautoriteit (NZa) 260
NEN 1010 240
Netcarity 158
niet-medische ondersteuning 258
nieuwbouw 277
non-intrusiveness 126
nuldelijnsgezondheidszorg 190

O
ondersteuning 43
ongeplande zorg 175
onrustband 252, 254, 256
ontwerp 228
ontwerpproces 159, 217, 224
ontwerprichtlijn 108
onvrijwillige zorg 254
opbrengst telecare 266
open dienstenplatform 163
operationalisation 228
opschaling 170
opsta-alarmering 179
ouderen 99
overheid 258

P
PAL4 143
Paro 131, 189
patroonherkennend systeem 115, 116
patroonherkenning 114
perceived usefulness 220
personenalarmering 200, 259, 261
Plain Old Telephone System (POTS) 249
Plastic Optical Fiber (POF) 243
platform 287
privacy 141
procesinnovatie 163
productienormen 257, 260
productinnovatie 163
programmable matter 129
proportionaliteit 253
protocollen 252, 282
Public Switching Telephony Network (PSTN) 249

Q
QuietCare 85, 112, 167, 168

R
radio-frequency identification (RFID) 185
radiotechnologie 243
regelgeving 60
regionale zorgkantoren 258
renovatie 277
RFID (radio-frequency identification) 182, 236
robotica 99, 187, 188, 291
ROSETTA 151

S
sanitaire techniek 281
sensordata 114
sensoren 80, 113, 141
sensorgegevens 115
sensornetwerken 82
sensortechnologie 81
Single Tone Multi Frequency (STMF) 251
slaapwacht 179
sleutelproblematiek 175
slim wonen 73
Slimme Zorg 261

SmartHouse Roadmap (SHR)   241
smartphone   11, 47, 154, 244
social media   45, 190
sociale innovatie   30, 35
softwarematige applicaties (Apps)   281
spreek-luisterverbinding   54, 64,
    154, 201, 202
standaarden   240
standaardisatie   271
subsidiariteit   253

T
technisch systeemontwerp   232, 233
technologieacceptatiemodel
    (TAM)   220
technologische randvoorwaarden   244
technology push   108, 230
telecaretechnologie   265
telegeneeskunde   187, 193
tele-ic   97, 195
thuisdiagnostiek   188
thuiswerkfuncties   276
toegangscontrole   148
touchscreen   143, 148, 161
transformatie   277
tweedelijnsgezondheidszorg   190

U
Unattended Autonomous Surveillance (UAS)   100, 154, 202, 237
upgradable   122
user-centred design   159, 218

V
valdetectie   89, 159, 165, 235, 268
Value Sensitive Design (VSD)   219
veiligheid   147, 148
vergrijzing   34, 35, 36
verlichting   102, 204
    –, dynamische   184
    –, nachtoriëntatie-   182
    –, oriëntatie-   184
verlichtingssterkte   206
Video Home Terminal (VHT)   154
videocontact   159
video-observatie   154
visuele lichtbehoefte   206
voedingsinfrastructuur   125
Voice over IP (VoIP)   250
vrijetijdsfuncties   276
vrijheidsbeperking   180, 252

W
Waarden
    –, menselijke
    –, toegevoegde   228
    –, voor gebruikers
waardespecificatie   228
webcam   59
welzijnsmelding   159
Wet Bijzondere opnemingen in
    psychiatrische ziekenhuizen (Wet
    Bopz)   252
Wet maatschappelijke ondersteuning (Wmo)   203
Wet op de beroepen in de individuele
    gezondheidszorg (Wet BIG)   256
Wet op de Geneeskundige Behandelingsovereenkomst (WGBO)   51
wet van Moore   120
Wet waardering onroerende zaken
    (WOZ)   199
wetsvoorstel Zorg en Dwang   254
Wi-Fi   125, 236, 246
wilsonbekwaamheid   253, 254
wireless router   154
Wmo (Wet maatschappelijke ondersteuning)   258
woningaanpassingen   259
woonfuncties   276

Z
zelfstandig(heid)   43
ziekenhuis   94
ZigBee   237
zoekmachine   115
zorg op afstand   139, 147
zorgalarmeringstoestel   250
zorgcentrale   13, 60, 99, 113, 139,
    140, 233, 265
zorgcentralesoftware   250
zorgdomotica   11
zorgfuncties   276
zorgkolom   268
zorgopleidingen   289
zorgopvolging   86
zorgorganisatie   58
zorgplan   252
zorgproces   291
zorgprofessional   58, 64
Zorgsite   150
zorgtechnologie   54, 86, 103, 147,
    226, 283
zorgverzekeraars   258
Zorgverzekeringswet   258
zorgzwaartepakket (ZZP)   259

GPSR Compliance
The European Union's (EU) General Product Safety Regulation (GPSR) is a set of rules that requires consumer products to be safe and our obligations to ensure this.

If you have any concerns about our products, you can contact us on

ProductSafety@springernature.com

In case Publisher is established outside the EU, the EU authorized representative is:

Springer Nature Customer Service Center GmbH
Europaplatz 3
69115 Heidelberg, Germany